糖尿病足
临床研究图解
（第二版）

主　　编：魏爱生　郎江明

副主编：陈　苹　吕丽雪　劳美铃

　　　　刘　天　王甫能

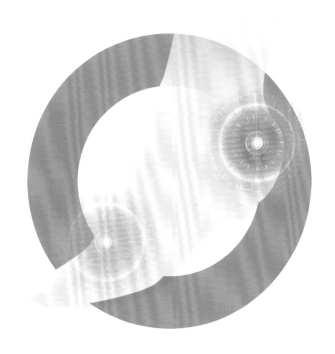

SPM
南方传媒

广东科技出版社
全国优秀出版社

·广州·

图书在版编目（CIP）数据

糖尿病足临床研究图解 / 魏爱生，郎江明主编. —2版. —广州：广东科技出版社，2023.10

ISBN 978-7-5359-8104-2

Ⅰ.①糖… Ⅱ.①魏…②郎… Ⅲ.①糖尿病足—诊疗—图解 Ⅳ.①R587.2-64

中国国家版本馆CIP数据核字（2023）第118065号

糖尿病足临床研究图解（第二版）
Tangniaobingzu Linchuang Yanjiu Tujie

出 版 人：严奉强
责 任 编 辑：刘　耕　郭芷莹
封 面 设 计：刘　萌
责 任 校 对：于强强
责 任 印 制：彭海波
出 版 发 行：广东科技出版社
　　　　　　（广州市环市东路水荫路11号　邮政编码：510075）
销售热线：020-37607413
https://www.gdstp.com.cn
E-mail：gdkjbw@nfcb.com.cn
经　　销：广东新华发行集团股份有限公司
排　　版：创溢文化
印　　刷：广州市岭美文化科技有限公司
　　　　　　（广州市荔湾区花地大道南海南工商贸易区A幢　邮政编码：510385）
规　　格：787 mm×1 092 mm　1/16　印张17.25　字数345千
版　　次：2023年10月第1版
　　　　　　2023年10月第1次印刷
定　　价：188.00元

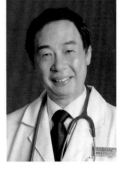

魏爱生　教授，博士、硕士研究生导师

　　1964年出生，广州中医药大学附属佛山中医院内分泌科主任、学术带头人，广州中医药大学教授，博士、硕士研究生导师，糖尿病强化治疗中心主任（国家中医药管理局重点专科），主任中医师。师承国医大师李佃贵，广东省名中医，首批佛山名医。中华中医药学会糖尿病分会常务委员，中国药文化研究会药食同源产业分会副会长兼秘书长，中国中医药研究促进会内分泌分会副会长，中国未来研究会中医药一体化发展分会专家委员会副主任委员，广东省保健协会药食同源产业转化分会主任委员，广东省中医内科专业委员会副主任委员，广东省中西医结合学会创面处理专业委员会副主任委员，广东省中西医结合学会中青年工作专业委员会常委，广东省中医药学会糖尿病专业委员会常委，广东省中西医结合学会内分泌专业委员会常委，中华医学会佛山内分泌学分会副主任委员等。国内两家医学杂志编委。先后在国内外著名刊物上发表学术论文30余篇，主编出版了《糖尿病强化治疗学》（第一版、第二版、第三版）、《糖尿病足临床研究图解》《常见内分泌疾病防治与食疗》，以及"相约名医系列丛书"之《广东养生酒》《广东养生粥》等多部专著。承担并主持完成了国家、省部级科研课题6项，参与国际、国内合作科研课题4项，获省、市科技进步奖3项。一直从事中西医结合糖尿病、内分泌代谢性疾病诊疗与研究的临床、教学及科研工作，擅长糖尿病及其并发症、代谢综合征、甲状腺疾病、肾上腺疾病、肥胖、代谢性骨病等中西医诊疗。

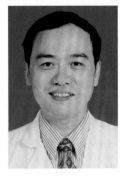

郎江明　硕士研究生导师，中山大学博士后协作导师

　　1954年出生，曾任广州中医药大学附属佛山中医院大内科主任、免疫内分泌实验室（国家二级实验室）主任，国家重点专科内分泌糖尿病科创始人，广州中医药大学硕士研究生导师，中山大学博士后协作导师。被评为佛山市禅城区"十大科技人物"。荣获"首届佛山市创新领军人才"称号。曾任中华医学会广东省糖尿病学分会副主任委员，中华医学会佛山糖尿病分会主任委员，中国中西医结合学会内分泌专业委员会常委，广东省中西医结合学会内分泌专业委员会副主任委员，中国医师协会内分泌代谢科医师分会委员，中国人民政治协商会议佛山市委员会委员。现任广东省中西医结合学会甲状腺专业委员会荣誉主任委员。国内3家医学杂志编委。在国内外刊物上发表学术论文80余篇，主编出版了《临床免疫诊断学》《糖尿病强化治疗学》（第一版、第二版、第三版）、《糖尿病足临床研究图解》《常见内分泌疾病防治与食疗》等多部专著，主译《急诊医学图谱》，任"相约名医系列丛书"总主编。主持完成了国家、省级科研课题5项，参与国际、国内合作科研课题6项，并获得省、市科技进步奖。多次应邀到美国、法国、德国等国家讲学和参加学术交流活动。在糖尿病、内分泌疾病及免疫标记技术领域造诣颇深，擅长应用中西医结合方法治疗糖尿病、甲状腺疾病、肾上腺疾病、垂体病变、肥胖等内分泌代谢疾病和免疫系统疾病，以及内科疑难杂症，在糖尿病领域享有盛誉。

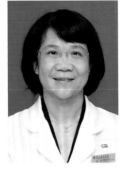

陈苹 *教授，主任中医师，硕士研究生导师*

1972年出生，主任中医师，硕士研究生导师，广州中医药大学教授，广州中医药大学附属佛山中医院副院长、感染质量控制中心主任。广东省中医药学会医院感染管理专业委员会常委，佛山市中西医结合学会内分泌代谢专业委员会副主委。获广东省五一劳动奖章、"佛山市优秀共产党员"称号、"佛山市抗击新冠疫情先进个人"称号。从事内分泌代谢疾病临床、教学及科研工作20余年，擅长中西医结合诊治糖尿病及其并发症、代谢综合征、甲状腺疾病等。

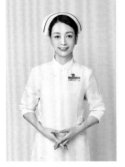

吕丽雪 *教授，主任护师，硕士研究生导师*

1971年出生，主任护师，硕士研究生导师，广州中医药大学教授，广州中医药大学附属佛山中医院内分泌科护士长、中国糖尿病教育者、糖尿病足修复师，广东省健康科普专家，中华护理学会糖尿病护理专业委员会专家库成员，广东省护理学会糖尿病护理专业委员会副主任委员，广东省护士协会糖尿病护理分会副会长，广东省健康管理学会创面修复专业委员会常委，广东省保健协会药食同源产业转化分会常委，佛山市护理学会糖尿病护理专业委员会主任委员。曾获"岭南专科名护（糖尿病护理专科）""佛山市青年岗位能手""佛山市优秀护士""广州中医药大学优秀带教老师"等称号，多次被医院评为优秀护士长、优秀党务工作者、优秀共产党员和科研积极分子。1997年起从事内分泌、糖尿病临床护理管理工作，积极开展糖尿病健康教育工作，受到广大患者和同行的好评。参与10多项国家和省、市级科研课题的研究工作。主持佛山市科技局科研课题3项、佛山市卫生健康局科研课题1项。以第一作者身份在SCI及核心期刊发表学术论文15篇；任副主编的专著1部，参编的专著4部。获佛山高新技术进步奖三等奖1项；作为主要负责人获广东省科技厅立项课题1项，广东省中医药管理局立项课题2项，佛山市科技局平台建设项目2项，获资金资助70万元；协助科室开展佛山市糖尿病足登峰计划相关工作，获资助资金100多万元。拥有国家实用新型专利3项。

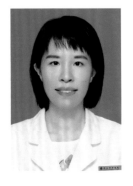

劳美铃 *副主任中医师，硕士研究生*

1983年出生，副主任中医师，硕士研究生，担任广东省卫生信息网络协会糖尿病大数据分会副会长兼秘书长，广东省中西医结合学会甲状腺专业委员会委员，广东省保健协会药食同源产业转化分会委员，广东省医院协会糖尿病管理专业委员会常委，佛山市医师协会内分泌专业委员会常委，佛山市中西医结合学会糖尿病分会常委兼秘书。2018年担任国内知名杂志*Diabetes Care*中文版翻译员；2019年到上海市中西医结合医院"奚九一"脉管病专科进修学习慢性创面处理；2021—2022年参与医疗援藏1年，获得"优秀援藏人才"称号；2022年作为"中西医综合防治糖尿病足的研究与应用平台建立"项目主要完成人获得"佛山高新技术进步奖三等奖"（佛高奖字〔2022〕033号）；2022年入选广州中医药大学附属佛山中医院高水平医院建设高层次骨干人才培养对象。已发表学术论文10余篇，主持佛山市科技局课题3项。从事内分泌代谢疾病临床、教学及科研工作10余年，擅长糖尿病及其急慢性并发症、甲状腺相关疾病、肥胖症、代谢综合征、高尿酸血症、痛风等内分泌代谢系统疾病的中西医结合诊治。

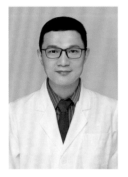

刘 天 教授，主任中医师，硕士研究生

　　1979年出生，主任中医师，硕士研究生，广州中医药大学附属佛山中医院内分泌科主任助理，广州中医药大学第八临床医学院教授，广东省第二批名中医学术继承人，入选2021年度《岭南名医录》。佛山市医学会糖尿病分会副主任委员，佛山市中西医结合学会糖尿病专业委员会副主任委员。从事内分泌疾病临床与基础研究工作20余年，擅长糖尿病及其并发症、肥胖症、甲状腺疾病、代谢性骨病等内分泌疾病的中西医结合治疗。

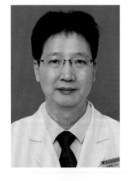

王甫能 教授，主任医师，硕士研究生导师

　　1972年出生，主任医师，硕士研究生导师，广州中医药大学教授，广州中医药大学附属佛山中医院内分泌科副主任。佛山市糖尿病学会副主任委员兼秘书，佛山市医师协会内分泌分会副主任委员。担任《糖尿病强化治疗学——智能胰岛素泵动态血糖监测临床研究》（第三版）主编，《糖尿病足临床研究图解》副主编。主要科研工作：课题"牛磺酸对2型糖尿病血瘀证患者血管内皮细胞和血小板活化功能的影响"（粤中医〔1999〕076号99640）成果获广东省科技进步三等奖、佛山市科技进步二等奖（第三完成人）；课题"水飞蓟宾对代谢综合征患者葡萄糖代谢率的影响"（粤中医〔2005〕27号1050007）成果获得佛山市科技进步三等奖（第三完成人）；主持2009年广东省卫生厅立项课题"乙肝病毒感染对2型糖尿病胰岛素抵抗及胰岛B细胞功能影响的研究"（A2009659）；主持贵州省中医药管理局立项课题"基于流行病学调查探讨台江县常住苗族居民糖尿病和中医体质的研究"。作为第一作者及通讯作者已发表文章10余篇。

再版序言

　　糖尿病足是指糖尿病患者因血管病变和/或神经病变及感染等导致糖尿病患者足或下肢组织破坏的一种病变，最严重的结局是致残甚至死亡。中国糖尿病足溃疡患病率为4.1%，2015年国内调查显示糖尿病足的截肢率为2.14%，明显高于欧美国家。目前，治疗糖尿病足通常采用控制血糖、改善循环、营养神经和防治感染等内科综合治疗，以及局部清创引流、常规消毒换药等一般外科治疗，特别在糖尿病足和下肢慢性创面处理方面仍较薄弱，临床效果并不理想，治疗时间长，且愈合率较低，花费较高。

　　1990年佛山市中医院内分泌科（后简称专科）成立，创科以来专科一直致力于中西医结合治疗糖尿病及各种并发症的研究，开展对糖尿病足的诊治和临床经验总结。糖尿病足是国家中医药管理局"十一五""十二五""十三五""十四五"重点专科内分泌科的重点病种，专科首创糖尿病足分期内外辨证治法，将溃疡分为消肿祛腐期、祛腐生肌早期、祛腐生肌后期、皮肤生长期4个阶段。在清创基础上，根据4个不同阶段的临床特点，外用中药制剂（伤科黄水纱、玉红膏和黄油纱），辨证研发内服膏方，使中医药内外合治的优势凸显，并被纳入国家中医药管理局重点专科糖尿病足协作组的诊疗方案中。2014年专科出版了《糖尿病足临床研究图解》，针对不同类型的糖尿病足伤口留下了大量翔实的图片，对每一个病例，不管成功也好，失败也好，都进行了细致的经验总结，得到了同行的认可。

　　随着专科的治疗经验日臻完善，糖尿病足的诊治人数逐年增加，治愈率也逐年上升，截肢率明显下降，让专科萌发了对该书修订再版的想法，我们针对大家提出的意见和建议，删除书中较陈旧的内容，新增了中医内外治疗的内容，补充了糖尿病足领域的最新研究进展、常用治疗技术的最新应用，如创面清创及修复术、介入治疗、负压封闭引流、可吸收敷料填塞治疗、富血小板血浆治疗、自体干细胞移植、胫骨横向骨搬移治疗、中医中药外治法、截肢、创面减压治疗等，并介绍了多年来我们整理的中西医防治具有分享价值的病例。我们衷心希望以此抛砖引玉，让更多的同行可以对我们的诊疗提出宝贵的意见。

本书共分为八章，第一章糖尿病足概论，第二章糖尿病足的筛查与预防，第三章糖尿病足的诊断，第四章糖尿病足的综合治疗，第五章糖尿病足中医特色辨证治疗，第六章糖尿病足的常用治疗技术，第七章糖尿病足的创面处理，第八章糖尿病足愈合期的治疗。最后，衷心感谢为此书再版付出辛勤劳动的同事和朋友们。

魏爱生

2023年6月

目　　录

第一章　糖尿病足概论

第一节　糖尿病足溃疡的流行病学

糖尿病足（diabetic foot，DF）是糖尿病最严重、最复杂的慢性并发症之一，含下肢的神经病变和血管病变，可导致足踝关节远端皮肤及皮下组织的破坏，常伴有不同程度的感染，加重局部组织坏死，最终形成迁延难愈的糖尿病足溃疡（diabetic foot ulcer，DFU），具有复发率高、截肢率高、死亡率高、病程长、花费高等特点，已成为重大的公共卫生问题。据估计，全球有5.37亿糖尿病患者，其中有2 000万人患有DFU，另有1.3亿人具有患DFU的关键风险因素[1]。国际糖尿病联合会报告称DFU全球患病率约为6.3%[2]，其中，男性患病率（4.5%）高于女性（3.5%），2型糖尿病患者（6.4%）高于1型糖尿病患者（5.5%）。糖尿病患者一生患DFU的风险为19%～34%[3]。

DFU在不同洲和国家之间的患病率差异很大。北美洲的患病率最高（13.0%），大洋洲的患病率最低（3.0%），非洲的患病率为7.2%，高于亚洲（5.5%）和欧洲（5.1%）[4]。不同国家之间，澳大利亚的患病率最低（1.5%），比利时的患病率最高（16.6%），其次是加拿大（14.8%）和美国（13.0%），英国的患病率为7.4%[5]，中国的患病率为4.1%[4]。苏格兰一项针对糖尿病患者的全国性人群队列研究中（该人群包括23 395名1型糖尿病患者和210 064名2型糖尿病患者），有13 093人（5.6%）以前发生过足溃疡，9 023人出现了第一次足溃疡；首次足溃疡的发病率为7.8‰/年，足部溃疡的总发病率为11.2‰/年[6]。马来西亚DFU的患病率为5%～10%，但在2018年进行的一项研究中，吉隆坡糖尿病患者中DFU患病率高达42%[7]。

巴基斯坦的一项荟萃分析（包括12项研究，共14 201例糖尿病患者）显示，DFU的患病率为12.16%，其中旁遮普省DFU患病率最高，为16.13%；其次是阿扎德克什米尔，为6.92%；信德省DFU患病率最低，为5.86%。按性别分层时，男性DFU患病率（12.04%）高于女性（7.29%）[8]。

随着糖尿病患病率的增长，DFU的患病风险变得令人担忧。因此，对全球DFU的患病率进行全面的评估和更新至关重要，研究DFU的风险因素及发病部位也不容忽视。周围神经病变和下肢血管疾病是造成足部溃疡及感染的主要原因。南京大学附属南京鼓楼医院内分泌科通过检索PubMed、Web of science等多个数据库进行了系统综述和荟萃分析，比较了有DFU和没有DFU的糖尿病患者的特征，DFU患者具有以下特征：年龄较大，糖尿病病程持续时间较长，体重指数较低，有吸烟史及高血压、糖尿病视网膜病变[4]。

法国的一项研究显示足溃疡好发部位依次为足趾（53%）、前掌（20%）、足跟（12%）、足中部（11%），足部受影响的区域为足底（49%）、背侧（22%）、外侧（16%）、远端（11%）[9]。我国南昌大学第一附属医院报道了732例DF住院患者，在溃疡部位分布上，右足（55.5%）比左足（44.5%）易发，溃疡好发部位依次为：足趾（56.4%）、足底（14.0%）、足背（12.1%）、足踝（9.6%）、足跟（7.9%）[10]。

与没有足溃疡的糖尿病患者相比，DFU患者的生存率明显较低。有研究显示，10%的患者将在首次诊断为DFU后1年内死亡[3]。最近的一项荟萃分析包括16个国家的近125 000名糖尿病患者，报告了DFU事件发生后1年的死亡率为13.1%，5年为49.1%，10年为76.9%，心血管疾病和感染是主要的死亡原因[11]。另有国外报道显示，糖尿病和既往足溃疡患者的死亡率在中位3.6年的随访中增加了约4倍，在5年的随访时增加了2.5倍，在10年的随访后增加了1.5倍。在5.9年的随访中，既往足溃疡患者的死亡率比无足溃疡患者的死亡率增加了2.3倍[6]。苏格兰的一项报道中包括1型糖尿病和2型糖尿病患者共233 459人，其中48 995人死亡[6]。

DFU的后果包括功能状态下降、感染、住院、下肢截肢和死亡，因此，预防足部溃疡的发生尤为重要。第一，频繁的足部检查是降低DFU发病率的基础，建议所有糖尿病患者至少每年进行一次全面的足部检查，高危患者应每3～6个月进行一次筛查。第二，由于心血管疾病是导致死亡的首要原因，因此应更加重视心血管疾病及其危险因素的管理，做到早筛查、早诊断、早治疗。第三，医护人员和政策制定者还应更加重视各种感染（包括肺部和足部感染）的预防、及时监测和管理。

第二节　糖尿病患者截肢的流行病学

DFU是导致全球住院和非创伤性下肢截肢的主要原因，每年约900万人入院，200万人截肢[1]，超过85%的足部截肢是由DFU引起的。约20%的DFU患者需要下肢截肢，无论是轻微截肢（脚踝以下）、严重截肢（脚踝以上）还是同时截肢[3]。DFU患者非创伤性下肢截肢的风险是普通人群的15～40倍，糖尿病患者截肢率是非糖尿病患者的10～20倍，世界上每30min就有一条下肢或部分下肢因糖尿病而丧失[12]。

糖尿病患者截肢率存在种族差异。新加坡的一项研究报道了亚洲多民族人群糖尿病患者的下肢截肢率，结果显示，与中国人相比，在统计学上马来西亚人、印度人和其他人的脚趾截肢率显著较高，马来西亚人脚趾截肢率最高，中国人脚趾截肢率最低，且中国与糖尿病相关的严重截肢率显著下降（每年下降3.1%）。新加坡卫生部行政部门获得的16～100岁的全国人口数据显示，2008—2017年间，共有6 566例糖尿病相关脚趾截肢，4 724例糖尿病相关的严重截肢，在此期间，92.1%的严重截肢和89.0%的脚趾截肢发生在糖尿病患者身上[13]。

中东地区一项纳入76 145名患者的荟萃分析显示[12]，糖尿病患者和DFU患者的足部截肢率分别约为2%和33%。在沙特阿拉伯和巴基斯坦，糖尿病患者的大截肢率和小截肢率分别低于1%和2%，糖尿病患者的截肢率在该地区国家之间没有显著差异，而DFU的截肢率分别为13%和21%。在伊朗，糖尿病患者和DFU的截肢率分别为3%和21%。约旦DFU中截肢率为56%。

根据以色列国防军的报告，印度约有7 200万人患有糖尿病，每年约有45 000人截肢。日本约有1 000万人患有糖尿病，其中2%的人因DFU而截肢[5]。韩国调查了420 096名年龄在18岁以上的糖尿病患者，约8 156例患者截肢[14]。在坦桑尼亚，DFU导致了近一半的重大截肢手术，且Wagner 4级的足溃疡患者更易致截肢[15]。

据估计，每年美国67%的截肢手术和英国90%的截肢手术与糖尿病有关[16]。美国成年人每年约有150 000例与糖尿病相关的大截肢或小截肢[3]。

澳大利亚的一项研究显示，7 352 809名糖尿病患者中有22 705例截肢，其中9 511例（41.9%）为脚趾截肢，8 622例（38.0%）为足部截肢，3 236例（14.4%）为膝下截肢，1 336例（5.9%）为膝盖以上截肢[17]。澳大利亚是发达国家中糖尿病足截肢率最高的国家之一。法国一项单中心研究显示DFU中截肢率为10%，小截肢率相对较高（19%），主要是脚趾。严重截肢（包括膝下和膝上截肢手术）的发生率被视为DFU管理临床失败的指标。

糖尿病相关截肢后的死亡率更高：小截肢后的5年死亡率估计为54%~79%[18]，大截肢后为53%~91.7%，总体而言，截肢后5年内死亡率达80%，比在几种癌症中观察到的死亡率更高[2]。老年人、慢性肾脏病和外周血管疾病患者截肢后的死亡率明显更高[19]。在坦桑尼亚等中低收入国家，只有一半截肢的糖尿病患者得到了满意的康复[15]。

糖尿病患者的足溃疡和截肢严重影响了患者的生活质量、经济状况和心理健康，增加了死亡风险。对于糖尿病患者来说，下肢截肢与外周血管疾病、溃疡或感染呈正相关，任何截肢的决定都是在多学科讨论后做出的，以尽可能多地保护足部，截肢的程度是外科医生和康复专家共同决定的。全球各利益相关者正在做出巨大努力，以推出能够治愈溃疡的理想治疗方法，通过对DFU的有效干预和管理，阻止截肢等后果的发生。

第三节　糖尿病足的卫生经济学

据估计，与糖尿病相关的所有费用中有33%是由DF疾病引起的，DF的平均年费用为每位患者8 659美元。这些费用包括入院、敷料、抗生素和手术等直接费用，以及与DF疾病的社会和心理影响相关的间接费用[16]。DFU是国际上导致患者住院、截肢、残疾和较高医疗费用的主要原因，给患者的家庭和社会带来极大的经济负担。不同地区不同类型的经济体，DFU的医疗费用存在巨大差异。

2013年对DFU费用的审查显示，4个欧洲国家即德国、法国、西班牙和意大利，费用在3 000～17 000欧元，其中德国在DFU上的支出最多，法国在DFU方面的支出最少。下肢截肢的费用在6 000～13 000欧元[16]。

我国DFU造成的经济负担严重，平均住院费用为2.4万元，截肢平均费用为3.4万元。国内众多的科学研究证实，用于防治DFU的费用约占整个糖尿病医疗费用的30%[20]。

据估计，美国糖尿病护理每年的直接成本为2 730亿美元，间接成本为900亿美元。足部并发症是糖尿病患者主要的费用支出原因，1/3的糖尿病支出是由足溃疡引起的，晚期溃疡每次伤口发作产生的总费用超过50 000美元，而大截肢的费用甚至更高。足溃疡导致住院率、急诊就诊率、门诊就诊率和家庭医疗支出更高[3]。2006—2010年，DFU每年使美国急诊科产生19亿美元的费用，使住院部产生87.8亿美元的费用[16]。考虑到患者的自付费用，这些数字可能低估了DFU的真实经济负担。

最新数据显示，英国国家医疗服务体系（NHS）在DFU和截肢方面每年共花费了10亿英镑，其中大部分费用与DFU患者的入院有关。用于DFU的资金超过了英国3种最常见癌症的总支出。2018年，一项基于英国的关于DFU在临床实践中的经济结果的前瞻性研究表明，12个月病程以上的DFU患者，无论截肢或不截肢，每愈合一个溃疡的费用约为7 800英镑，每截肢一个部位的费用约为16 900英镑[16]。

新加坡每6名糖尿病患者中就有1人患有足部疾病，造成的费用占国家医疗保健总费用的15%～25%[16]。

芬兰每年用于糖尿病足护理的成本约为1 600万美元，约占芬兰糖尿病相关医疗成本的1.6%[21]。

土耳其DFU患者的管理成本估计约14 288美元/年，其中包括门诊和住院费用、与成像和额外检测及治疗相关的费用，这占年度卫生支出的3%[16]。

在资源匮乏的国家如巴巴多斯，糖尿病足的管理直接导致了非常大的成本。估计每个足溃疡患者每年花费超过2 000美元，足溃疡医疗总费用每年达1 220万美元，约占政府每年用于所有医疗保健总支出的6%。在一个只有28.7万人口的岛屿上，每年因足病导致的总费用超过1 600万美元[22]。尼日利亚是一个中低收入国家，治疗DFU的费用在113～1 544美元。其中大部分费用与抗生素和止痛药等药物有关，其次是敷料和手术治疗。非洲国家糖尿病的经济负担为每年35亿～45亿美元。在印度，DFU患者的治疗在很大程度上依赖于抗生素和神经病理性药物的使用，费用约为1 960美元/人。巴西的一项疾病成本研究估计，648万患有2型糖尿病的巴西公民和32.3万患有DFU的人每年产生的与糖尿病和溃疡相关的入院成本为2.64亿美元[16]。

由于治疗类型和方法的局限性，中低收入国家DFU的成本较低。发展中国家更有可能使用抗生素治疗伤口。中高收入国家提供的预付服务是低收入国家无法提供的。发达国家为患者提供的额外优质护理治疗和科学研究均为溃疡患者的管理提供了新的选择，因此，DFU患者的费用较高也是合理的。

随着糖尿病患者的患病率、年龄和患病时间的增加，DFU的住院负担在未来也会显著增加，预测DFU将在全球范围内造成显著的发病率和死亡率，从而产生巨大的医疗成本。如果不加以治疗，将会对个人、社区和整个卫生系统产生深远影响。因此，我们需要采取具体措施，尽早进行监测且重视糖尿病及其并发症的管理，以减少全世界糖尿病患者的住院和截肢风险。

第四节　糖尿病足防治策略

糖尿病足是糖尿病常见的严重并发症，是导致糖尿病患者截肢（趾）、致残、致死的主要原因之一，给糖尿病患者造成了极大的痛苦和经济负担。所以，预防和治疗糖尿病足是广大临床工作者义不容辞的责任。

《糖尿病足病规范化诊疗手册》中指出：糖尿病足的基本病理机制是神经病变、下肢缺血和感染等因素共同作用而致下肢坏死、溃疡和坏疽。该病发生与发展的病理基础复杂，具有较高的感染风险和截肢（趾）风险。2020年《中国糖尿病足诊治指南》指出糖尿病足的防治策略包括一级预防：防止或延缓神经病变、周围血管病变的发生。二级预防：缓解症状，延缓神经病变、周围血管病变的进展。三级预防：血运重建，溃疡综合治疗，降低截肢率和心血管事件发生率。

糖尿病足的发生和进展与糖尿病病程和患者足部因素有关，通过对糖尿病患者进行相关知识的宣传和教育、足部的预防性筛查、足部的综合干预、糖尿病足的管理，积极发现和处理早期病变，可显著减少糖尿病足的发生率和致残率，充分发挥一级预防与二级预防的作用[23]。

（1）糖尿病患者的宣教包括：①引导新发糖尿病患者认知长期控制血糖的重要性。②基于年龄、糖尿病病程、各脏器功能情况等因素，临床医生为患者制定合适的综合治疗方案并尽量说服患者遵嘱执行以减少各种并发症。③引导患者重视良好生活习惯的养成，每天做好足卫生，检查足部是否有破溃、摩擦伤、胖胀，发现问题应及时处理。④选择适当的鞋和袜，避免穿紧口袜、小号鞋、硬鞋等，以防影响足局部血液循环或造成足局部摩擦伤、挤压伤；穿白色袜子以便在局部有破溃时及时发现。⑤日常生活中注意防烫伤和防冻伤。

（2）足部的预防性筛查：糖尿病患者应定期进行足部筛查，包括血管病变、神经病变甚至足部感染三方面（详见第二章）。

（3）足部的综合干预：对足癣、皲裂、嵌甲、糖尿病周围神经病变这些高危糖尿病足患者的原发疾病进行干预治疗，防止发展成为糖尿病足。

（4）糖尿病足的管理：通过患者自我管理、社区医师对患者的管理、专科医院对患者的管理，能及时发现糖尿病足的诱因及潜在危险，以寻求正确的医疗帮助，降低DFU的发生率。

糖尿病足病情复杂，特别是慢性难愈合创面，需全方位、多学科管理，基于"尽快修复创面、尽力避免截肢（趾）、减少并发症"的治疗理念，临床医师根据患者的具体情况，结合诊疗规范和临床经验制订个体化的综合治疗方案。

长期控制血糖是防治糖尿病足的关键，Xiang等[24]研究显示糖化血红蛋白控制在7%～8%利于DFU愈合且不会导致患者的病死率增加。而患者糖化血红蛋白≥8%、空腹血糖≥7.0 mmol/L与下肢截肢风险增加显著相关。轻症、小面积创面的糖尿病患者可以选择口服降糖药治疗，而血糖偏高或合并酮症、肾病、视网膜病变、脑血管病变、心肾功能不全等糖尿病严重并发症或感染严重者，应选用胰岛素治疗。

除此之外，糖尿病足患者会有较高的感染概率，超过50%的患者在就诊时伤口已出现感染。使用抗生素治疗可根据临床经验首选广谱抗生素，待有伤口深部的细菌培养结果和药物敏感检验结果再针对性改用敏感抗生素。长期使用抗生素要注意菌群失调，若合并真菌感染，应联用抗真菌药物。如果合并骨髓炎时会导致截肢的风险增加。欧洲通常采用常规抗菌药物联合利福平的治疗方案来降低并发骨髓炎的截肢率和病死率。

国际糖尿病足工作组（international working group on diabetic foot，IWGDF）认为：高危足（糖尿病足的前期状态，具有周围神经病变导致的各种症状）是导致糖尿病患者发生DFU甚至截肢的重要原因。临床上改善神经、血管病变的常用药物有前列腺素E_1、西洛他唑、α硫辛酸、甲钴胺片、复方血栓通注射液等。合并脂代谢异常者建议服用他汀类药物将低密度脂蛋白胆固醇控制在低于2.1 mmol/L，应根据甘油三酯或胆固醇升高程度及肝肾功能情况选用降脂药。严重缺乏矿物质（铜、镁和锌）的糖尿病足患者可能血糖控制不佳，延长溃疡愈合时间，应持续监测并补充矿物质。中医内科通过辨证论治或分期论治治疗糖尿病，中华中医药学会糖尿病分会将糖尿病足分为5个证型：气阴两虚、脉络瘀阻证；湿热毒盛证；气血亏虚、湿毒内蕴证；肝肾阴虚、痰瘀互阻证；脾肾阳虚、经脉不通证。

临床上治疗糖尿病足的方法众多，除了上述的内治法，外治法也在治疗糖尿病足中发挥不可忽视的作用。目前治疗糖尿病足的常用治疗技术有创面清创、介入治疗、负压封闭引流技术、创面减压、可吸收敷料填塞治疗、富血小板血浆治疗、自体干细胞移植、横向骨搬运治疗、截肢等（详见第六章第一节至第九节）。

清创术是从创面中清除坏死、失活或严重污染的组织，是糖尿病足治疗的第一步和最重要的一步。常见的清创术有外科、生物性、酶性、自溶性及机械性清创等，临床上首选外科清创术，但建议根据患者的个体情况选择清创方案。由于缺少大规模、设计合理的临床研究数据，清创术后是否局部使用抗菌药膏、凝胶或伤口敷料目前还存在争议。当外科清创指征不明确时，可使用其他类型的清创术如蛆虫清创治疗，蛆虫分泌物能通过靶向激活miR-18a/19a转录水平，进而调控血小板凝集素-1表达，来促进糖尿病足创面血管生成，有助于DFU的愈合[25]。国际糖尿病足工作组指南指出，合并外周动脉疾病的糖尿病足患者经过4~6周充分治疗后，溃疡未见改善应考虑进行血运重建术。目前血管内、开放或杂交血运重建技术的优劣尚不明确，应根据患者的具体病情选择最适合的重建方法，同时重视心血管风险强化管理。局部减压治疗借助支具来缓解足底压力和剪切力，以促进创面愈合，最常应用的减压装置是全接触石膏支具和可拆卸石膏支具。新型敷料有水凝胶敷料、薄膜敷料、泡沫敷料等类型，它们常用于清创术后，可以保持伤口基底部湿润并控制伤口渗出，应综合考虑患者伤口渗出物、感染程度、敷料价格与舒适度，选择性价比高的敷料。发生骨骼感染坏死的患者需行截肢（趾）手术、跖骨头切除术、关节切除成形术和跖骨截骨术，均显示出良好的愈合率，愈合时间短，复发率低。

若患者经过常规的标准化治疗4周后DFU仍无改善（伤口面积减少< 50%），建议选择负压、高压氧、生物制剂、控释药物等辅助治疗。负压伤口治疗（真空辅助伤口闭合）是伤口敷料系统连续或间歇地将低于大气压的压力施加到伤口表面的治疗手段，有清除炎症渗出物以促进创面愈合的作用。持续的氧气供应对慢性难愈伤口至关重要，目前常用的氧疗方法有高压氧疗和局部氧疗。高压氧辅助治疗糖尿病足已应用多年，疗效明确。而局部氧疗相对新颖，临床研究较少。生长因子、生物工程皮肤产品、自体血小板凝胶、臭氧等的使用与否目前仍存在争议。研究发现，在标准护理的基础上，使用胎盘衍生物类产品、自体白细胞–血小板纤维蛋白贴片利于促进难治性溃疡伤口愈合[26]。以高分子生物材料作为载体的药物控释体系是另一种新型治疗手段，药物释放可控而使疗效稳定，是治疗慢性难愈合创面的创新热点。

中医外治法对于治疗糖尿病足有其独特的优势，除了常用外治法如清创术、熏洗足浴、针刺、敷贴等，广州中医药大学附属佛山中医院内分泌科创立了专科糖尿病足三期辨证外治法：消肿祛腐期、祛腐生肌期和皮肤生长期，视伤口情况外用中药制剂（伤科黄水纱、玉红纱、伤科黄油纱），在临床实践中取得良好的疗效。

糖尿病足是一种多学科交叉的临床疾病，单独某一学科对其处理都是有难度的。故而治疗糖尿病足应考虑中西医结合与内外科协作，以内科治疗为基础、外科为主导的个体化治疗模式，必要时辅以先进治疗方法，同时对患者进行健康教育与社会心理干预，为患者争取最大收益。

（魏爱生　郎江明　陈苹　叶建红　劳美铃）

● 参考文献

［1］　LAZZARINI P A，CRAMB S M，GOLLEDGE J，et al. Global trends in the incidence of hospital admissions for diabetes–related foot disease and amputations：a review of national rates in the 21st century［J］. Diabetologia，2022，66（2）：267–287.

［2］　GAZZARUSO C，GALLOTTI P，PUJIA A，et al. Predictors of healing，ulcer recurrence and persistence，amputation and mortality in type 2 diabetic patients with diabetic foot：a 10–year retrospective cohort study［J］. Endocrine, 2021, 71（1）: 59-68.

［3］ MCDERMOTT K, FANG M, BOULTON A J M, et al. Etiology, Epidemiology, and Disparities in the Burden of Diabetic Foot Ulcers［J］. Diabetes Care, 2023, 46（1）: 209-221.

［4］ ZHANG P, LU J, JING Y, et al. Global epidemiology of diabetic foot ulceration: a systematic review and meta-analysis（dagger）［J］. Annals of Medicine, 2017, 49（2）: 106-116.

［5］ ANKIT A, KUMAR S S, BIMLESH K, et al. Treatment Strategies Against Diabetic Foot Ulcer: Success so Far and the Road Ahead［J］. Current Diabetes Reviews, 2021, 17（4）: 421-436.

［6］ CHAMBERLAIN R C, FLEETWOOD K, WILD S H, et al. Foot Ulcer and Risk of Lower Limb Amputation or Death in People With Diabetes: A National Population-Based Retrospective Cohort Study［J］. Diabetes Care, 2022, 45（1）: 83-91.

［7］ ROSEDI A, HAIRON S M, ABDULLAH N H, et al. Prognostic Factor of Lower Limb Amputation among Diabetic Foot Ulcer Patients in North-East Peninsular Malaysia［J］. International journal of environmental research and public health, 2022, 19（21）: 14212.

［8］ AKHTAR S, ALI A, AHMAD S, et al. The prevalence of foot ulcers in diabetic patients in Pakistan: A systematic review and meta-analysis［J］. Front Public Health, 2022, 10: 1017201.

［9］ VAN G H, AMOUYAL C, BOURRON O, et al. Diabetic foot ulcer management in a multidisciplinary foot centre: one-year healing, amputation and mortality rate［J］. Journal of wound care, 2021, 30（6）: 34-41.

［10］ 姜臻宇. 糖尿病足患者流行病学调查及其截肢的相关危险因素分析［D］. 南昌: 南昌大学, 2020.

［11］ CHEN L, SUN S, GAO Y, et al. Global mortality of diabetic foot ulcer: A systematic review and meta-analysis of observational studies［J］. Diabetes obesity & metabolism, 2023, 25（1）: 36-45.

［12］ BANDARIAN F, QORBANI M, NASLI-ESFAHANI E, et al. Epidemiology of Diabetes Foot Amputation and its Risk Factors in the Middle East Region: A Systematic Review and Meta-Analysis［J］. The international journal of lower extremity wounds, 2022, 15347346221109057.

［13］ RIANDINI T, PANG D, TOH M, et al. National Rates of Lower Extremity Amputation in People With and Without Diabetes in a Multi-Ethnic Asian Population: a Ten Year Study in Singapore［J］. European journal of vascular and endovascular surgery, 2022, 63（1）: 147-155.

［14］ CHUNG H J, CHUN D I, KANG E M, et al. Trend and Seasonality of Diabetic Foot Amputation in South Korea: A Population-Based Nationwide Study［J］. International journal of environmental research and public health, 2022, 19（7）: 4111.

［15］ SHABHAY A, HORUMPENDE P, SHABHAY Z, et al. Clinical profiles of diabetic foot ulcer patients undergoing major limb amputation at a tertiary care center in North-eastern Tanzania［J］. BMC surgery, 2021, 21（1）: 34.

［16］ JODHEEA-JUTTON A, HINDOCHA S, BHAW-LUXIMON A. Health economics of diabetic foot ulcer and recent trends to accelerate treatment［J］. Foot（Edinb）, 2022, 52: 101909.

［17］ QUIGLEY M, MORTON J I, LAZZARINI P A, et al. Trends in diabetes-related foot disease hospitalizations and amputations in Australia, 2010 to 2019［J］. Diabetes research and clinical practice, 2022, 194: 110189.

［18］ YAMMINE K, HAYEK F, ASSI C. A meta-analysis of mortality after minor amputation among patients with diabetes and/or peripheral vascular disease［J］. Journal of vascular surgery, 2020, 72（6）: 2197-2207.

［19］ VUORLAAKSO M，KIISKI J，SALONEN T，et al．Major Amputation Profoundly Increases Mortality in Patients With Diabetic Foot Infection［J］．Frontiers in surgery，2021，8：655902．

［20］ 中华医学会糖尿病学分会，中华医学会感染病学分会，中华医学会组织修复与再生分会．中国糖尿病足防治指南（2019版）（Ⅰ）［J］．中华糖尿病杂志，2019，11（2）：92-108．

［21］ KURKELA O，NEVALAINEN J，ARFFMAN M，et al．Foot-related diabetes complications：care pathways，patient profiles and costs［J］．BMC health services research，2022，22（1）：559．

［22］ JEFFCOATE W，KERR M．The costs of foot disease in diabetes in resource poor countries［J］．Diabetic medicine，2022，39（9）：e14900．

［23］ 关小宏．关于我国糖尿病足防治策略的探讨［J］．中华损伤与修复杂志（电子版），2016，11（2）：84-89．

［24］ XIANG J，WANG S，HE Y，et al．Reasonable Glycemic Control Would Help Wound Healing During the Treatment of Diabetic Foot Ulcers［J］．Diabetes Therapy，2019，10（1）：95-105．

［25］ WANG T Y，WANG W，LI F F，et al．Maggot excretions/secretions promote diabetic wound angiogenesis via miR18a/19a–TSP-1 axis［J］．Diabetes Research and Clinical Practice，2020，165：108140．

［26］ RAYMAN G，VAS P，DHATARIYA K，et al．Guidelines on use of interventions to enhance healing of chronic foot ulcers in diabetes（IWGDF 2019 update）［J］．Diabetes / Metabolism Research and Reviews，2020，36（1）：3283．

第二章　糖尿病足的筛查与预防

第一节　糖尿病足的整体危险因素

糖尿病足综合征（diabetic foot syndrome，DFS）是在神经病变、血管病变、感染的共同作用下糖尿病患者足部发生的复杂、动态的临床症状，其中DFU是其最常见的表现形式[1]。其溃疡并不会自发产生，而是由各种微小创伤引起的潜在血管、神经病变所致。糖尿病足存在三大经典危险因素：①糖尿病性周围神经病变；②下肢缺血性动脉粥样硬化；③合并存在感染。但除了这三大因素之外，还有很多与糖尿病足发生、发展有关的因素需要关注[2]。2004年我国14所医院协作组调查显示，70～80岁组糖尿病足发生率最高为37.60%。患者大多有糖尿病并发症或者心血管病的危险因素，如吸烟（37%）、高血压（57%）、冠心病（28%）、血脂异常（29%）、脑血管病（26%）、下肢动脉病变（27%）、周围神经病变（69%）、合并足溃疡（61%）、合并感染（70%）[3]。对糖尿病患者存在的足部危险因素的全面了解、评估和掌控是有效预防糖尿病足的关键。除上述3种因素外，需要掌握的糖尿病足的危险因素如下。

一、营养不良

营养不良损害免疫功能，从而增加感染易感性。营养不良不仅通过降低瘦素水平和影响下丘脑-垂体-肾上腺轴而影响患者免疫功能[4]，还会造成肉芽组织发育不良，创面难以愈合加重DFU[5]。因此，提升营养质量和成分是抗感染、增强免疫的关键，营养管理必须成为治疗DF的一个基本部分[6]。对DF患者不能单一强调控制饮食的摄入量，需注重个体化医学营养治疗，把血糖控制在有效范围内，同时加强营养支持治疗，尤其是优质蛋白饮食。针对不同阶段的DF人群制订合理的膳食方案，优化膳食结构，适当提升蛋白质摄入比例，促进DFU愈合[7]。

二、血糖控制不佳

糖化血红蛋白（HbA1c）测定是Wagner分级独立的危险因素，肢端发生溃疡、坏死考虑与长期血糖控制不佳，糖基化终末产物增多，血管内皮细胞受损，血液呈高凝状态加速外周动脉粥样硬化，血管腔变窄，组织缺血缺氧代谢障碍有关[2]。研究显示HbA1c接近7%时能降低患者微血管风险；强化血糖治疗患者HbA1c达到6.5%时，大、微血管病变风险降低14%。因此，严格的血糖控制是降低糖尿病足患者足溃疡和下肢截肢发生率的关键。根据中华内分泌代谢杂志发布的《国际糖尿病足工作组和中华医学会糖尿病学分会糖尿病足诊治指南的解读与比较》一文，建议检测随机血糖和/或糖化血清白蛋白及HbA1c、尿酮体等，评估糖尿病足患者近期血糖控制情况，以期通过严格的医疗管理使患者血糖水平达到尽可能正常的水平，同时可以减少感觉神经病变的发展，维持糖尿病足患者的免疫功能[8]。

三、性别及年龄

老年糖尿病患者是糖尿病足的高发人群，其发病率高与对糖尿病足的认识不足、生活自理能力差、组织愈合能力降低、血糖不能控制达标，以及社会家庭等支持因素不足有关。且糖尿病足的发病率男性多于女性，因为男性高血压、高脂血症、吸烟、缺乏运动等更普遍，这更加重了糖尿病的大血管病变，而雌激素的保护血管作用使女性糖尿病足的发病率低于男性[2]。

四、吸烟

吸烟作为心脑血管疾病的主要危险因素之一，已被广泛认知，其可能通过多种机制促进动脉硬化的发生。研究表明，中、重度吸烟组易出现肢端血管闭塞或硬化性病变，从而促进糖尿病足发生[9]。吸烟增加了血管内皮细胞氧化应激及血管内皮细胞凋亡等多种因素，引起血管内皮功能不全，加速动脉硬化的发生。大量吸烟也更容易使血清总胆固醇、甘油三酯水平升高，加重血管内皮细胞损伤，加速动脉粥样斑块的形成。2019年中国糖尿病足防治指南也表明，戒烟有助于减少高危患者足溃疡的发生，降低截肢率，为推荐B级证据[10]。

五、经济状况

良好的经济状况，使糖尿病患者能够获取更好的糖尿病知识，控制好血糖，及时进行就医，做好糖尿病高危足预防，减少进展到糖尿病足的可能。

六、其他因素

如鞋袜穿着不合适、鸡眼、胼胝、真菌感染、反甲、甲沟炎等都是诱发糖尿病足的常见情况[2]。

第二节　糖尿病足的局部危险因素

一、神经病变[11]

糖尿病周围神经病变（diabetic peripheral neuropathy，DPN），是一种对称性、长度依赖的多发性神经病，涉及大、小神经纤维，并且与大神经纤维损伤比较，小神经纤维损伤发生得更早。DPN可损害感觉、运动或自主神经，尤以感觉神经最为常见[12]，严重时可导致神经性关节病［沙尔科关节（charcot joint）］。感觉神经病变会导致常见的足部并发症，例如感觉改变（刺痛、麻木、灼热、感觉迟钝、异常性疼痛）。感觉缺陷在临床上表现为保护性感觉丧失，导致患者对下肢的伤害常常没有注意到，因此容易引发溃疡的发展。运动神经病变引起的足部肌肉组织失衡导致肌肉无力、萎缩，可导致爪状趾、锤状趾、马蹄足、沙尔科关节、足弓改变、足底腱膜变化等常见足部畸形。这些因素影响患者的步态，并且所致的生物力学改变增加了高压区域皮肤破裂的风险，易发生足溃疡。自主神经病变是长期存在于糖尿病患者的常见病变。在下肢，自主神经病变可引起动-静脉分流，导致小动脉舒张。患者不出现下肢皮温降低，临床医生容易漏诊。随着汗腺功能的丧失，足部会降低保湿能力，导致皮肤干燥和角质化，使足部皮肤容易裂开，如果感染，最终将造成足溃疡。

二、血管病变

（一）糖尿病周围动脉病变[13]

周围动脉疾病（peripheral arterial disease，PAD）是导致糖尿病足患者截肢的独立危险因素，半数DFU患者存在PAD，而且很难被发现。因此对合并PAD的DFU患者作出早期诊断和治疗是促进DFU伤口愈合、降低截肢率的关键。PAD会延迟伤口愈合，导致坏疽发生，下肢血供减少不能为足感染提供足够的血供。许多西方国家足溃疡的发病率呈上升趋势，缺血是其中原因之一。大约35%的患者出现溃疡是周围血管缺血造成的。DFU最主要的病因是神经病变和PAD。微血管功能异常导致毛细血管灌注不良，引起神经病变而不能自行排汗、影响正常血流导致滋养血管血供减少，患者出现皮肤发热、干燥，从而引起溃疡并影响伤口愈合。另外，微循环功能紊乱也会影响血管侧支循环产生，使得患者发生动脉闭塞，肢体远端灌注不良进一步加重。糖尿病（diabetes mellitus，DM）患者的PAD病变多为血管中膜钙化，以肢体远端的弥漫性病变及长段动脉闭塞为主。不到25%DM PAD患者有间歇性跛行，静息痛较无DM患者也不常见，所以经常会延误缺血的诊断。缺血伤口发生于皮温低、血供不足的足部，由于动静脉分流、灌注受损表现为发红、发热。DM患者下肢动脉病变通常是多节段病变，典型病变是单侧腘动脉以远病变。膝下动脉特别是腓动脉和胫后动脉最易受累。主髂动脉病变往往不严重，也可表现为远端动脉微动脉瘤和动脉扭曲。

（二）下肢静脉功能不全

下肢静脉功能不全是下肢静脉疾病的总称。下肢静脉功能不全包括下肢静脉倒流性疾病和下肢静脉回流障碍性疾病两大类，下肢静脉倒流性疾病以下肢大隐静脉曲张为主要表现，其他表现包括下肢表皮瘙痒抓痕、湿疹、色素沉着、足靴区溃疡等[12]。我国下肢静脉疾病的患病率为8.89%，其中静脉性溃疡占1.5%。60%～70%的下肢皮肤溃疡是由静脉瓣膜病变或者既往深静脉血栓导致静脉功能不全、静脉回流障碍所致[14]。糖尿病足患者下肢静脉病变较动脉少见，其发生静脉病变可能是在动脉硬化的基础上，静脉血管的自主调节功能障碍，血管松弛、流速减慢，瘀滞，从而导致静脉血栓形成[15]。

三、感染[11]

由神经病变、局部缺血或两者共同作用引起的损害易导致足部感染。感染并不是DFU形成的致病因素，却是发病、住院、截肢和愈合障碍的一个极其重要的原因。据估计，糖尿病足溃疡感染（diabetic foot infection，DFI）患者与正常人相比，住院风险超过50倍。DFI是最常见的糖尿病相关住院原因之一，约占此类住院人数的1/5。此外，DFI显著增加了截肢的可能性，比正常人高了近155倍，而超过50%的DFU被感染。大多数DFI的产生是由细菌（或较少见的真菌）的定植突破了正常的皮肤屏障而导致。与普遍的看法相反，大多数DFI并非由于突然的创伤事件而开始的。神经性的DFU是大多数DFI的根本原因。虽然大多数DFI的损伤存在于皮肤的浅表层，但感染微生物可以不断侵入到皮下组织，包括筋膜、肌腱、肌肉、关节和骨骼，造成骨髓炎。糖尿病患者感觉不到溃疡的进展，感染往往在肢体或生命受到威胁时才被发现。足部的解剖结构分为几个僵硬但相互连通的隔室，促进了感染的近端传播。感染引起的炎症反应可导致室内压力超过毛细血管压力，引起组织缺血性坏死。其治疗主要依赖于清创、抗生素治疗、抗菌敷料覆盖等。

四、糖尿病知识缺乏[16]

糖尿病呈全球性流行势态。预计到2040年，糖尿病患者人数可增至6.42亿，而我国是糖尿病患者人数最多的国家。溃疡、截肢、死亡是DF的三大最终结局。其中，溃疡的发生被认为是截肢的前兆。DFU的高截肢率和高死亡率，严重影响患者及其家庭的生活质量，也给社会带来了沉重的医疗和经济负担。世界卫生组织（WHO）提出，通过早期教育和干预，可以预防70%的DF。但是目前我国糖尿病患者的足部自护知识现状也不容乐观。李饶等的一次全国多中心大样本调查显示，糖尿病患者足部护理知识及足部自我护理行为分别为中等和较差。知识的匮乏导致患者缺乏正确的自护行为和对溃疡前症状的判断力，导致其错过了接受专业医疗的最佳时机。因此，我国糖尿病患者也存在严重的就诊延迟现象，就诊延迟率高达80.8%。

五、足部压力异常[11]

大量研究表明，高达50%的糖尿病患者最终将失去足部保护性感觉，这足以使他们损伤足底表面的软组织。在失去保护性感觉的情况下，经常性行走和负重产生的剪切力或穿不适当的鞋袜会导致足底峰值压力增加，这是足底溃疡发生的原因之一。许多因素，如周围神经病变的严重程度、足部畸形、负重和步态模式改变，都被认为是DFU患者足底压力升高的潜在原因。持续的足底高压力会导致组织的炎症自溶。在正常情况下，足部有能力分散施加于地面的高压力。因此，减压被认为是治疗足底溃疡的基础方法之一。目前的国际指南主张将最大足底压力至少降低30%，以降低发生DFU的风险。减压最有效的方式是使用全接触石膏（total-contact casting，TCC）或齐膝高的可拆卸步行器。减压装置通过将负载力重新分配到足底表面（在某些情况下还包括腿部）来降低伤口处的压力，从而防止在DFU部位出现孤立的过度受力。

第三节　糖尿病足筛查

随着糖尿病发生率的逐年增加，糖尿病足的群体也在扩大，糖尿病患者中有15%～42%在其病程中发生糖尿病足，所以早期识别糖尿病足高危患者，对预防和减少糖尿病足的发生、扭转糖尿病足进展、降低截肢率意义重大，也是护理工作中急需解决的问题[17]。

一、糖尿病足建议筛查频率

根据国际糖尿病足工作组（the international working group on the diabetic foot，IWGDF）的建议，无论糖尿病患者是否具有以上危险因素，都应进行常规足部检查。对于糖尿病患者，应每年接受1次医师（内分泌科医师、骨科医师、足部专科医师）或经足部治疗专业训练的高级治疗师的足部检查。尽管检查的频率应根据危险因素的多少来决定，但至少应当每年进行1次。而具体的检查频率可参照美国足部与踝关节医师协会（American college of foot and ankle surgeons，ACFAS）所提出的四级系统，即0级：正常（即无危险因素），推荐1年检查1次。1级：有外周神经病变，建议6个月检查1次。2级：存在神经病变及足部畸形，有或没有外周血管病变，建议3个月检查1次。3级：有足部溃疡或截肢病史，每月或每3个月检查1次[18]。其2015年发布的指南上将糖尿病高危足患者定义为："没有活动性溃疡，但存在周围神经病变，伴或不伴足畸形或外周动脉疾病，或足溃疡病史，或下肢或足（部分）截肢史的糖尿病患者。"

二、高危足整体危险因素筛查

导致DFU的危险因素是高危足筛查的重点内容，整体危险因素包括低教育水平、低收入、缺乏运动、离异、男性、糖尿病长病程、吸烟、视力障碍、脂代谢紊乱、低蛋白、贫血、高尿酸、肥胖、并发症和合并症多等，其中吸烟是糖尿病足的重要危险因素，应早期筛查及控制。

三、高危足局部危险因素筛查

（一）血管检查

1. 周围动脉疾病

通过触诊扪及足背动脉及胫后动脉搏动，减弱或消失为阳性。但由于先天解剖变异，大约10%的正常人不能触及足背动脉搏动，所以胫后动脉搏动消失更有意义。了解下肢及足部血供情况，可以通过询问患者是否有间歇性跛行或静息痛等主观感受，初步评估下肢血管情况，确诊还需要做进一步检查。

2. 踝肱指数（ankle brachial index，ABI）

近些年踝肱指数由于其简便、准确的特点在国外广泛应用，并被美国糖尿病学会（American diabetes association，ADA）和国际糖尿病足病学组推荐用于糖尿病下肢血管病变筛查。具体方法是患者静卧休息15min以上，取仰卧位，四肢平放，采用心电监护仪或血压计测量双上臂及双下肢踝部血压。臂部血压取双上臂收缩压平均值（即肱动脉血压指数），踝部血压取双下肢收缩压低测值（即踝动脉血压指数）。ABI＝踝/肱血压指数比值。正常ABI为1.0～1.3；ABI为0.8～1.0提示动脉血管轻度闭塞性供血不足；ABI为0.5～0.8提示动脉血管中度闭塞性供血不足；ABI＜0.5提示动脉血管严重闭塞性供血不足；ABI＞1.3提示动脉血管钙化。方法简单易行，无需特殊准备，适用于所有糖尿病患者。根据踝肱指数结果，给予糖尿病患者数据上的直观冲击，使其了解定期足部筛查的重要性，明确自身是否存在糖尿病足风险，若属于糖尿病足高危人群，应采取预防措施避免足部溃疡的发生。医务人员也可根据ABI结果制订针对性的治疗方案及预防措施[19]。

3. 经皮氧分压（transcutaneous oxygen pressure，TcPO$_2$）

TcPO$_2$测定是皮肤被经皮监测仪的特殊电极（CLARK 电极）加热，氧气从毛细血管中弥散出来，扩散到皮下组织、皮肤，电极监测到皮肤的氧分压，反映出皮肤组织细胞的实际氧供应量，故TcPO$_2$能对肢体供血做出定量评估，且可以直接反映微血管功能状态，直接反映血管向组织供氧情况。足背TcPO$_2$＞40mmHg（1mmHg=0.133kPa）为正常值；＜30mmHg提示周围血液供应不足，足部易发溃疡或溃疡难愈；＜20mmHg提示足溃疡几乎没有愈合的可能[20]。

（二）皮肤检查

观察患者足部是否存在皮肤干燥、皲裂，足部是否发生坏疽，是否出现鸡眼、足癣、胼胝[19]。

（三）糖尿病周围神经病变（DPN）[19]

根据2013中国2型糖尿病防治指南规定，糖尿病周围神经病变的诊断标准为：有临床症状（疼痛、麻木、感觉异常等）者，以下5项检查（踝反射、针刺痛觉、振动觉、压力觉、温度觉）中任意1项异常；无临床症状者，5项检查中任意2项异常，临床即诊断为糖尿病周围神经病变。因为DPN诊断缺乏特异性，糖尿病患者可存在非糖尿病所致的神经病变，诊断应排除以下情况：其他原因所致神经病变如颈腰椎的病变（椎管狭窄、神经根压迫、颈椎腰椎退行性变），吉兰-巴雷综合征，脑梗死，严重动脉、静脉血管性病变（如静脉栓塞、淋巴管炎）等，药物特别是化疗药物所致的神经毒性和肾功能不全所致的代谢毒物对神经的损伤[21]。

1. 振动感觉阈值检查（vibration perception threshold，VPT）

指振动觉刺激能被患者明确感知时对应的振动刺激的最小伏特值，是一种有效的糖尿病周围神经病变筛查方法，定量检查的诊断价值较高，联合应用10g单尼龙丝检查诊断价值更高。结果评判：0～10V为正常；10～15V为轻度风险；15～25V为中度风险；大于25V为重度高危足。

2. 神经电生理学检查（nerve electrophysiological test，NET）

为目前诊断糖尿病周围神经病变的金标准，通过检测周围神经传递电信号的能力来评估周围神经病变的发生与发展，具有高度的可重复性，能较好地预测终点事件并且与潜在的结构异常之间存在良好的相关关系，特别是在评价运动神经传导速度时。缺点是检查费时，费用较高，需要专业医师进行操作，在检查过程中会给患者带来一定程度的不适。

3. 糖尿病周围神经病变评分

临床评分系统在糖尿病周围神经病变评估中应用广泛，目前有多个评分量表，比较常用的如总神经病变评分（total neuropathy score，TNS）、密歇根神经病变评分系统（michigan neuropathy screening instrument，MNSI）等。

（四）DPN体格检查

1. 跟腱反射

屈膝90°左右，或嘱患者跪于床面上，然后检查者左手使患者足背屈，右手握着叩诊锤，叩击患者的跟腱，正常反应为腓肠肌收缩（即足背伸）。糖尿病足患者可见跟腱反射减弱。

2. 10g尼龙丝检查

10g尼龙丝检查时应远离皮肤溃疡位置及胼胝位置，测试前，在患者前额或者手臂上，紧贴10g尼龙丝，使其有接下来要测试的感觉，并尽可能鼓励患者讲出其真实感觉。借助10g尼龙丝，逐个测试患者的小趾趾腹，双足拇趾、中趾，前足掌，足后跟，足外侧。尼龙丝放置位置及10g尼龙丝，不可以被患者看到。每一个位置，进行两次测试，包括尼龙丝远离皮肤的测试，每一个位置均有3次提问[17]。中国医师协会内分泌代谢科医师分会规定检测3个点，即双足拇趾及第Ⅰ、Ⅴ跖骨头的掌面，每个点3次检查中，有2次或2次以上错误即判定为该点压力觉异常。3个点中有1个点压力觉异常即判定为该足压力觉异常[21]。

3. 128Hz音叉检查

将音叉放在双侧拇趾表面的骨隆突处，记录受试者未能感觉到振动的次数，如果3次中有2次或2次以上回答错误为阳性，反之为阴性[19]。

4. 针刺觉检查

用3cm的大头针轻压下肢和腿部的局部皮肤，用力以皮肤凹陷为度，以评判患者对疼痛的感觉，有刺痛感为阴性，无刺痛感为阳性。痛觉是足部定性检查的又一简单易行的方法[19]。

5. 温度觉检查

一般采用Tip-Therm感觉检查器，一端为金属凉感觉，一端为聚酯温感觉，用来评估糖尿病浅感觉障碍。此法简单易行，在临床上应用广泛[19]。

（五）足畸形及鞋类检查

研究表明，足部形态异常与溃疡的发生发展有关。其中，足部畸形包括槌状趾、爪状趾、拇趾畸形、扁平足、弓形足和沙尔科关节等。评估患者是否穿备合适的鞋子也是筛查高危足的关键。研究发现，超过半数足部溃疡的形成与穿不合适的鞋子引起的高压力刺激有关。

（六）胼胝检查

检查左右前足掌、后跟、足外侧、足内侧、趾尖有无胼胝。

（七）影像学检查

包括下肢血管彩超、动脉造影（digital subtraction angiography，DSA）、计算机断层扫描血管成像（computed tomography angiography，CTA）等。下肢血管彩超具有无创、简单、可重复、患者易接受等优点，目前公认其对糖尿病下肢血管病变的检查具有重要意义，可作为首选，缺点是不能提供血管的整体结构及血供情况。DSA为下肢血管病变的金标准，但因其有创性、致敏性、费用高等原因，不作为下肢血管病变的常规检查。计算机断层扫描血管成像是下肢动脉病变较敏感的检查，缺点是可能有肾毒性，且会对人体产生一定辐射[19]。

（八）足底压力测定

糖尿病患者因周围神经病变与外周血管疾病合并过高的机械压力导致足部软组织及骨关节系统的破坏与畸形，使得足部各点受力重新分布。足底压力测定有助于糖尿病足的诊断[19]。

四、高危足筛查工具[22]

目前国外的筛查方法比较成熟，主要的风险筛查或分级方法有：Gavin危险因素加权评分、In-low 60s筛查工具、Scottish风险筛查工具、Seattle危险评分、Sibbaldd 60s筛查工具、ADA糖尿病足风险分级系统、得克萨斯州大学分级系统及IWGDF糖尿病足风险分级系统。国内应用最多的是Gavin危险因素加权评分，此外还有国内学者自行研发的高危足风险因素评分。

In-low 60s筛查工具从皮肤、感觉、足部知识方面对足部进行筛查，缺少ABI这一关键性客观数据，按评分制进行随访建议，风险分级不明确。Scottish风险筛查工具、Seattle危险评分、Gavin危险因素加权评分及中国的高危足风险因素评分，除对神经病变、血管病变和病史进行评估，还纳入了多种非足病特异性危险因素，如糖化血红蛋白、视网膜病变、糖尿病肾病、糖尿病病程等，这使得筛查成本大大增加，且在门诊或病房以外的场所，很多资料难以完整收集。IWGDF糖尿病足风险分级系统、ADA糖尿病足风险分级系统及得克萨斯州大学分级系统都是按照有无神经病变、血管病变、足畸形和溃疡截肢作为筛查的风险分级，区别是各项指标组合方式的不同，在这3种筛查方法中，IWGDF糖尿病足风险分级系统在国外应用最多，较为权威，已有多项研究证实其对糖尿病足的发生及预后具有良好的预测作用。

第四节　糖尿病足的预防

一、整体预防

（一）健康宣教

糖尿病足相关知识的健康教育可以减少糖尿病高危足患者糖尿病足的发生率，降低糖尿病足的复发率和提高无足溃疡事件的生存率[23-24]，降低糖尿病足的截肢率，降低医疗费用和提高患者的生活质量[25]。由糖尿病足专科医护人员对患者及其家属进行足部保护相关知识和足部护理方面的教育，并帮助他们执行下去，尤其是长期坚持，并进行定期回访。这些健康教育措施可以使患者及时发现糖尿病足的前期病变，进而加强自我行为管理，并保持足部清洁，这是预防溃疡发生和复发的重要手段。

（二）血糖控制

良好地控制血糖是减少糖尿病并发症最有力的措施，对于糖尿病高危足患者，应该尽量使血糖控制达标，以降低慢性血管及神经并发症的发生风险。患者应定期监测血糖、正确使用降糖药物、控制饮食和适当运动，尽量使血糖控制在理想范围。

（三）心血管疾病高危因素的控制

对于合并有心血管风险因素的糖尿病高危足患者，在没有禁忌证的情况下可给予降压、调脂及应用阿司匹林等综合管理措施，以预防心血管疾病的发生。

（四）戒烟

吸烟是周围动脉疾病重要的危险因素，吸烟会使血管进一步收缩甚至痉挛，阻碍人体血液循环顺畅，使手脚供血不足。周围动脉病变与糖尿病足的发生直接相关，戒烟对于预防足病非常重要，有助于减少高危患者足溃疡的发生，降低截肢率。

（五）适度规律的运动

适度规律的运动有助于控制血糖、减轻体重、改善循环及减少心血管危险因素等。患者应在医师的指导下，根据个人情况，选择适当的运动方式和运动量，制订个体化的运动方案。运动前后要加强血糖监测，以免发生低血糖。可每天进行步行锻炼，适当做小腿和足部运动30～60min，如甩腿运动、提脚跟脚尖运动、下蹲运动等，以促进侧支循环的建立和下肢供血的改善[26]。

二、糖尿病足的预防与处理

（一）每天检查足与鞋袜

（1）糖尿病患者要注意保持足部的清洁卫生，坚持每天洗脚是最为简单的一种方式，但是也应该注意在天气转凉的时候，如需泡脚，水温不要超过40℃，不然可能会导致足部烫伤，洗完脚之后要用毛巾及时将脚趾间的水分擦干，并检查是否有擦伤、水疱、皲裂等状况。

（2）平时应选穿宽松、软底、防滑、透气的鞋，避免穿狭窄的鞋及尖头鞋，穿鞋前检查鞋子里面是否有异物，以免磨脚致足部受损。

（3）袜子应选择透气、无缝的，袜口不要太紧，尽量选择白色或者浅色棉袜（较容易发现渗出物），每天更换袜子。

（二）胼胝与嵌甲的处理

1. 胼胝的处理

对足部出现的胼胝，一定要做妥善的处理，切莫忽视，更不能随便用工具修剪，以免引起感染，使破溃增大。发生胼胝后，建议患者选择正规医院或专门的足部护理机构处理，要及时修剪平复。胼胝修剪后建议使用减压鞋具进行减压治疗（图2-1）。

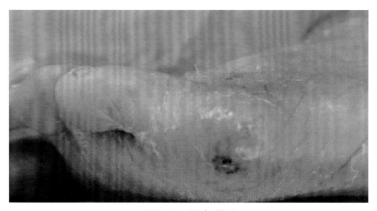

图2-1　足底胼胝

2. 嵌甲的处理

对于不算严重的嵌甲症状，需及时纠正，对其定期修剪，以免嵌甲长得过长，扎进旁边的趾甲肉里，出现甲沟炎的情况。一旦出现局部红肿、疼痛，甚至化脓的症状，需要尽快到医院进行处理。目前嵌甲严重，可以通过手术治疗，对嵌甲的部分进行局部或者全部切除，彻底解决问题。术后避免趾甲手术处沾水，要避免长时间走路，挑选合适的鞋子（图2-2、图2-3）。

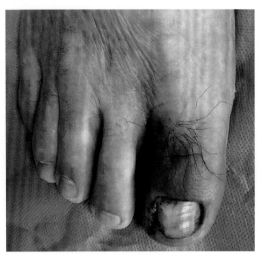
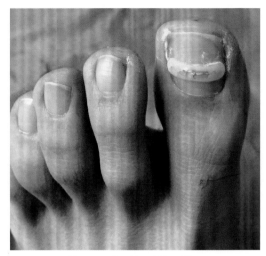

图2-2　右足拇趾嵌甲　　　　　　　　　　图2-3　左足拇趾嵌甲处理

（三）足畸形的矫形处理

足畸形患者应注意尽早治疗，避免影响患者功能，一般需要长期持续性治疗。患者应注意足部保暖，可采用物理治疗、手法矫正、石膏或支架外固定、运动训练等治疗方式，必要时应进行手术矫形治疗。

（四）沙尔科关节的处理

沙尔科关节，建议在多学科协作的团队（内分泌科、骨科）进行治疗，以减少足畸形的发生，提高患者的生活质量，降低溃疡、感染和截肢的发生风险。

（五）减压鞋与减压支具

选择减压鞋与减压支具，可减少足部压力，预防和减少DFU的发生。建议患者根据实际情况选择合适的减压装置来预防足溃疡。

（六）下肢静脉功能不全的处理

下肢静脉功能不全的患者建议夜间睡眠时适当抬高下肢：可使血液回流速度加快，减少瘀血，促进肿胀消失；可使用静脉曲张袜，对下肢进行压力治疗，使血液充分回流至下腔静脉与心脏，减少下肢瘀血，可使肿胀明显减轻；在医生指导下服用药物来改善血管的通透性，减轻水肿。对于症状较重的患者，经专科医生评估采用手术治疗。此外有下肢静脉功能不全的患者平时要注意多休息，避免长时间站立，还要注意腿部保暖。

（七）足部真菌感染的处理

足部真菌感染可遵医嘱局部外用抗真菌药物进行治疗，常用药物有咪康唑、益康唑、酮康唑等。但如果外用抗真菌药物治疗效果不佳，则建议在医生指导下口服抗真菌药物进行治疗。在治疗期间，要注意个人卫生，不与他人共用鞋袜等个人生活物品，勤换洗鞋袜，做好足部清洗工作，保持局部清洁干燥。

（八）皮温测定

研究表明，足部皮温的自我监测可以降低糖尿病导致的下肢溃破和截肢的风险。足部皮温测定方法简单、易行，患者容易掌握，居家可实施，可通过足温变化发现下肢血管病变、周围神经病变及早期足部感染的征兆，使患者能及时就医，并接受有效治疗，从而减少糖尿病足的发生率。

（魏爱生　郎江明　刘天　刘晓霞　何东盈）

● 参考文献

[1] SHATNAWI N J，AL-ZOUBI N A，HAWAMDEH H M，et al. Predictors of major lower limb amputation in type 2 diabetic patients referred for hospital care with diabetic foot syndrome［J］. Diabetes Metabolic Syndrome and Obesity，2018，11：313-319.

[2] 胡景胜，尹士男. 糖尿病足诊断与防治［M］. 北京：金盾出版社，2010：25.

[3] 吴护群，陈戈，卢汶. 糖尿病足的基础知识教育及防治［J］. 实用心脑肺血管病杂志，2010：18（5）：572.

[4] SCHAIBLE U E，KAUFMANN S. Malnutrition and infection：complex mechanisms and global impacts［J］. PLoS Medicine，2007，4（5）：115.

[5] 肖婷，李翔，王玉珍，等. 相关指标评价糖尿病足溃疡严重程度的临床意义［J］. 中国慢性病预防与控制，2010，18（4）：377-379.

[6] 苏玲. 2型糖尿病患者饮食治疗存在的误区及护理干预［J］. 医学信息，2015，（43）：245-246.

[7] 张悦，周冬梅，李伟，等. 影响糖尿病足的危险因素及溃疡严重程度对预后的影响［J］. 中国老年学杂志，2021，41（22）：4911-4914.

[8] 冯颖，祝红娟，王倩，等. 糖尿病足患者血糖管理的研究进展［J］. 中华损伤与修复杂志（电子版），2021，16（5）：445-448.

[9] 商永，李鸿燕. 不同程度吸烟与男性早期糖尿病足危险因素的相关性分析［J］. 临床合理用药杂志，2015，8（9）：5-6.

[10] 中华医学会糖尿病分学会，中华医学会感染病分学会，中华医学会组织修复与再生分学会. 中国糖尿病足防治指南（2019版）（I）［J］. 中华糖尿病杂志，2019，11（2）：95.

[11] 洪旺兵，刘名倬，郭光华. 糖尿病足溃疡危险因素的研究进展［J］. 感染、炎症、修复，2020，21（4）：242-244.

[12] 张杨，蔡念，李辉，等. 糖尿病足患者下肢血管病变及诊疗现状［J］. 中国血管外科杂志（电子版），2018，10（1）：61-64.

[13] 王椿，高赟，文晓蓉，等. 糖尿病足患者静脉溃疡的治疗［J］. 糖尿病天地（临床），2015，9（8）：413-415.

[14] 张爱宏，刘红，范欲晓，等. 彩色多普勒检测糖尿病足患者下肢动、静脉病变的研究［J］. 上海医学影像，1999，8（1）：10-13.

[15] 邱婉，李玉霞，张新宇. 糖尿病风险足患者自护知识行为及其早期干预的研究进展［J］. 当代护士（中旬刊），2018，25（1）：1-4.

[16] 葛玲玲. 126例糖尿病患者的糖尿病足筛查与预防护理［J］. 糖尿病新世界，2017，20（9）：91-92.

[17] 吴宇超，童南伟.《2016 APMA/SVS/SVM临床实践指南：糖尿病足的管理》关于糖尿病足溃疡预防的解读［J］. 重庆医科大学学报，2017，42（3）：251-252.

第二章　糖尿病足的筛查与预防

［18］张宇，赵丽华. 糖尿病足的筛查及预防［J］. 当代护士（上旬刊），2017（6）：13-16.

［19］中国中西医结合学会周围血管病专业委员会. 中西医结合防治糖尿病足中国专家共识（第1版）［J］. 血管与腔内血管外科杂志，2019，5（5）：379-402.

［20］王富军，王文琦.《中国2型糖尿病防治指南（2020年版）》解读［J］. 河北医科大学学报，2021，42（12）：1365-1371.

［21］邵冬娜，徐月清，郑美斯. 糖尿病高危足筛查的意义及IWGDF筛查方法研究进展［J］. 医学研究与教育，2016，33（6）：57-63.

［22］REN M，YANG C，LIN D Z，et al. Effect of intensive nursing education on the prevention of diabetic foot ulceration among patients with high-risk diabetic foot：a follow-up analysis［J］. Diabetes Technology & Therapeutics，2014，16（9）：576-581.

［23］DORRESTEIJN J A，KRIEGSMAN D M，ASSENDELFT W J，et al. Patient education for preventing diabetic foot ulceration［J］. The Cochrane database of systematic reviews，2014，12：1488.

［24］RERKASEM K，KOSACHUNHANUN N，TONGPRASERT S，et al. A multidisciplinary diabetic foot protocol at Chiang Mai University Hospital：cost and quality of life［J］. International Journal of Lower Extremity Wounds，2009，8（3）：153-156.

［25］许樟荣. 糖尿病合并下肢动脉病变的诊治［J］. 实用医院临床杂志，2010，7（4）：14-15.

第三章　糖尿病足的诊断

第一节　糖尿病足及高危足的概念

糖尿病足：糖尿病患者因糖尿病所致的下肢远端神经病变和/或不同程度的血管病变导致的足部溃疡和/或深层组织破坏，伴或不伴感染。

糖尿病高危足：糖尿病患者未出现足溃疡但存在周围神经病变，不管是否存在足畸形或周围动脉病变或足溃疡史或截肢（趾）史。

糖尿病足的诊断

根据糖尿病足的概念，糖尿病足诊断应包括：①糖尿病下肢血管病变的诊断；②糖尿病周围神经病变的诊断；③糖尿病足感染。

（一）糖尿病下肢血管病变的诊断

诊断依据：①符合糖尿病诊断；②具有下肢缺血的临床表现；③辅助检查提示下肢血管病变，静息时ABI<0.9，或静息时ABI＞0.9但运动时出现下肢不适症状，平板运动试验后ABI降低15%～20%或影像学提示血管存在狭窄。

（二）糖尿病周围神经病变的诊断

明确的糖尿病病史；在诊断糖尿病时或之后出现的神经病变；具有下肢神经病变的临床表现；以下5项检查中如果有2项或2项以上异常则诊断为DPN：①温度觉异常；②尼龙丝检查，足部感觉减退或消失；③振动觉异常；④踝反射消失；⑤神经传导速度（nerve conduction velocity，NCV）有2项或2项以上减慢。此诊断尚需排除其他病变，如颈腰椎病变（神经根压迫、椎管狭窄、颈腰椎退行性变）、脑梗死、格林巴利综合征、严重动静脉血管性病变（静脉栓塞、淋巴管炎）等，尚需鉴别药物尤其是化疗药物引起的神经毒性作用及肾功能不全引起的代谢毒物对神经的损伤。

DPN的诊断分层。①确诊：有远端对称性多发性神经病变的症状或体征，同时存在神经传导功能异常。②临床诊断：有远端对称性多发性神经病变的症状及1项阳性体征，或无症状但有2项或2项以上体征为阳性。③疑似：有远端对称性多发性神经病变的症状但无体征，或无症状但有1项体征为阳性。④亚临床：无远端对称性多发性神经病变症状和体征，仅存在神经传导功能异常。

（三）糖尿病足感染

糖尿病足感染依据感染范围和临床表现分为轻、中、重度（表3-1，图3-1至图3-4）。

表3-1 糖尿病足感染的IWGDF/IDSA分级

分级	临床表现
未感染	无全身或局部症状或感染
感染	下列症状存在2项及以上：
	· 局部肿胀或硬结
	· 红斑延伸＞0.5cm（创面周围）
	· 局部压痛或疼痛
	· 局部发热
	· 脓性分泌物
轻度感染	感染仅累及皮肤或皮下组织任何红斑延伸＜2cm（创面周围）
	无全身症状或感染的症状
	皮肤炎症反应的其他原因应排除（如创伤、痛风、急性沙尔科关节、骨折、血栓形成、静脉瘀滞）
中度感染	感染累的组织深于皮肤和皮下组织（如骨、关节、腱、肌肉），任何红斑延伸＞2cm（创面周围）
	无全身症状或感染的症状
严重感染	任何足感染与全身炎症反应综合征，下列症状存在2项及以上：
	· 体温＞38℃或＜36℃
	· 心率＞90次/min
	· 呼吸频率＞20次/min或二氧化碳分压＜32mmHg
	· 白细胞计数＜4×10⁹/L或＞12×10⁹/L，或不成熟白细胞＞10%

注：IWGDF，国际糖尿病足工作组；IDSA，美国感染病学会。

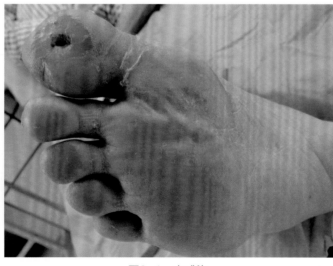

图3-1 未感染

无全身或局部症状或感染。

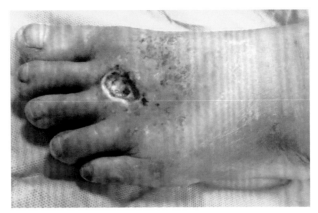

图3-2 轻度感染

局部肿胀或硬结；红斑延伸<2cm（创面周围）。

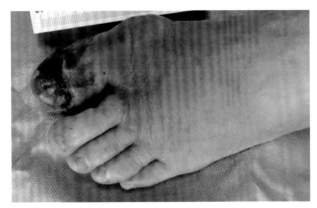

图3-3 中度感染

感染累及的组织深于皮肤和皮下组织（如骨、关节、腱、肌肉）；任何红斑延伸>2cm（创面周围）；无全身症状或感染的症状。

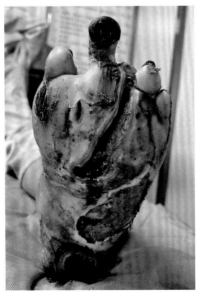

图3-4 重度感染

感染累及深部组织（如骨、关节、肌腱等）；任何红斑延伸>2cm（创面周围）；合并全身炎症反应。

第二节　糖尿病足的分级

糖尿病足的分级是依据糖尿病足的严重程度。目前存在许多糖尿病足的分级系统，其中包括Wagner分级系统、Texas分级系统、糖尿病足风险分级系统、简单分级系统、溃疡严重程度评分（diabetic ulcer severity score，DUSS）系统等。

一、Wagner分级系统

糖尿病足的Wagner分级为常用经典的分级方法（表3-2），描述了糖尿病足的范围程度，但没有体现糖尿病足的自然病程，很难区别坏疽是由于缺血还是感染造成的，是缺血还是感染，其治疗及预后是有区别的。

表3-2　糖尿病足的Wagner分级

分级	临床表现
0级	有发生足溃疡危险因素的足，目前无溃疡
1级	表面溃疡，临床上无感染
2级	较深的溃疡，常合并软组织炎，无脓肿或骨的感染
3级	深度感染，伴有骨组织病变或脓肿
4级	局限性坏疽（趾、足跟或前足背）
5级	全足坏疽

1. 0级

皮肤无开放性病灶。表现为肢端供血不足，颜色发绀或苍白，肢端发凉、麻木、感觉迟钝或丧失，肢端刺痛或灼痛，常伴有足趾或足的畸形等（图3-5至图3-7）。

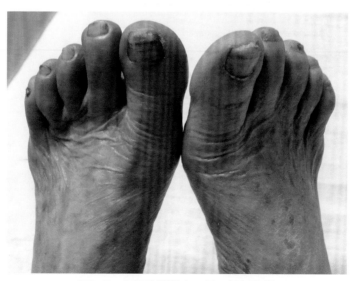

图3-5　左足肢端供血不足，颜色发绀

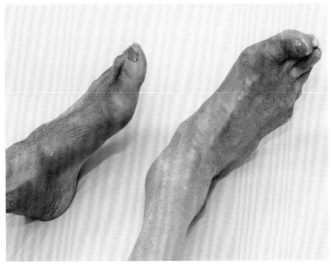
图3-6　足关节畸形

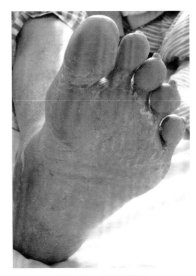
图3-7　干燥脱屑

2. 1级

肢端皮肤有开放性病灶，如水疱、血疱、鸡眼或胼胝，冻伤或烫伤及其他皮肤损伤所引起的浅表溃疡，但病灶尚未波及深部组织（图3-8至图3-16）。

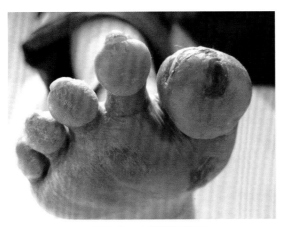
图3-8　右足拇趾溃疡

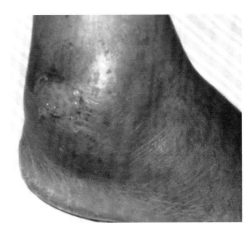
图3-9　外踝皮损

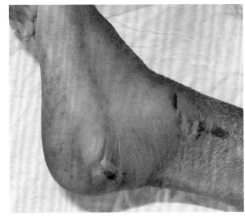
图3-10　足跟及外踝溃疡

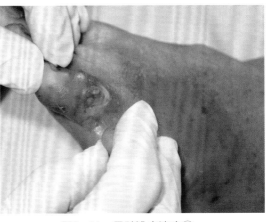
图3-11　足趾浅表溃疡①

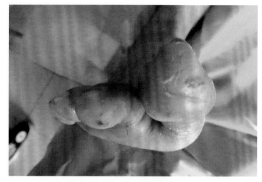

图3-12 足趾浅表溃疡②

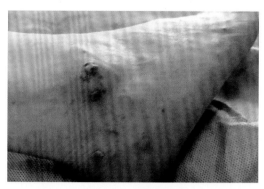

图3-13 足部血疱

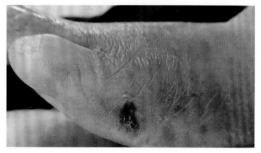

图3-14 足部鸡眼

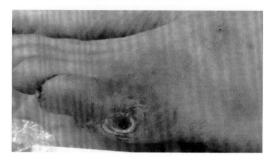

图3-15 鸡眼

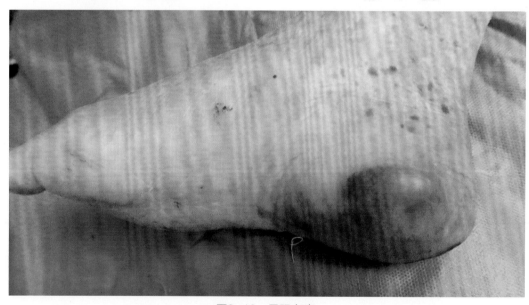

图3-16 足跟血疱

3. 2级

感染病灶已侵犯深部肌肉组织。常有轻度蜂窝织炎、多发性脓灶及窦道形成，或感染沿肌间隙扩大，造成足底、足背贯通性溃疡或坏疽，脓性分泌物较多，足或足趾皮肤灶性干性坏疽，但肌腱韧带尚无破坏（图3-17、图3-18）。

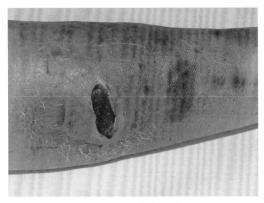

图3-17 小腿溃疡深达肌层

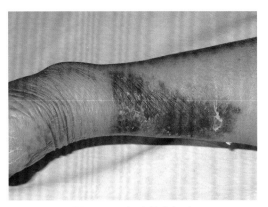

图3-18 轻度蜂窝织炎

4. 3级

肌腱韧带组织破坏。蜂窝织炎融合形成大脓腔、脓性分泌物及坏死组织增多，足或少数足趾干性坏疽，但骨质破坏尚不明显（图3-19、图3-20）。

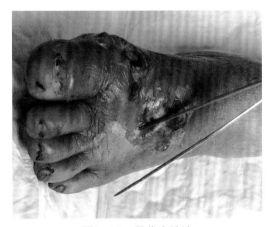

图3-19 足背大脓腔

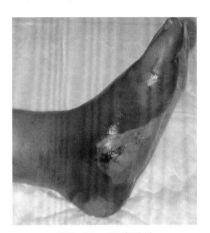

图3-20 足底脓肿

5. 4级

严重感染已造成骨质破坏、骨髓炎、骨关节破坏或已形成假关节、部分足趾或部分手足发生湿性或干性严重坏疽或坏死（图3-21至图3-23）。

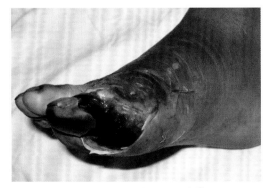

图3-21 右足第1趾坏疽①

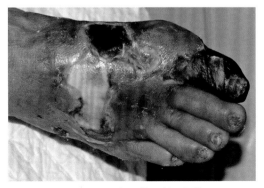

图3-22 右足第1趾坏疽②

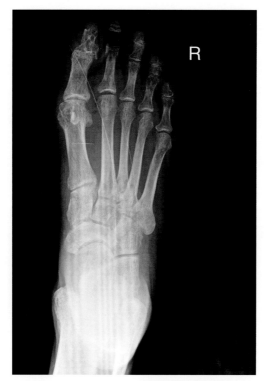

图3-23　右足第2趾坏疽的X线影像

6. 5级

　　足的大部或全部感染或缺血，导致严重的湿性或干性坏疽，肢端变黑，常波及踝关节及小腿（图3-24）。

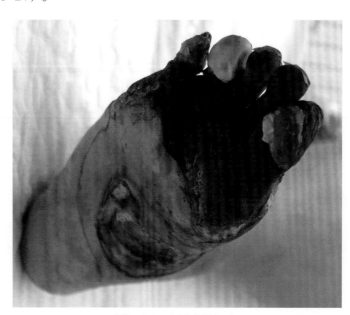

图3-24　右足全足坏疽

Wagner分级缺点是仅在3级提到了感染，只在4、5级提到坏疽这个缺血最严重的表现，此分级主要反映深度和坏疽。大多数溃疡都在2～3级之间。Rooh-Ul-Mugim等对100名患者做了1年的前瞻性研究后发现，分级越低保守治疗效果越好，分级越高截肢的可能性越大，故此分级缺乏特异性。

二、Texas 分级系统

美国Texas大学糖尿病足分级系统（表3-3）评估了溃疡深度、感染和缺血的程度，考虑了病因与程度两方面的因素，截肢率随溃疡的深度和分期的严重程度而升高，如非感染的非缺血的溃疡，随访期间无一截肢。该分级系统适用于科研，尤其在判断预后方面优于Wagner分级系统（图3-25至图3-29）。

表3-3　Texas大学糖尿病足分级系统

分级	分期
1 溃疡史	A 无感染、缺血
2 浅表溃疡	B 感染
3 深及肌腱	C 缺血
4 深及骨、关节	D 感染并缺血

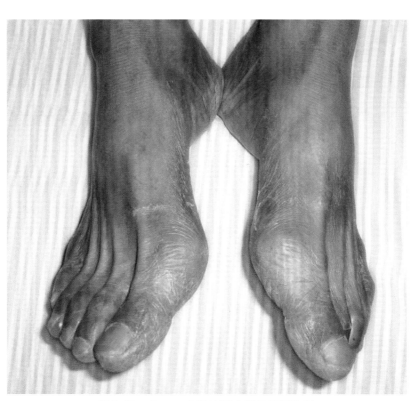

图3-25　Texas大学糖尿病足分级系统1A

患者左足内侧既往有溃疡史，目前无感染、缺血，属于1A。

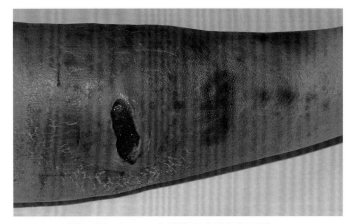

图3-26　Texas大学糖尿病足分级系统2A

　　右足表浅溃疡，根据外观及分泌物培养结果初步判断无感染，根据足背动脉触诊及彩色多普勒超声波结果无缺血，属于2A。

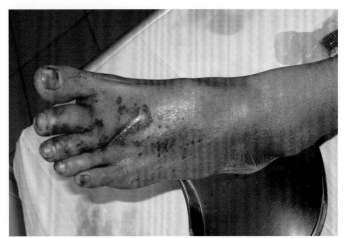

图3-27　Texas大学糖尿病足分级系统1C

　　患足既往有溃疡史，根据彩色多普勒超声波结果，下肢动脉有狭窄，属于1C。

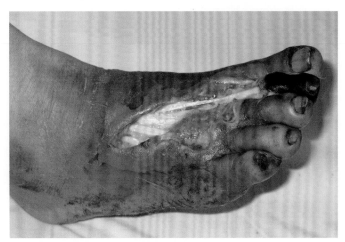

图3-28　Texas大学糖尿病足分级系统4C

　　伤口深达骨质，根据彩色多普勒超声波结果有缺血，故为4C。

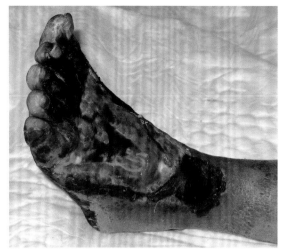

图3-29　Texas大学糖尿病足分级系统3B

伤口深达肌腱，根据分泌物培养，有革兰阴性杆菌生长，故为3B。

三、DEPA分级系统

约旦Jordan大学医院足科在2004年提出了此分级。DEPA代表4个参数：the depth of the ulcer（D），the extent of bacterial colonization（E），the phase of ulcer healing（P），the associated underlying etiology（A）。

深度：皮肤层1分；软组织层2分；深及骨3分。

细菌定植：污染1分；感染2分；感染坏死3分。

溃疡状态：有肉芽1分；炎性反应2分；不愈合3分。

病因：周围神经病变（PN）1分；骨畸形2分；缺血3分。

所有评分加起来再对溃疡分级：<6分为低级，7～9分为中级，10～12分或湿性坏疽为高级。该方法先对溃疡评分，再对溃疡进行分级，从而可用于预测预后，采取相应的治疗，这是以前所有分级没有的。≤6分预后较好只需4～6周；7～10分的患者可进行保守治疗，预后相对较好；≥10分的患者，只有15%可能在20周内完全愈合，截肢比长时间保守治疗好。研究者认为DEPA比Texas能更好地预测患者预后（图3-30至图3-32）。

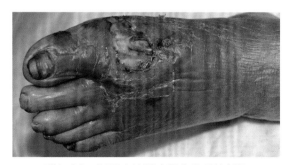

图3-30　DEPA糖尿病足分级系统低级

患足溃疡深达软组织层，深度2分；细菌培养未见病菌，细菌定植1分；外周可见肉芽组织生长，溃疡状态1分；病因为骨畸形，病因2分；DEPA评分6分。

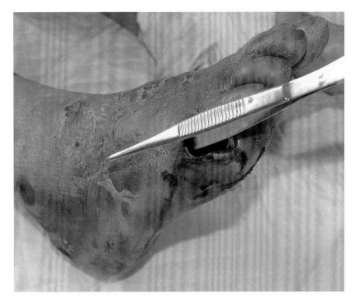

图3-31　DEPA糖尿病足分级系统中级

　　患足溃疡深达骨质，深度3分；细菌培养有细菌生长，细菌定植2分；外周炎症反应明显，溃疡状态2分；病因为骨畸形，病因2分；DEPA评分9分。

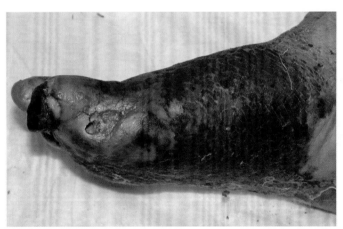

图3-32　DEPA糖尿病足分级系统高级

　　患足溃疡深达骨质，深度3分；出现感染坏死，细菌定植3分；溃疡长期不愈合，溃疡状态3分；病因为骨畸形，病因2分；DEPA评分11分。

四、Strauss分级

由Strauss和Aksenov于2005年提出。

伤口外观：发红2分；苍白、发黄1分；变黑0分。

伤口大小：小于患者拇指大小2分；拇指到拳头大小1分；比拳头还大0分。

深度：皮肤或皮下组织2分；肌肉或肌腱1分；骨或关节0分。

微生物：微生物定植2分；蜂窝织炎1分；脓血症0分。

血液灌注：可触及动脉搏动2分；多普勒三相或双相波形1分；多普勒单相波形或没有脉搏为0分。

根据总分将伤口分成3种：8～10分正常；4～7分是问题伤口，需进行清创、制动等，及时正确地治疗80%预后佳；0～3分是无效伤口，几乎都需截肢。Strauss先对各参数评分，再将伤口分级，有助于更好地预测预后，选择相应的治疗（图3-33至图3-36）。但此分级里很多参数太主观，难以把握统一标准及准确性。

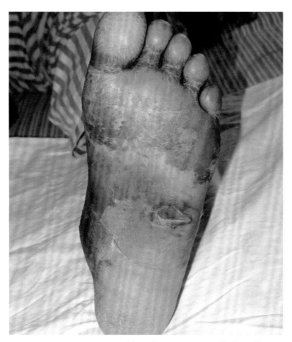

图3-33 Strauss糖尿病足分级：正常伤口①

Strauss分级：溃疡及周围呈红色，外观2分；伤口大小约2.5cm×2cm为2分；深度为皮下组织2分；无蜂窝织炎及脓血症，微生物定植2分；可触及足背动脉搏动，血管灌注2分。总分10分，为正常伤口。

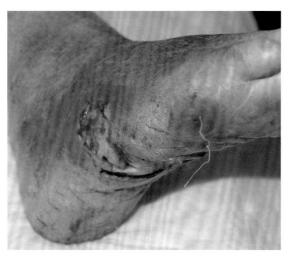

图3-34 Strauss糖尿病足分级：正常伤口②

Strauss分级：溃疡及周围呈红色，外观2分；伤口大小约5cm×4cm，拇指到拳头大，伤口大小1分；深到肌肉肌腱，深度为1分；无蜂窝织炎及脓血症，微生物定植2分；可触及足背动脉搏动，血管灌注2分。总分为8分，为正常伤口。

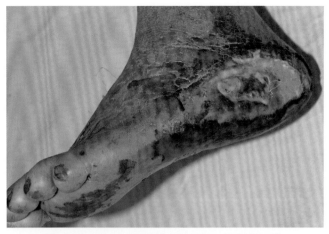

图3-35　Strauss糖尿病足分级：问题伤口①

　　Strauss分级：溃疡呈苍白，外观1分；伤口大小约7cm×4cm，拳头大，伤口大小为1分；深达肌肉肌腱，深度1分；有局部蜂窝织炎，微生物定植1分；彩色多普勒超声波显示胫前、胫后动脉闭塞，血管灌注0分。总分为4分，为问题伤口。

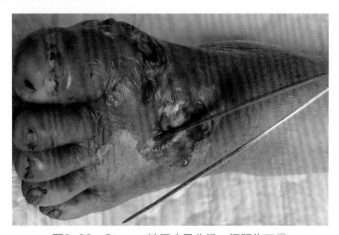

图3-36　Strauss糖尿病足分级：问题伤口②

　　Strauss分级：溃疡及周围呈红色，外观2分；伤口大小大于拳头，0分；深度达肌肉肌腱为1分；有蜂窝织炎，微生物定植1分；可触及足背动脉搏动，血管灌注2分。总分为6分，为问题伤口。

五、糖尿病溃疡严重程度评分

　　2006年糖尿病溃疡严重程度评分由德国Beckert等提出。评分如下：

　　足背动脉搏动消失1分，有搏动为0分。

　　探测到骨1分，没有为0分。

　　足部溃疡1分，足趾溃疡0分。

　　多发溃疡1分，单发溃疡0分。

　　最高分是4分。该评分第1次把足趾和足部溃疡，单发、多发溃疡分开。Beckert等对1 000例患者做了1年的前瞻性研究，发现随着分数增高，大截肢的比例从0（0分）增加到11.2%（3分），每升高1分愈合率减少35%（图3-37至图3-39）。

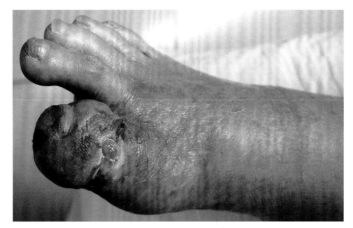

图3-37 糖尿病溃疡严重程度评分：0分

糖尿病溃疡严重程度评分0分，足背动脉搏动可扣及0分，探测到骨0分，足趾溃疡0分，多发溃疡0分。

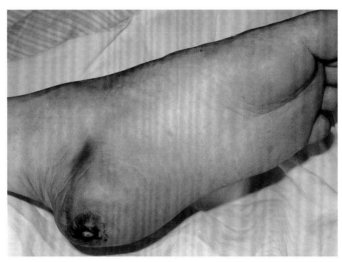

图3-38 糖尿病溃疡严重程度评分：1分

糖尿病溃疡严重程度评分1分，足背动脉搏动可扣及0分，探测到骨0分，足部溃疡1分，多发溃疡0分。

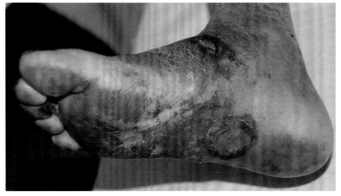

图3-39 糖尿病溃疡严重程度评分：2分

糖尿病溃疡严重程度评分2分，足背动脉搏动可扣及0分，探测到骨0分，足部溃疡1分，多发溃疡1分。

六、简单分级系统

由Edmonds和Foster建立（表3-4），能够清楚地区别糖尿病足的神经病变和神经缺血性病变。该分级系统是在区分神经性病变和神经缺血性病变基础上进行的（图3-40至图3-44）。可依此分级系统选择治疗方法。

表3-4　简单分级系统

分级	临床表现
1级	低危人群，无神经病变和血管病变
2级	高危人群，有神经或血管病变，加上危险因素，如胼胝、水肿和足畸形
3级	溃疡形成
4级	足感染
5级	坏疽
6级	无法挽回的足病

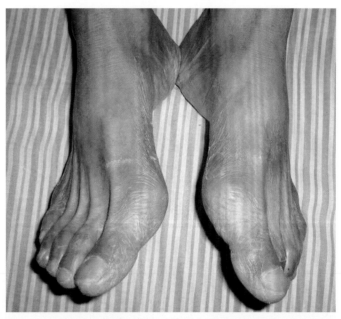

图3-40　足畸形（2级）

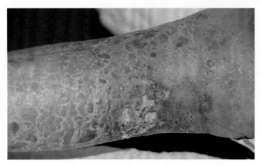

图3-41　溃疡形成（3级）

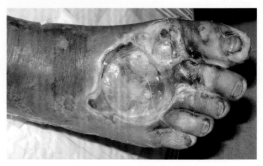

图3-42　足感染（4级）

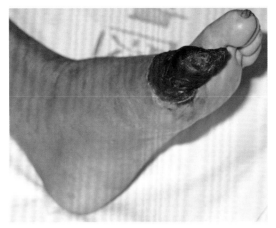

图3-43 右足第1趾坏疽（5级）

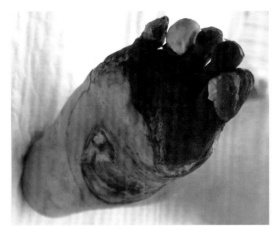

图3-44 无法挽回的全足坏疽（6级）

第三节 糖尿病足的分类

糖尿病足的表现为感染、溃疡和坏疽。溃疡依据病因可分为神经性、缺血性和神经-缺血性溃疡；依据坏疽的性质可分为湿性坏疽、干性坏疽和混合性坏疽3种类型。治疗前对糖尿病足患者进行正确的分类，有助于选择合理的治疗方案和判断预后。

一、病因分类

根据病因，可将DFU和坏疽分类为神经性、缺血性和神经-缺血性。

（一）神经性溃疡

神经病变是造成足部损害的病理基础。神经病变错综复杂，它可以通过以下2种机制造成足部溃疡。①感觉系统的神经病变：表现为敏感性的丧失，这种对疼痛等刺激的麻木特别容易使足部受到外部暴力的伤害。②运动性神经病变：它发生的直接原因在于糖尿病足的形态学和功能的改变，促使脚底面的反常压力的发展。神经病变的足血液循环良好，通常是温暖的、麻木的、干燥的，痛觉不明显，足部动脉搏动良好。可有2种后果：神经性溃疡（主要发生于足底）和神经性关节病（沙尔科关节）（图3-45至图3-49）。

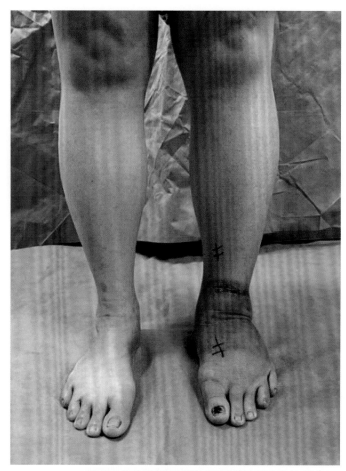

图3-45　沙尔科关节（左足①）

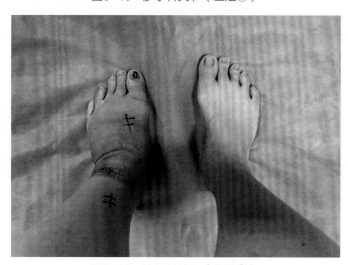

图3-46　沙尔科关节（左足②）

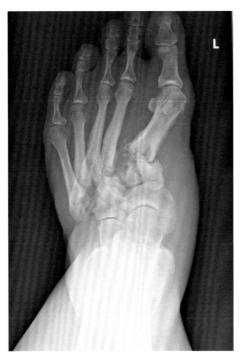

图3-47 沙尔科关节X线片（左跖跗关节畸形）

沙尔科关节X线片（图3-45、图3-46为患者足部照片，左足第1～5跖跗关节面缘骨质破坏吸收，局部骨质密度增高，边缘欠清，跖跗关节对应关系欠佳）。

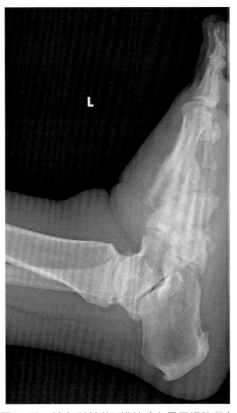

图3-48 沙尔科关节X线片（左足弓塌陷①）

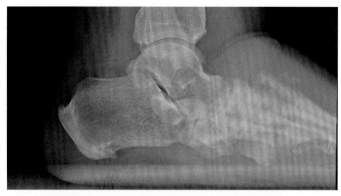

图3-49 沙尔科关节X线片（左足弓塌陷②）

（二）神经-缺血性溃疡

这些患者同时有周围神经病变和周围血管病变。下肢动脉闭塞性病变是重要发病因素，它的特点是病变更广泛、更远端，影响的血管往往是多部位、多节段，以小血管病变为主，并有微血管病变，使足部的营养、药物供应都减少，容易发生溃疡、坏死，感染不易控制，甚至造成坏疽截肢。这类患者的足是凉的，可伴有休息时的疼痛，足边缘部有溃疡或坏疽，足背动脉搏动消失。国内DFU主要是神经-缺血性溃疡（图3-50）。

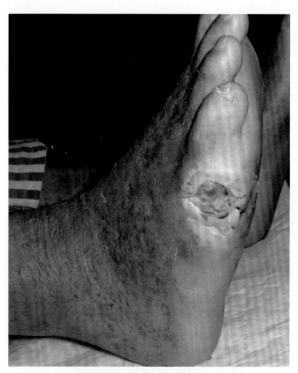

图3-50 神经-缺血性溃疡

患足边缘部有溃疡或坏疽，足背动脉搏动消失。

（三）单纯的缺血所致的足溃疡

无神经病变，比较少见。

二、病变性质分类

据足部病变的性质，可分为湿性、干性、混合性3种类型。

（一）湿性坏疽

约占3/4。局部常有红或暗红、肿、热、痛（不重）、功能障碍跛行等，并有全身症状，如发热、毒血症及败血症等。脓性渗出物沿肌间隙扩展及溢出，坏疽气味明显，但足背动脉常可触及（图3-51）。

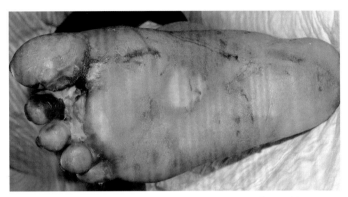

图3-51　患者局部常有红肿、渗液，足背动脉可触及

（二）干性坏疽

较少见，约占1/20。往往先有轻度动脉闭塞症，糖尿病后加速发展，小动脉血栓形成，血流逐渐或骤然中断，类似于动脉闭塞引起的坏疽，黑色、干枯、足背动脉触不到，足冰冷，苍白状，痛（不重）（图3-52）。

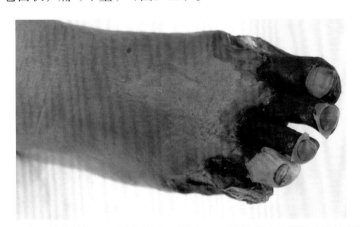

图3-52　患足缺血性坏死，足背动脉不能触及，下肢MRA显示股动脉始出现闭塞

（三）混合性坏疽

约占1/6。混合性（干-湿性）坏疽发生在同一足或不同足，往往先有部分干性坏疽，感染进一步发展扩散为干-湿性（图3-53、图3-54）。

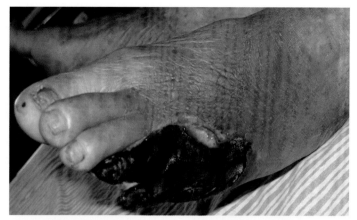

图3-53　左足第4、第5趾干性坏死，足背红肿感染，坏疽为干-湿性坏疽

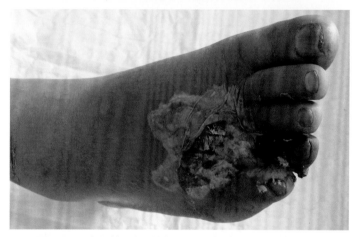

图3-54　右足第4趾干性坏死，周围感染扩散为干-湿性

第四节　糖尿病足的专科检查

一、基本检查

糖尿病患者必须在每次就诊时做全面的足部检查，并且每半年或至少每年应接受完整的下肢检查，可及早发现糖尿病足的症状。因此，及早发现、及早治疗是减少糖尿病足危害、提高生活质量的一个有效途径。糖尿病足的基本检查包括颜色、溃疡、足部肿胀、足部畸形等。

（一）颜色

观察足部尤其是足趾的颜色非常重要，颜色的改变可能是局限或广泛的。常见颜色改变是红、蓝、黑色。

1. 红色（图3-55）

常见原因有蜂窝织炎、沙尔科关节、挤压伤、淋巴管炎、局部缺血等。

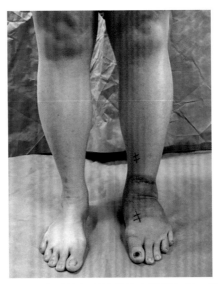

图3-55 左足沙尔科关节较右足颜色深，偏红

2. 蓝色

心力衰竭、慢性肺部疾病、静脉功能不全（经常伴有褐色色素沉着，又称含铁血黄素沉着症）。

3. 黑色

提示足部组织坏死，常见原因有严重慢性血管闭塞、栓子栓塞、挫伤、血疱等。要注意区别是否为外用药或敷料引起的颜色改变。

（二）溃疡

溃疡是皮肤破损的典型标志。注意溃疡的原因、持续时间、发展过程和治疗经过，既往的溃疡和血管重建手术、足矫正手术史，特别要注意患者足部溃疡的位置、面积、深度，溃疡基底情况，周围组织的颜色，肉芽组织是否丰满、色泽情况等。

1. 神经性溃疡

神经病变在病因上起主要作用，血液循环良好。这种足通常是温暖、麻木、干燥的，痛觉不明显，足部动脉搏动良好，溃疡主要发生于足底压力增高处，如出现胼胝的部位（图3-56、图3-57）。

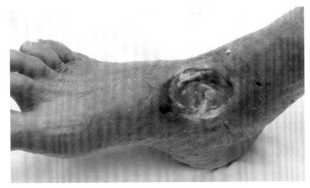

图3-56 神经性溃疡（足背）

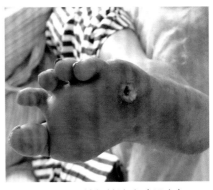

图3-57 神经性溃疡（足底）

2. 神经–缺血性溃疡

往往同时有周围神经病变和周围血管病变，他们的足是凉的，可伴有休息时疼痛，溃疡好发于足边缘部（图3-58、图3-59）。

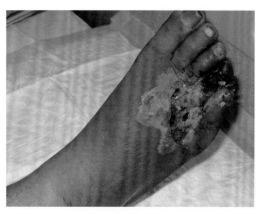 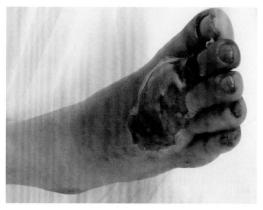

图3-58　神经–缺血性溃疡（足背及第4趾）　　　图3-59　神经–缺血性溃疡（足背及第2趾）

（三）足部肿胀

足部肿胀是溃疡的易患因素，也是影响溃疡愈合的常见但易被忽略的重要因素。

1. 双侧肿胀

常见于心力衰竭、糖尿病肾病、慢性静脉功能不全、原发性淋巴水肿、与下垂有关的严重缺血。

2. 单侧肿胀

常见于感染、沙尔科关节（图3-60）、痛风、深静脉血栓、创伤等。

（四）足部畸形

常见的足部畸形包括：沙尔科关节、弓形足、锤状趾、爪状趾、拇外翻（图3-61）等。

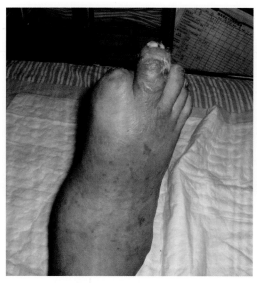 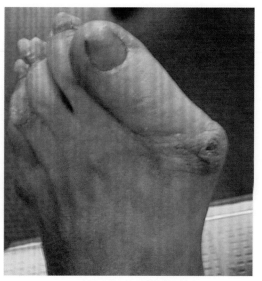

图3-60　沙尔科关节　　　　　　　　　　图3-61　拇外翻

二、血管病变检查

（一）足背、胫后动脉搏动触诊

最简单的方法是用手来触摸脚背或胫后动脉的搏动来了解足部大血管病变，搏动消失提示有严重的大血管病变，需进行下一步检查（图3-62、图3-63）。

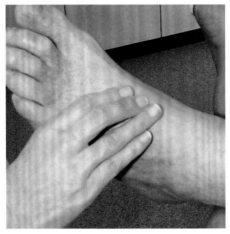

图3-62　足背动脉触诊

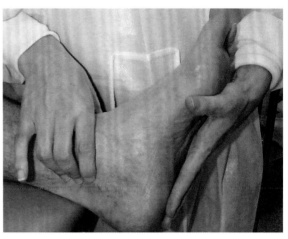

3-63　胫后动脉触诊

1. 踝动脉-肱动脉血压比值（ABI）

ABI检查简便、无创，同时是反映下肢血压与血管状态非常有价值的指标，凡是临床表现、动脉触诊、糖尿病足表皮温度检查有异常者，均需行ABI检查，无异常的糖尿病患者也需每半年至1年检查1次。ABI是通过测量踝部胫后动脉或胫前动脉及肱动脉的收缩压，得到踝部动脉压与肱动脉压之间的比值。ABI反映的是肢体的血运状况，正常值为0.9～1.3，<0.9为轻度缺血，0.5～0.7为中度缺血，<0.5为重度缺血，重度缺血的患者容易发生下肢（趾）坏疽。但ABI检查主要有两个缺点：①不能准确地定位血管病变部位；②下肢动脉中膜钙化导致出现假阳性结果，即ABI>1.3，此时需要趾/肱动脉压（toe-brachial index，TBI）或趾脉冲容积描记（pulse volume recordings，PVR）。TBI和PVR，不受下肢动脉钙化的影响，可能更适用于糖尿病足的诊断。ABI检查较单独临床评价更为有效，由于其简便、无创、特异性和敏感性高，仍是糖尿病人群初步筛查的理想检查项目，而TBI和PVR检查，应在今后糖尿病足的防治工作中进一步推广。检测方法见图3-64至图3-66。

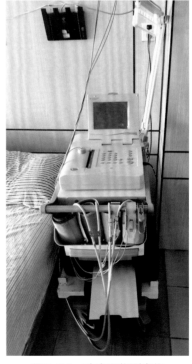

图3-64　动脉硬化测定仪
（可测定踝动脉-肱动脉血压比值）

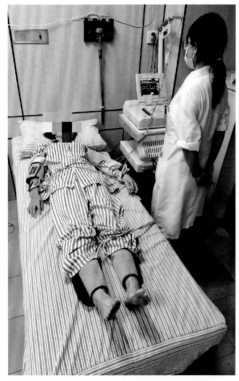

图3-65　踝动脉-肱动脉血压比值测定

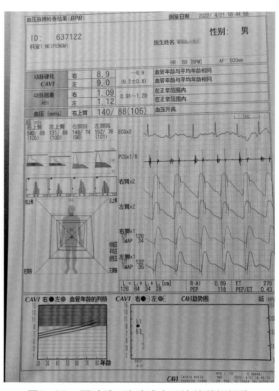

图3-66　踝动脉-肱动脉血压比值数据报告

2. 彩色多普勒（Dopplex）超声检查（图3-67、图3-68）

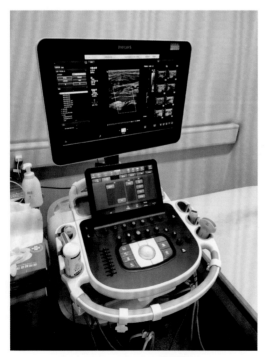

图3-67　超声多普勒检查仪

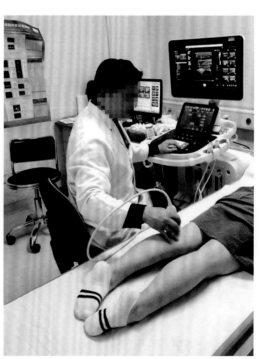

图3-68　下肢动脉彩色多普勒超声检查

3. 糖尿病足表皮温度检查

红外线皮肤温度检查是一项简单、实用的评判局部组织血供的方法。常用于患处与健处的表皮温度对比（图3-69、图3-70）。

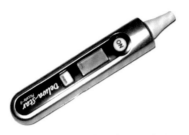

图3-69 糖尿病足表皮温度检查仪

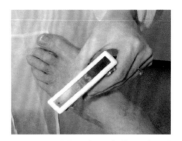

图3-70 糖尿病足表皮温度测定

4. 经皮氧分压（$TcPO_2$）监测

$TcPO_2$监测是全球通用的三大评估血管疾病的金标准之一。肢体缺血情况的定量评估，直接反映血管向组织供氧的情况，评估组织存活率（图3-71，图3-72）。具有无创、低成本、可重复使用的优点。

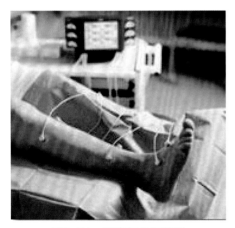

图3-71 经皮氧分压监测

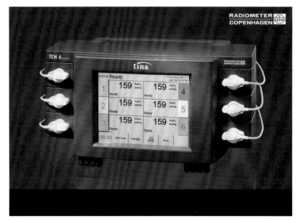

图3-72 丹麦雷度TCM400经皮氧监测仪

5. 下肢血管磁共振血管成像（MRA）或CTA（图3-73，图3-74）

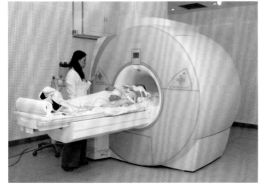

图3-73 磁共振仪

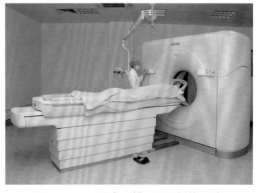

图3-74 飞利浦64排128层螺旋CT机

6. 下肢血管造影

　　了解下肢血管闭塞程度和部位，为截肢平面或血管旁路手术提供依据。数字血管造影（DSA）优点是对比分辨率高，血管显示清晰，对比剂浓度低、剂量少，实时、动态、功能检查，数字化信息存储（图3-75）。

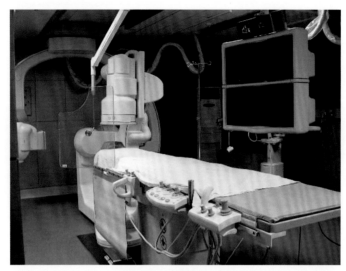

图3-75　血管造影机

三、周围神经病变检查（图3-76）

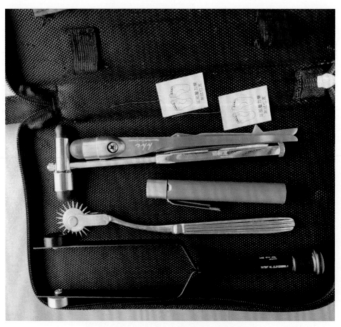

图3-76　神经病变检查工具包

（一）触觉检查（10g尼龙丝感觉检查）

用一根特制的10g尼龙丝，一头接触于患者的大脚趾、脚跟和前脚底外侧，用手按住尼龙丝的另一头，并轻轻施压，正好使尼龙丝弯曲，患者脚底或脚趾此时能感觉到脚底的尼龙丝，则为正常，否则为不正常（图3-77）。

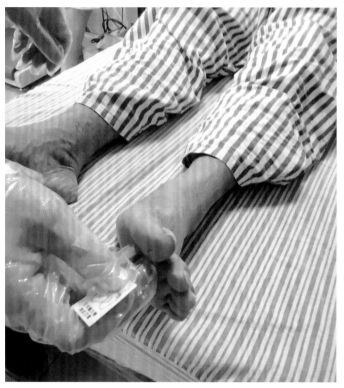

图3-77　10g尼龙丝感觉检查

（二）音叉振动感觉检查（图3-78）

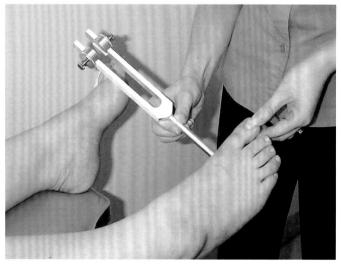

图3-78　音叉振动感觉检查

（三）保护性温度觉（局部皮肤凉热感觉检查）

1. 水杯法

在水杯中分别倒入凉水和温水，然后用杯壁接触足部皮肤，评判患者的凉热感觉。

2. 凉热感觉检查器（图3-79、图3-80）

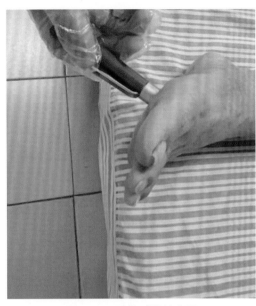
图3-79　凉热感觉检查器

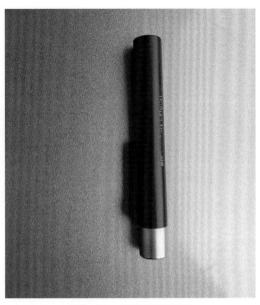
图3-80　温度觉探测棒

3. 保护性疼痛觉（局部针刺痛、热痛检查）

临床上，常用比较尖锐的针头刺下肢和腿部的局部皮肤，以评判患者对疼痛的感觉（图3-81、图3-82）。

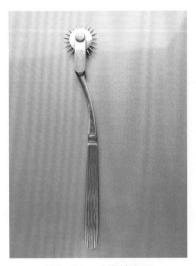
图3-81　痛觉检查器

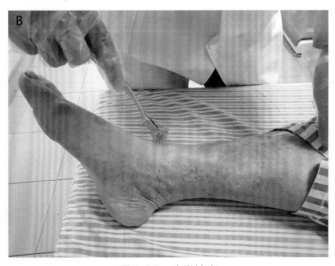
图3-82　痛觉检查

（四）振动感觉阈值（VPT）定量检查

振动感觉检查作为一种深感觉的神经定量检查，已渐渐成为诊断糖尿病神经病变的一种标准（图3-83至图3-85）。

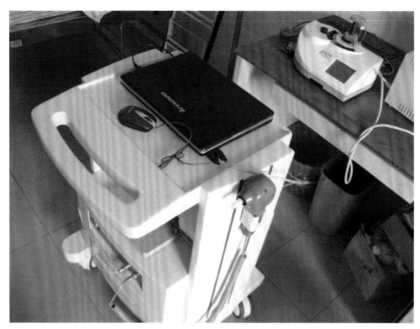

图3-83　VPT测定仪

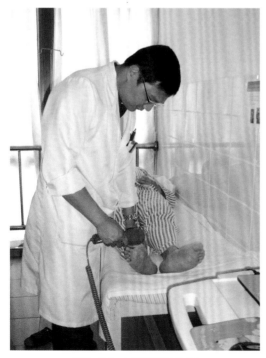

图3-84　VPT定量检查

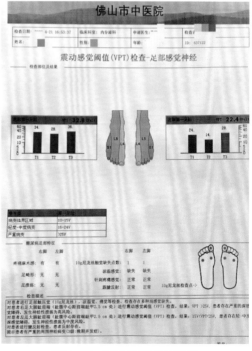

图3-85　VPT定量检查结果

第三章　糖尿病足的诊断

（五）肌电图检查及神经传导电位检查（图3-86）

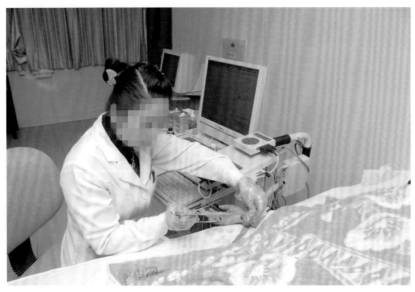

图3-86　肌电图检查

四、足底压力测定

通过测定脚不同部位的压力，了解患者是否有脚部压力异常。通常让受试者站在有多点压力敏感器的平板上，通过扫描成像，在计算机上分析（图3-87、图3-88）。

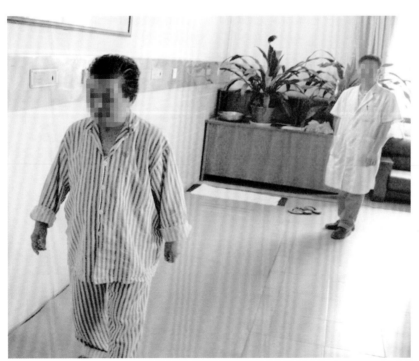

图3-87　平板式足底压力分析系统

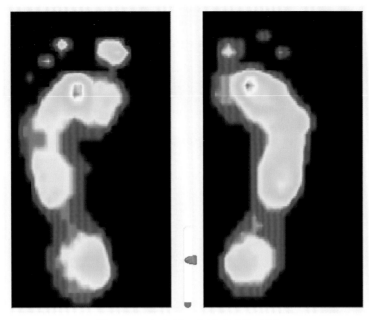

图3-88 红色显示为溃疡风险区域

五、下肢血管检查

（一）彩色多普勒

1. 髂动脉（图3-89、图3-90）

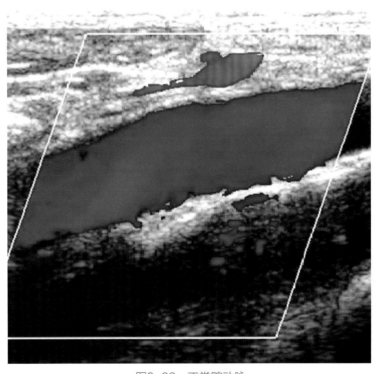

图3-89 正常髂动脉

髂动脉内中膜无增厚，管腔未见狭窄，未见异常彩流信号。

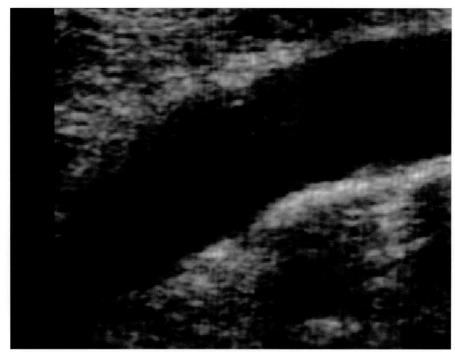

图3-90 髂动脉硬化并斑块

髂动脉内中膜见密集串状强回声斑块，管腔稍变窄。

2. 股动脉（图3-91至图3-93）

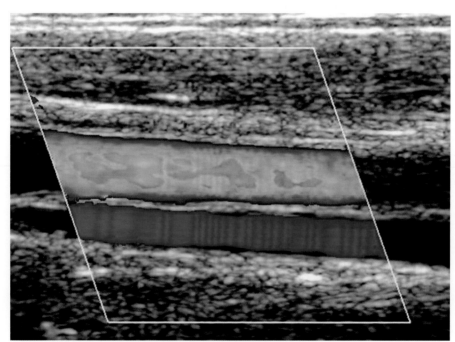

图3-91 正常股动脉

股动脉内中膜无增厚，管腔未见狭窄，未见异常彩流信号。

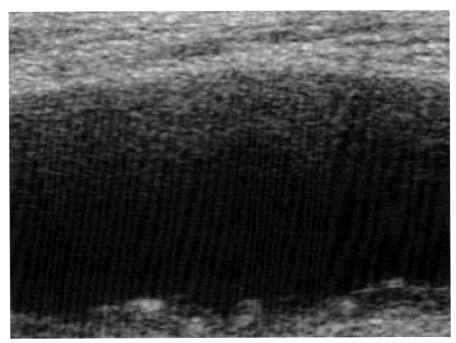

图3-92 股动脉硬化并斑块

股动脉硬化并斑块，动脉散在斑点状强回声斑块。

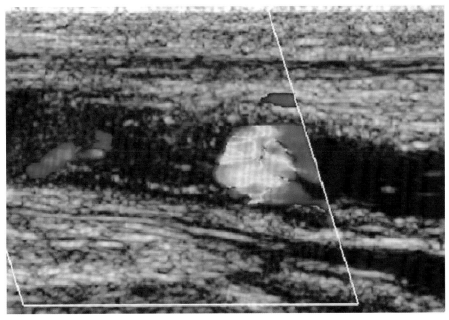

图3-93 股浅动脉栓塞

股浅动脉中段血栓形成，绝大部分阻塞，股浅动脉下段及以下动脉由侧支供血。

3. 腘动脉（图3-94、图3-95）

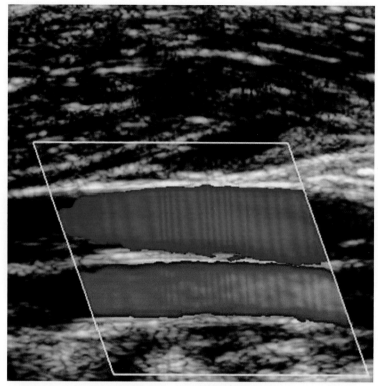

图3-94　正常腘动脉

腘动脉内中膜无增厚，管腔未见狭窄，未见异常彩流信号。

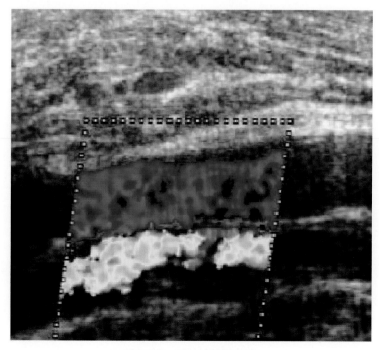

图3-95　腘动脉管腔狭窄

腘动脉管腔狭窄约50%。

4. 胫前动脉（图3-96、图3-97）

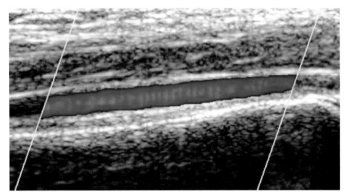

图3-96　正常胫前动脉

胫前动脉内中膜无增厚，管腔未见狭窄，未见异常彩流信号。

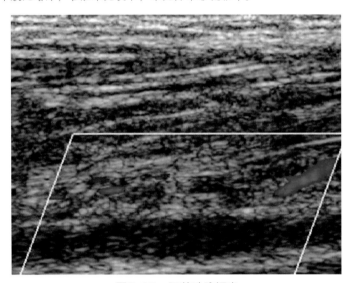

图3-97　胫前动脉闭塞

胫前动脉内中膜增厚，软硬斑形成，血管闭塞。

5. 胫后动脉（图3-98、图3-99）

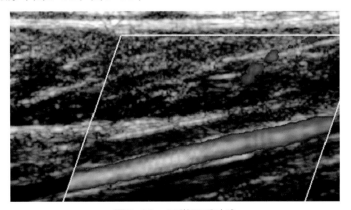

图3-98　正常胫后动脉

胫后动脉内中膜无增厚，管腔未见狭窄，未见异常彩流信号。

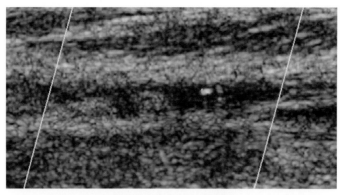

图3-99　胫后动脉闭塞

胫后动脉内中膜增厚，软硬斑形成，血管闭塞。

6. 足背动脉（图3-100、图3-101）

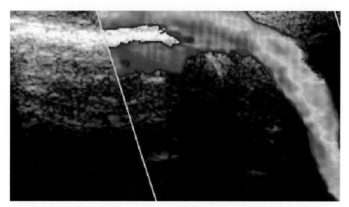

图3-100　正常足背动脉

足背动脉内中膜无增厚，管腔未见狭窄，未见异常彩流信号。

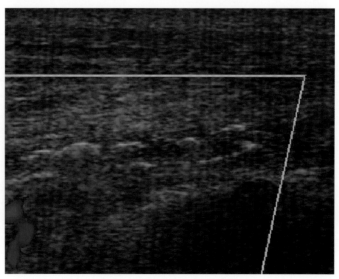

图3-101　足背动脉硬化闭塞

足背动脉多个硬斑，血管闭塞，内未见彩流信号。

（二）下肢血管CTA

下肢血管CTA诊断不仅具有微创、操作简便等优点，而且拥有强大的后处理技术，可以多种形式突出显示患者的被检部位，从而更直观、更清晰地显示患者的血管形态，对于血管的实际走行和管内异常情况也有着极高的特异性（图3-102至图3-106）。

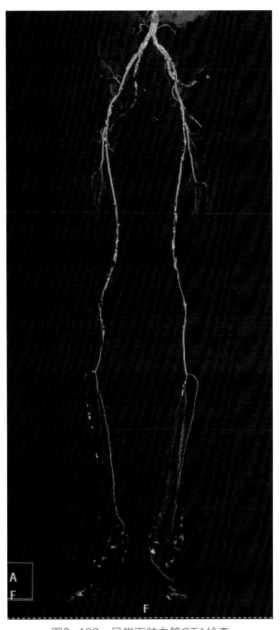

图3-102　异常下肢血管CTA检查

腹主动脉、双侧髂动脉、股动脉、腘动脉、右侧胫前动脉、左侧胫后动脉管壁多发钙化，注射对比剂行CTA检查可见上述血管管壁多发钙化及非钙化斑块，管腔弥漫性重度狭窄，右侧胫前动脉、左侧胫后动脉大部分闭塞，足背动脉未见显影，右侧胫后动脉显示尚可，左侧胫前动脉远段显影不清，双侧腓动脉显影浅淡。

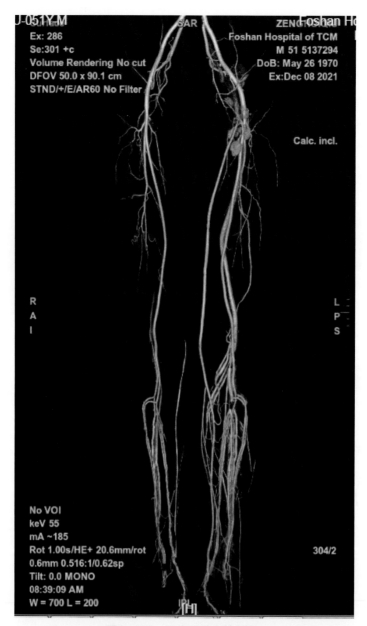

图3-103　正常下肢血管CTA

双侧髂动脉、股动脉、腘动脉充盈良好，管壁光整；左侧胫腓干动脉、胫前动脉、胫后动脉、腓动脉、足背动脉显影良好，左侧胫腓干动脉、胫后动脉及腓动脉见散在斑点状钙化，管腔未见狭窄，左下肢伴行静脉早期显影，左足部软组织肿胀，部分软组织缺损，皮下多支静脉显影。右侧胫前动脉、胫后动脉及腓动脉未见明显异常。

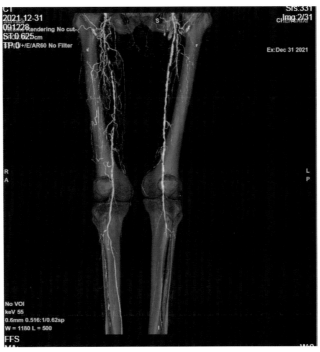

图3-104 异常下肢血管CTA①

双侧髂内外动脉、股动脉、腘动脉、双侧胫前胫后动脉及腓动脉粗细不均、管壁毛糙，可见散在多发钙化影；双侧髂外动脉粗细欠均匀、部分管腔轻度狭窄；双侧髂内动脉近段管腔粗细不均、可见混合性斑块，管腔轻中度狭窄，远段中重度狭窄、远侧分支减少。两侧股深动脉显示较好。右侧股动脉近段显影差，仅可见细线状造影剂断断续续相连，长约105mm；左侧股动脉远段可见低密度斑块影，管腔中重度狭窄。两侧腘动脉显影良好。

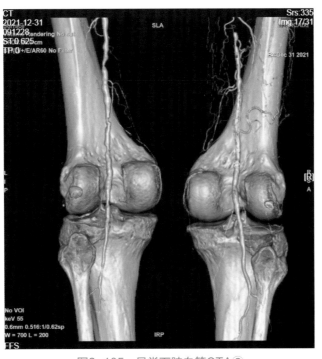

图3-105 异常下肢血管CTA②

双侧股动脉至腘动脉远段可见低密度斑块影，管腔中重度狭窄。

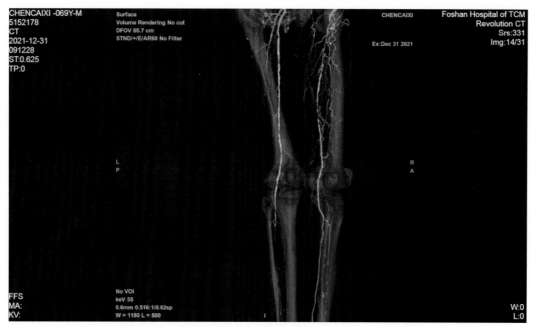

图3-106　异常下肢血管CTA③

　　左侧胫前动脉及两侧胫后动脉、腓动脉造影剂充盈不佳，显影动脉管腔粗细不均，断断续续，远段显影差。右侧胫前动脉显影较好，走行自然，管壁尚光滑，管腔未见扩张或狭窄。

（三）下肢血管MRA

1. 正常下肢血管磁共振血管造影（MRA）（图3-107、图3-108）

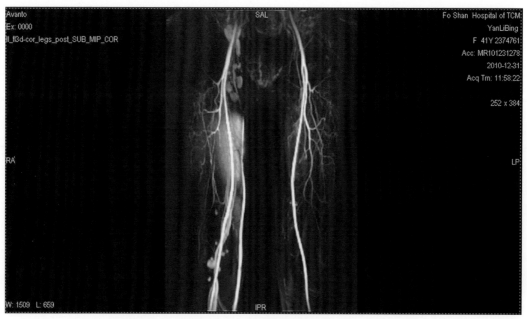

图3-107　正常下肢血管MRA

　　双侧股动脉、双侧腘动脉及左侧胫前、胫后动脉充盈良好，管壁光滑，未见狭窄征象，右侧小腿胫前动脉、胫后动脉充盈良好，未见狭窄。

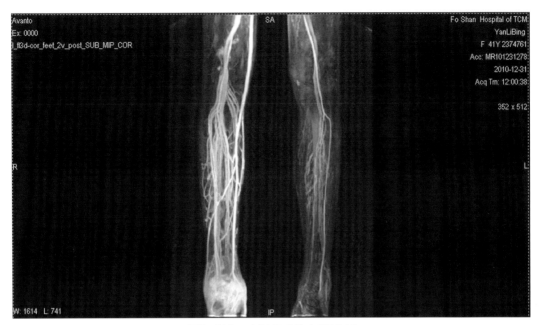

图3-108　右跟骨感染血管MRA

　　右小腿深静脉及大隐静脉动脉期提早显影，未见异常强化血管团。右足跟部血供丰富，造影剂染色，为右跟骨感染，血供丰富所致。

2. 髂动脉病变（图3-109）

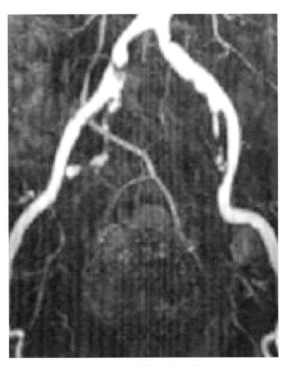

图3-109　双侧髂动脉病变MRA

　　腹主动脉下段管壁粗细不均。双侧髂总动脉粗细不均，如箭头所示，右侧髂总动脉可见充盈缺损。双侧髂内动脉明显呈"串珠"状改变。双侧髂外动脉形态走行未见明显异常。

3. 股动脉病变（图3-110、图3-111）

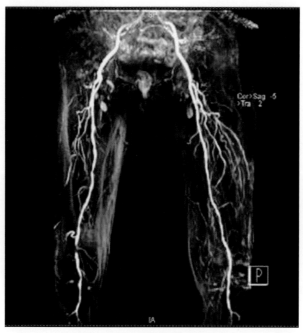

图3-110 股动脉狭窄MRA①

腹主动脉管壁呈波浪状，管腔未见明显狭窄；双侧髂动脉管壁光滑，未见明显异常，双侧股动脉及腘动脉呈"串珠"状狭窄。

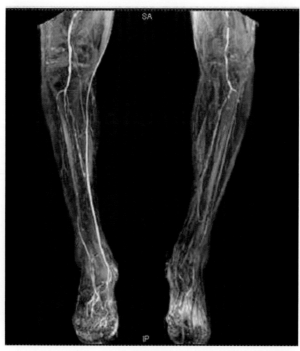

图3-111 股动脉狭窄MRA②

左侧股动脉远段见一显著狭窄改变，双侧小腿动脉充盈差，管壁毛糙，粗细不均。

4. 膝下动脉病变（图3-112）

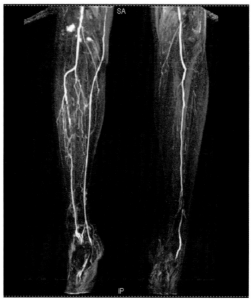

图3-112 膝下动脉狭窄MRA

左侧胫前动脉闭塞未见显影，胫后动脉近段显影，远段细小、狭窄。右侧胫前动脉近段显影良好，中段闭塞，远段通过侧支显影，右侧腓动脉细小、闭塞，多支小血管扩张显影。

（四）下肢血管造影

1. 正常下肢动脉（图3-113至图3-117）

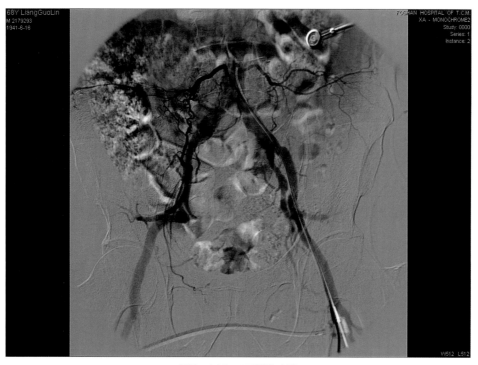

图3-113 正常髂动脉

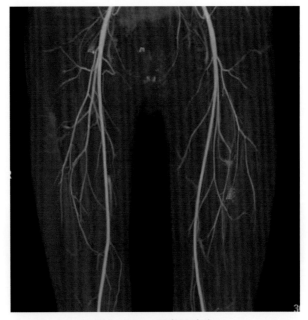

图3-114　正常股动脉

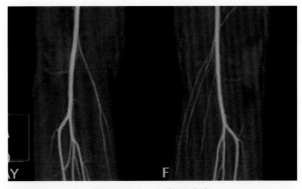

图3-115　正常腘动脉

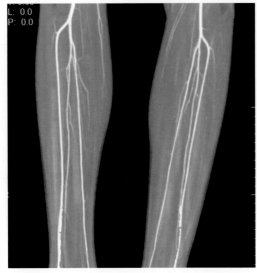

图3-116　胫前动脉、胫后动脉及腓动脉

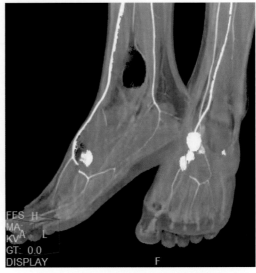

图3-117　足背动脉弓及足底动脉弓

2. 异常下肢动脉（图3-118至图3-122）

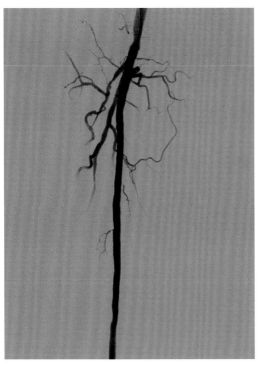

图3-118　股浅动脉自起始段完全闭塞，股深动脉代偿性扩张

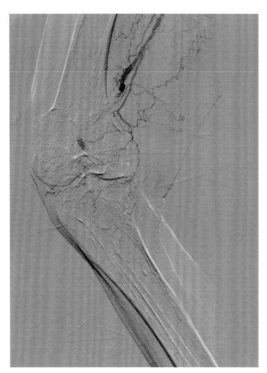

图3-119　股动脉下段及腘动脉完全闭塞

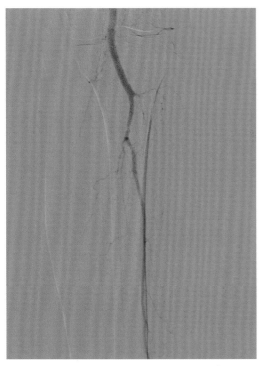

图3-120　胫前动脉及胫后动脉闭塞

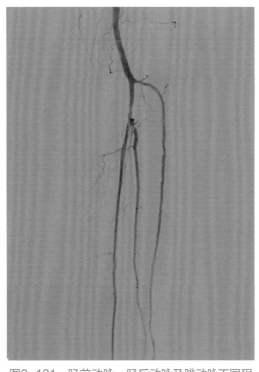

图3-121　胫前动脉、胫后动脉及腓动脉不同程度狭窄

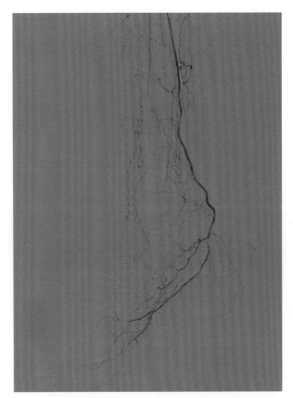

图3-122　胫前动脉及足背动脉闭塞

（魏爱生　郎江明　王甫能　刘天　麦伟华）

● 参考文献

［1］　谷涌泉. 中国糖尿病足诊治指南［J］. 中国临床医生杂志，2020，48（1）：19-27.

［2］　中国中西医结合学会周围血管病专业委员会. 中西医结合防治糖尿病足中国专家共识（第1
　　　版）［J］. 血管与腔内血管外科杂志，2019，5（5）：379-402.

第四章　糖尿病足的综合治疗

糖尿病足治疗的原则为综合治疗，多学科合作。综合治疗目标是预防心脑血管事件的发生，降低糖尿病足患者的死亡率，预防缺血导致的溃疡和肢端坏疽，预防截肢或降低截肢平面，改善间歇性跛行患者的下肢肢体功能状态。

第一节　基　础　治　疗

糖尿病足是糖尿病的主要慢性并发症之一，因此糖尿病足的基础治疗是治疗糖尿病，包括控制好血糖、血压、血脂，保护心、脑、肾等重要器官功能，纠正低蛋白血症，纠正贫血和营养不良等。血糖、血压、血脂的治疗要根据患者的年龄、病程、并发症或合并症严重程度、预期寿命等进行综合考虑，应遵循个体化原则。

一、饮食治疗

在常规饮食控制下进行。但在患者创面较大或渗液较多时，在肾功能正常的情况下，可适当增加蛋白质的摄入量，以保证充足的营养。也可以增加每日的碳水化合物的摄入量，以保证充足的热量，不会因为消耗储备的蛋白质、脂肪，而形成酮症或酮症酸中毒。当患者出现肾功能不全时，应适当限制蛋白质的摄入［0.8g/（kg·d）］，可以降低肾小球内压力，减轻高滤过和减少蛋白尿，保护肾功能。糖尿病足患者可适当食用鳜鱼、鳗鲡鱼，《本草纲目》记载，鳜鱼味甘、性平、无毒，功效为补虚劳、益脾胃，用于虚劳羸瘦、脾胃虚弱等。鳗鲡鱼味甘、性平、有毒，主治五痔疮瘘，杀诸虫，患诸疮瘘疬疡风人，宜长食之[1]。以上两种鱼皆可蒸、煮或炖汤，但在烹饪过程中勿加入料酒、花椒及辣椒等配料。

二、运动治疗

运动治疗应贯穿糖尿病患者整个病程的始终，但在具体阶段各有不同。糖尿病足患者平时双足冰凉，感觉麻木，对冷热痛刺激反应迟钝或无感觉。一旦足部皮肤损伤，伤口难以愈合，感染迅速扩展，可引起化脓性皮肤感染甚至骨髓炎，严重者会威胁生命。在糖尿病足治疗早期，特别有足底感染或有深部脓肿时，不宜下床活动，以免引起感染的扩散，可在床上做下肢屈伸或踩车轮运动，促进血液循环。在糖尿病足治疗后期，肉芽组织已长满，可下床适当走动，活动应循序渐进。在日常生活中，应加强足部皮肤温度监测，有助于发现隐匿的糖尿病足、神经病变、血管病变等。

三、生活方式

糖尿病足患者饮食要清淡，避免摄入过多高热量、高油脂的食物，同时避免暴饮暴食，应定时定量，且根据运动量来制定进餐量，避免出现低血糖，生活要规律，早睡早起，避免熬夜。建议糖尿病足患者每日适当运动锻炼，建议采用有氧运动锻炼，如散步、打太极拳及八段锦等。长期运动锻炼可以减轻体重，增加胰岛素的敏感性，利于血糖的控制，对于延缓糖尿病慢性并发症的发生也有非常重要的作用。戒烟戒酒，吸烟会加重动脉血管的病变，增加心脑血管疾病发生的风险，而饮酒会增加肝脏负担，酒精的解毒主要在肝脏中进行。肝脏功能正常的人，解毒能力强，能把大部分有毒物质进行转化，排出体外。而糖尿病足患者的肝脏解毒能力较差，饮酒势必会加重肝脏的负担而引起损伤，过量饮酒还容易发生高脂血症和代谢紊乱。饮酒也会使胰腺受到刺激而影响其分泌液的成分，所以糖尿病足患者要戒烟戒酒，建立良好的生活习惯和生活方式。

第二节　内科治疗

由于糖尿病足是糖尿病神经病变、下肢动脉病变和足畸形，以及合并感染共同作用的结果，因此内科治疗是诸多治疗环节中的重要一环。目前糖尿病足的综合治疗是"六环"，即改善循环、控制血糖、抗感染、局部清创换药、营养神经、支持治疗。在这些治疗中，中医疗法，包括内服、外用，均有良好疗效。

一、降糖治疗

糖尿病足合并感染后血糖水平较高，控制血糖到正常水平是糖尿病足治疗的重要条件。血糖的控制，不仅有利于局部感染的控制，而且有利于其他治疗方法的选择。在尽可能减少低血糖发生的情况下对患者充分控制血糖，建议糖化血红蛋白控制<7%或餐后血糖<11.1mmol/L，更有利于降低足溃疡和感染的发生率，继而降低患者的截肢风险。年龄较大且合并症及并发症较多的糖尿病足患者，可放宽标准，制定个体化控制目标。轻症、创面较小的糖尿病患者可以继续采取口服降糖药治疗，但血糖较高、合并酮症、肾病、视网膜病变、脑血管病变、心功能不全等糖尿病严重并发症或感染严重者，应该选用胰岛素治疗。胰岛素不仅能使血糖尽快达标，而且有利于溃疡的愈合。可选择皮下注射预混常规胰岛素或预混胰岛素类似物。当血糖水平过高时，可以用静脉输注胰岛素的方法或用胰岛素泵泵入胰岛素治疗。在有心功能不全或肾功能不全限制入液量时，尽量选用胰岛素泵泵入胰岛素治疗，既保证了胰岛素的用量，还能尽量减少液体对心功能、肾功能的影响及对局部水肿的影响。

二、抗感染治疗

没有发生临床感染的糖尿病足伤口则不需要使用抗生素治疗，发生临床感染的伤口则需要抗生素治疗。糖尿病足伤口感染的表现有局部感染，表现为肤温升高、红肿、疼痛、功能缺乏等，也会出现溃疡的直径和深度增加、脓性分泌物、有特殊气味、组织坏死等；严重感染时存在全身性症状，包括发热、寒战、乏力、心动过速、呼吸促、低血压、恶心、厌食、意识障碍和代谢障碍等。

抗生素的选择要有循证医学证据且适合患者，原则是根据创面致病菌及其药敏结果、感染的严重程度、副作用、药物之间的相互作用等综合判断，结合患者和临床实际情况合理地选用。

糖尿病足感染最常见的致病菌有：①表浅感染，病程较短，没有接受抗生素治疗的患者主要为革兰阳性菌，多为抗甲氧西林金黄色葡萄球菌、链球菌；②深部感染，慢性伤口或接受过抗生素治疗的感染主要为革兰阴性杆菌、厌氧菌，多为大肠埃希菌、克雷伯菌、铜绿假单胞菌等。因此在糖尿病足感染治疗之始、伤口分泌物培养结果未报告时，抗生素的选择只能根据临床经验进行，一般可首选广谱抗生素，等取自伤口深部的细菌培养和药物敏感结果出来之后，再针对性地更换敏感药物。感染初期以革兰阳性菌为多见，感染1个月后或伴有臭味者则可能合并革兰阴性菌，因此在用药时要注意联合用药。

长时间应用抗生素要注意菌群失调情况出现，一旦发现真菌感染，要联合应用抗真菌药物。抗生素的作用是用来杀菌的，没有促进创面愈合和预防创面再次感染的作用，因此，创面若已经没有感染，即使还未愈合，也需要停用抗生素。抗生素的疗程通常建议轻度软组织感染为1～2周，但是如果2周后创面仍存在感染表现或者合并严重的周围血管病变，就可以延长用至3～4周，如果4周后还是存在感染表现，这时候就需要对患者整体和创面进行重新评估。

如果糖尿病足骨髓炎合并软组织感染，需评估是否先需要外科处理，治疗骨髓炎时需要选择骨渗透性好的抗生素，比如β内酰胺酶抑制剂、克林霉素和氟喹诺酮类。治疗开始先使用静脉滴注抗生素，然后可以转换为口服抗生素维持。对于慢性骨髓炎，可选用口服抗生素。骨髓炎的疗程推荐一般不超过6周，如果治疗2～4周足部感染没有得到明显改善，需要更换抗生素，进行骨培养和必要的外科手术。如果同时合并严重缺血，抗生素使用时间还需要适当延长1～2周，如果已经及时手术去除感染的骨组织，抗生素的使用时间可以减少到2周。

在使用抗生素时，要定期培养伤口分泌物，一般2周培养1次，以确定有无新的病菌定植和是否需要更换抗生素。有肾功能不全或老年患者在应用抗生素时要注意尽量选用对肾功能影响较小的药物，或根据肌酐清除率来选择抗生素的用量；血液透析的患者，抗生素的剂量可以按照常规量应用，但应该在透析以后应用，以免透析治疗过程中对抗生素的疗效有影响，如果必须在透析时应用，可以适当增加药物剂量。

在选择抗生素之前，应对足部溃疡创面行一般细菌培养和药敏试验，视情况可加厌氧菌培养，在结果未出来之前可经验性地选择抗生素。在药敏结果出来后，若临床效果明显，即使药敏试验结果是对目前使用中的抗生素耐药，也可以持续使用该抗生素；若临床效果不明显或者无效，且药敏试验结果对该抗生素耐药，则根据药敏试验结果替换抗生素。

国际糖尿病足工作组推荐的糖尿病足感染的经验性抗生素选择如表4-1。

表4-1　糖尿病足感染的经验性抗生素选择[1] [2]

感染的严重程度	附加因素	常见病原菌[2]	经验性抗生素[3]
轻度	无其他因素	GPC	半合成耐酶青霉素；1代头孢菌素；克林霉素；氟喹诺酮类（左氧氟沙星或莫西沙星）；甲氧苄啶/磺胺甲恶唑；多西环素
轻度	近期使用过抗生素	GPC+GNR	阿莫西林/克拉维酸，阿莫西林/舒巴坦；氟喹诺酮类（左氧氟沙星或莫西沙星）；甲氧苄啶/磺胺甲恶唑
轻度	MRSA高危	MRSA	利奈唑胺；甲氧苄啶/磺胺甲恶唑；多西环素；大环内酯类
轻度	无其他因素	GPC ± GNR	阿莫西林/克拉维酸，阿莫西林/舒巴坦；2代或3代头孢菌素
轻度	近期使用过抗生素	GPC ± GNR	替卡西林/克拉维酸，哌拉西林/他唑巴坦；2代头孢菌素；厄他培南
轻度	浸渍的溃疡或温暖的气候	GNR；包括假单胞菌	替卡西林/克拉维酸，哌拉西林/他唑巴坦；半合成耐酶青霉素+头孢他啶；半合成耐酶青霉素+环丙沙星；亚胺培南，美罗培南，多利培南
中度或重度[4]	缺血性肢体/坏死/气体形成	GPC ± GNR ± 厌氧菌	阿莫西林/克拉维酸，阿莫西林/舒巴坦或替卡西林/克拉维酸，哌拉西林/他唑巴坦；厄他培南或亚胺培南，美罗培南，多利培南；2代/3代头孢菌素+克林霉素或甲硝唑
中度或重度	MRSA高危	MRSA	考虑联合或换用糖肽类；利奈唑胺；达托霉素；夫西地酸，甲氧苄啶/磺胺甲恶唑（±利福平[5]）；多西环素
中度或重度	GNR抵抗风险	ESBL	厄他培南，亚胺培南，美罗培南，多利培南；氟喹诺酮类（左氧氟沙星或莫西沙星）；氨基糖苷类和黏菌素

注：GPC-革兰阳性球菌；GNR-革兰阴性杆菌；MRSA-抗甲氧西林金黄色葡萄球菌（methicillin resistant staphylococcus aureus）；ESBL-产超广谱β内酰胺酶的肠杆菌；①基于理论和临床试验结果；②指来自感染的创面，而不是皮肤的定植菌；③为推荐的经验性抗生素，列举了多种，但一般情况只用一种就可以，需要根据患者的肝功能及肥胖程度来调整剂量；④口服抗生素一般不用于重度感染，除非是先用了静脉抗生素，病情好转，后续转为口服；⑤由于其不良反应较大，而且在许多地区限制使用，所以利福平仅用于骨髓炎或足部金属固定相关的感染。

三、改善微循环和神经病变

感染性糖尿病足患者常伴有周围血管病变和神经病变，根据其病变的程度不同，在用药时有所侧重。血管病变严重时，下肢血液供应障碍，而侧支循环又不易建立，使足部的营养、药物供应都减少，导致感染不易控制。改善血液循环，使药物能达病所。目前临床常用的改善神经、血管病变的药物有：

（一）前列腺素E₁

前列腺素E_1代表药物为前列地尔。前列地尔是脂微球包裹的前列腺素E_1，半衰期长，是目前最强的内源性扩张血管药物，具有强烈扩张血管、抑制血小板聚集及改善末梢血液循环作用。能改善患者下肢的主观症状，如灼烧样感觉、冰冷感觉、针刺样疼痛、水肿及感觉异常等，推荐剂量为10μg，1次/日或2次/日，静脉推注或静脉滴注，疗程为14～21日。

（二）西洛他唑

西洛他唑是选择性磷酸二酯酶Ⅲ抑制药，为治疗间歇性跛行的一线药物，可抑制环磷酸腺苷（cAMP）的降解，从而提高体内cAMP的浓度，cAMP能够抑制血小板的聚集，防止血栓形成，并有扩张血管的功能。可增加狭窄动脉的血流量，改善患肢缺血状态[3]，可以延迟糖尿病患者截肢的发生。不良反应主要有头痛头晕、心悸、腹泻，但症状轻微，可以忍受。推荐剂量为50～100mg，2次/日。

（三）盐酸沙格雷酯

盐酸沙格雷酯是一种5-羟色胺2A（5-HT2A）受体拮抗药，通过选择性抑制血小板及血管平滑肌上5-HT2A受体，抑制血小板的聚集及平滑肌的收缩。改善红细胞的变形能力，改善侧支循环及微循环障碍。可以治疗慢性动脉闭塞所引起的缺血性症状，如溃疡、疼痛及冷感等，对静息痛的疗效好。推荐剂量为100mg，3次/日。

（四）己酮可可碱

己酮可可碱是一种非选择性磷酸二酯酶抑制剂，能抑制血小板磷酸二酯酶活性，使环磷酸腺苷升高，使二磷酸腺苷下降，抑制血小板黏附及凝聚的作用，预防血栓形成，也可以刺激血管内皮细胞释放前列腺素，扩张血管。用于治疗间歇性跛行[3]。

（五）改善循环的中成药

改善循环的中成药有血栓通注射液、丹参注射液、丹参滴丸、通塞脉片（胶囊）等，具有活血化瘀功效，参芪扶正注射液有益气功效，能促进血管内皮细胞修复，促进侧支循环建立，促进血流动力学改善，从而促进血液微循环改善。

（六）甲钴胺

甲钴胺是活性维生素B_{12}，具有良好的神经组织渗透性。通过促进核酸和蛋白质代谢及卵磷脂的合成，从而促进髓鞘的形成；通过改善代谢障碍，促进轴索内输送和轴索再生，保持其功能；还能恢复麻痹的神经，并能抑制神经传导异常。

（七）α-硫辛酸

α-硫辛酸是有效的抗氧化药之一，能通过抑制脂质过氧化物，增加神经营养血管的血流量，改善神经传导速度，增加神经Na⁺-K⁺-ATP酶活性，保护血管内皮功能，通过纠正神经肽类的缺陷等机制来实现其对神经的保护功能。

在用药时应该注意的是，有些患者应用活血药物后出现下肢或足部的疼痛，要具体情况具体分析，如果伴随着局部肿胀加重，可能是病情进展的表现；如果以前患者肢体末端没有感觉，经过治疗后有感觉，则可能是好转的表现。因此应该根据具体情况选择继续应用、减量应用、停药，不可一概而论。

四、支持治疗

（一）血压

严格控制血压可以降低糖尿病微血管和大血管病变的发生风险，对于糖尿病足患者合并高血压病，建议血压控制在130/80mmHg以下。降压药物首选血管紧张素Ⅱ受体阻滞剂（ARB）或血管紧张素转化酶抑制剂（ACEI），对于Ⅱ期或Ⅲ期高血压患者，可联合使用降压药。若需要行下肢血管手术或合并糖尿病肾病晚期需要血液透析的糖尿病足患者，血压的控制需相应放宽，避免因血压偏低导致血管堵塞。在感染、抗生素、降压药等多种因素作用下，糖尿病足患者肾功能不全可能会进一步进展，因此，降压药物需要根据肾功能情况选择，如血肌酐超过256μmol/L时，ACEI、ARB应禁用。

（二）血脂

糖尿病足患者的血脂控制目标为TC水平＜4.5mmol/L，HDL-C水平（男性＞1mmol/L，女性＞1.3mmol/L），TG水平＜1.7mmol/L，LDL-C水平＜2.6mmol/L，若患者同时合并下肢动脉病变，则应将LDL-C水平控制在1.8mmol/L以下。降脂药物的选择：①胆固醇升高为主可选用他汀类药物，如阿托伐他汀、瑞伐他汀、辛伐他汀、普伐他汀等；②甘油三酯升高为主可选用贝特类药物，如非贝诺特、吉非罗齐等；③两者都升高还可选用烟酸类药，如维生素E烟酸酯、阿昔莫司等；④中成药降脂药物也可选用，如血脂康胶囊、丹田降脂丸、银杏叶片、降脂灵等。需要注意的是，他汀类和贝特类（苯氧酸类）药物可以分别和烟酸类药物联用，但贝特类与他汀类药物联合使用可能会引起横纹肌溶解，因此不提倡两者联合；若糖尿病足患者肝肾功能不全但血脂很高并且需要使用降脂药物时，应在密切监测肝肾功能的情况下使用，一旦出现肝功能或肾功能异常升高，应立即停药。

（三）低蛋白血症

糖尿病足患者伴有糖尿病肾病者并不少见，大量蛋白尿、低蛋白血症；长期限制饮食，营养不良，肝功能异常等都能导致低蛋白血症和水肿的出现。创面由低蛋白血症导致的水肿不仅会影响皮肤血液循环，还会延迟伤口愈合，同时由于低蛋白血症的存在，尿量减少，出现心功能不全，增加了糖尿病足治疗的难度。当血浆蛋白＜25g/L时，可以补充白蛋白，增加胶体渗透压、改善整体情况的同时，局部状况也得到改善，对创面感染的控制、愈合，都有较好的作用。如果血浆蛋白虽然＞25g/L，但伴有严重的水肿，也可以应用白蛋白。严重低蛋白血症可以静脉滴注白蛋白10g，每日1次；或隔日静脉滴注，每次20g，直至白蛋白补充至正常水平。合并糖尿病肾病的患者是否应用白蛋白取决于患者白蛋白的水平和对生命体征的影响。有研究报道糖尿病肾病应用白蛋白可以使终点事件提前，因此严重感染、低蛋白血症和糖尿病肾病之间要进行权衡，以求对患者影响最小、临床效果最好的方法。

（四）贫血

糖尿病足患者因为感染，胃肠动力差，进食少，出现营养不良；糖尿病足创面的渗血；糖尿病足感染性消耗；糖尿病足合并肾病，肾功能不全，肾脏促红细胞生成素分泌减少；糖尿病合并其他出血性疾病如消化性溃疡出血等。以上这些都容易造成不同程度贫血。严重贫血可导致各器官组织营养、灌注、供氧不足，因此糖尿病足合并贫血的患者创面更加难以修复和愈合，截肢率和死亡率更高。根据贫血类型给予不同的治疗，如补充铁剂、维生素B_{12}和叶酸、促红细胞生成素，重度贫血者需要输血以纠正贫血。

（五）营养支持

患者创面较大或渗液较多时，在肾功能正常的情况下，可适当增加蛋白质的摄入量，以保证充足的营养，推荐每日蛋白质摄入量为1.0～1.5g/kg，蛋白质的供能比为15%～20%，并保证优质蛋白占总蛋白的一半以上。若合并营养不良者，蛋白质给予量为1.0～2.0g/kg，并补充谷氨酰胺及精氨酸。当患者出现肾功能不全时，应适当限制蛋白质的摄入［控制在0.8g/（kg·d）］，可以降低肾小球内压力，减轻高滤过和减少蛋白尿，保护肾功能。短期内特异性补充ω-3脂肪酸，有助于糖尿病足创面愈合及控制感染。不能口服进食的糖尿病足患者选择肠内、肠外营养治疗，要遵循"先少后多"的原则。

（六）心功能不全

心血管病变是导致糖尿病足患者死亡的最主要因素，糖尿病足患者常常同时存在很多心脏问题的危险因素，如高血压、糖尿病、大血管与微血管病变、糖尿病外周神经病变、低蛋白血症等，容易出现冠心病、心功能不全，应积极及时处理危险因素与治疗已存在的心脏疾病，可以降低糖尿病足患者诊疗过程中的心血管死亡风险。积极控制血压、血脂，启动心血管二级预防，使用阿司匹林（75～150mg/d），同时需要充分评估出血风险。对阿司匹林过敏的患者，可用氯吡格雷（75mg/d）。

（七）肾功能不全

糖尿病足是糖尿病的慢性并发症之一，常常合并糖尿病肾病、肾功能不全，而肾小球滤过率的下降会增加DFU不愈合、截肢和死亡的风险，因此应加强干预肾功能不全。有效控制血压、血糖、血脂，建议首选ACEI或ARB类药物治疗，可延缓白蛋白尿和肾病的进展，用药2个月内血清肌酐升高＞30%提示肾缺血，应停用ACEI或ARB类药物。

当eGFR<60mL/（min·1.73m²）时，应评估是否应当接受肾脏替代治疗（包括腹膜透析和血液透析）。

（八）疼痛

糖尿病足的疼痛主要是由下肢周围神经病变、下肢血管病变、感染等引起的。减轻疼痛的方法包括：①营养神经、扩血管、抗氧化治疗；②根据下肢血管阻塞情况进行溶栓、扩张血管和血管介入治疗；③及时扩创，清除创面腐烂的组织并控制感染；④对症止痛治疗，如非甾体抗炎镇痛药（阿司匹林、布洛芬、依托考昔、塞来昔布等），中枢性止痛药（曲马多），阿片类药物［吗啡、哌替啶（杜冷丁）、羟考酮等］，神经痛止痛药（卡马西平、加巴喷丁和普瑞巴林）等。

（九）心理治疗

DFU的治疗应以患者为中心。糖尿病足患者有不同程度的心理障碍，大多是文化水平低、性格执拗、经济条件差、依从性差的患者，他们最关心的问题包括治疗费用、是否能保肢、生活质量等，糖尿病足患者良好的心理状态和积极的治疗态度有利于创面愈合。因此我们需要对他们进行相关的心理评估，必要时请心理专科会诊，加强沟通，获得他们的理解和配合，这样可以取得良好的治疗效果，也利于减少医患纠纷。

（十）戒烟

吸烟（无论是主动吸烟还是被动吸烟），是糖尿病足发生发展的危险因素之一。烟草中的尼古丁可以直接损害胰岛β细胞，影响胰岛素分泌、导致胰岛素抵抗和糖代谢紊乱等，促进糖尿病的发生发展，且加快糖尿病的血管病变，易诱发糖尿病足。吸烟还会因影响糖尿病足伤口的愈合，减慢其愈合速度。糖尿病足患者戒烟刻不容缓，要对糖尿病足患者开展戒烟教育，必要时请专业戒烟门诊医师介入，制定合理的戒烟目标，进行戒烟心理干预，减轻患者对烟草的依赖，增加戒烟成功率。

（十一）截肢

详见第六章。

五、局部创面清创及修复

详见第六章。

第三节　多学科团队协作治疗

多学科团队协作治疗（multi-disciplinary team，MDT）是以患者为中心的多学科治疗模式，是临床多个学科针对一个临床疾病，依托多学科团队，通过多学科的讨论，重点讨论患者在疾病诊断和治疗中的问题，制订最合理的规范化、个体化、连续性的综合治疗方案。目前MDT在国内外的大型医院已成为一种疾病治疗的重要模式。

糖尿病足的管理不仅仅需要内分泌科，还需要多学科协作诊断与治疗，涉及骨科、外科、血管外科与介入科、医学康复科、肾内科、心内科、临床药学科、医学营养科、皮肤科、检验科、病理科、疼痛科、感染科和心理科等。

一、骨科

对于下肢血管严重闭塞形成糖尿病足坏疽，在保守治疗及现有手术无法处理或者严重感染危及生命时，需要截肢，需要骨外科医生的处理。此外，糖尿病患者有严重足畸形甚至反复发生足溃疡时，需要解决足部的畸形和减轻足底局部压力，否则足部溃疡很难愈合且也容易复发，骨科医生可以根据患者足部情况，指导设计特别的石膏支具或鞋子来实现局部减压。

二、外科

DFU局部清创不彻底时，或者局部患肢血供良好，溃疡范围大、程度复杂且感染严重等情况下，需要在麻醉下彻底清创；对于皮损较大的创面，有时还需进行植皮手术或皮瓣转移，都需外科医生的协作治疗。

三、血管外科与介入科

缺血性糖尿病足患者，下肢血管有中重度狭窄或闭塞，需要血管外科与介入科评估患足动脉的狭窄部位、狭窄程度，如果需要改善糖尿病足患者下肢供血，需要行下肢血管介入术，如经皮球囊扩张、支架置入以及动脉旁路等手术，需要血管外科与介入科医生解决。

四、医学康复科

根据糖尿病足患者创面情况，进行损伤创面修复后的功能康复锻炼；指导神经性病变导致足部力学改变后的功能康复锻炼。

五、肾内科

糖尿病足患者常常合并糖尿病肾病，在治疗上离不开肾病科医生的指导。

六、心内科

糖尿病足不仅仅存在下肢血管病变，也存在全身血管病变，因此糖尿病足患者常常合并冠心病，容易出现心肌梗死、心力衰竭等情况，需要心血管科医生协助处理糖尿病足患者高血压、心脏功能异常等心血管问题。

七、临床药学科

糖尿病足患者合并感染，如金黄色葡萄球菌、变形杆菌、铜绿假单胞菌等，有些糖尿病足患者抗感染治疗效果不佳，或者存在多重耐药菌感染，或者存在肝肾功能不全等，在抗生素药物的选用上，还需要临床药学科的指导与帮助。

八、医学营养科

科学有效的营养治疗有助于糖尿病足患者病足创面的愈合，从而防止新的医疗问题出现。因此需要医学营养科通过营养治疗手段管理糖尿病足患者糖化血红蛋白、血红蛋白、血压、血脂、离子等各项指标，具体治疗方案需要根据患者的具体情况而定，糖尿病足患者的营养治疗方案应该遵循个体化定制。

九、皮肤科

目前开发用于糖尿病足创面的新型敷料多种多样，有不同的用途，如含银离子敷料、含生长因子敷料、亲水胶体敷料、藻酸盐敷料等，在使用新型敷料过程中可能会出现皮肤过敏等情况，在如何减少新型敷料对皮肤刺激、影响伤口愈合方面，需皮肤科医生的帮助。

十、检验科

采集创面标本行微生物学检查，指导临床用药。

十一、病理科

糖尿病足创面难以愈合或溃烂反复，合并复杂的皮肤病，需要进行皮肤活检。单纯的临床表现、体格检查不能确诊或排除骨髓炎，骨髓炎需要进行骨培养加以诊断。这些都需要病理科医生协助。

十二、疼痛科

针对创面疼痛剧烈或清创时疼痛难忍，或急性、慢性、顽固、难治性神经疼痛患者，指导疼痛分级治疗。

十三、感染科

针对存在反复感染、交叉感染、院内感染等病例，指导提供临床抗感染治疗方案。

十四、心理科

良好的心理状态和积极的治疗态度有利于糖尿病足创面的愈合，糖尿病足患者有着不同程度的心理障碍，因此需要心理医生对他们进行相关的心理辅导。

（魏爱生　陈苹　王甫能　卢昉　吕丽雪）

● 参考文献

[1]　李时珍. 本草纲目［M］. 北京：中国中医药出版社，1999.

[2]　BENJAMIN A L，ÉRIC S，ZULFQARALI G A，等. 国际糖尿病足工作组：糖尿病足感染诊断与治疗指南——《国际糖尿病足工作组：糖尿病足防治国际指南（2019）》的一部分［J］. 感染、炎症、修复，2019，20（4）：207–229.

[3]　中华医学会糖尿病分会，中华医学会感染病学分会，中华医学会组织修复与再生分会. 中国糖尿病足防治指南（2019版）（V）［J］. 中华糖尿病杂志，2019，11（6）：387–397.

[4]　陆灏，倪青，柳国斌，等. 糖尿病足病中医病证结合诊疗指南［J］. 中医杂志，2021，62（12）：1099–1104.

[5]　李翼. 方剂学［M］. 北京：中国中医药出版社，2012.

[6]　高树中，杨骏. 针灸治疗学［M］. 北京：中国中医药出版社，2016.

第五章 糖尿病足中医特色辨证治疗

一、中医辨证内服治疗

糖尿病足属于中医脱疽、筋疽、疮疡、脉痹、痈疽、脱骨疽等范畴，表现为早期肢体末端麻木、疼痛、肤温发凉，间歇性跛行等，后逐渐出现肢端皮肤变黑或组织溃烂、感染、坏疽。糖尿病任何阶段都可能出现糖尿病足，与湿、热、火毒、气血瘀滞、阴阳气血虚弱有关。糖尿病足中医治疗强调整体辨证与局部辨证相结合，内服与外治相配合，注意扶正与祛邪的辨证使用。

（一）中药内服方剂

参照《中国糖尿病足防治指南（2019版）》（Ⅴ）[1]、《糖尿病足病中医病证结合诊疗指南》[2]及我科糖尿病足诊治经验，糖尿病足证治分类如下。

1. 湿热毒蕴证

患足局部漫肿、灼热、皮色潮红或紫红，触之患足皮温高或有皮下积液，有波动感，切开可溢出大量污秽臭味脓液，周边呈实性漫肿，病变迅速，严重时可累及全足，甚至小腿，舌质红绛，苔黄腻，脉滑数。趺阳脉可触及或减弱。

治则：清热利湿，解毒化瘀。

方药：四妙勇安汤合茵栀莲汤加减。

常用药：金银花、玄参、当归、牛膝、黄柏、茵陈、栀子、半边莲、连翘、紫花地丁、桔梗、甘草。

本方用于热毒炽盛而阴血耗伤之脱疽。方中金银花甘寒入心，善于清热解毒而治痈疽，故重用为君药。玄参清热解毒，泻火解毒，与君药合用，既清气分之邪热，又解血分之热毒。当归养血活血，既可行气血、化瘀通脉而止痛，又合玄参养血滋阴而生新，共为臣药。生甘草既清热解毒，又合当归、玄参养阴生津，调和诸药，为佐使药。四药合用，功效绝妙，药少量大，药力专一。热甚加蒲公英、冬青、虎杖，湿重加车前子、泽泻、薏苡仁，肢痛加白芍、木瓜、海桐皮。

2. 热毒伤阴证

患足局部红、肿、热、痛，或伴溃烂，神疲乏力，烦躁易怒，口渴喜冷饮，舌质红或红绛，苔薄黄或灰黑，脉弦数或洪数。趺阳脉可触及或减弱[1]。

治则：清热解毒，养阴活血。

方药：顾步汤加减。

常用药：黄芪、当归、石斛、川牛膝、人参、金银花、紫花地丁、蒲公英、菊花。

本方由四妙勇安汤去玄参，加人参、黄芪、石斛、牛膝、蒲公英、紫花地丁组成，其中人参、黄芪、当归、甘草、牛膝益气活血，金银花、石斛、蒲公英、紫花地丁清热解毒。全方共奏益气活血、清热解毒之功。口干便秘加玄参、生地黄，阴虚明显者加天花粉、麦冬、玉竹。

3. 瘀血阻络证

患肢发凉、麻木、酸楚作痛，痛有定处，状如针刺。下肢肌肤暗红或青紫，肢端有瘀斑。活动后皮肤呈苍白色，步态跛行，舌紫暗或有瘀斑，苔薄白，脉沉细而涩。

治则：行气活血，化瘀止痛。

方药：血府逐瘀汤加减。

常用药：当归、生地黄、桃仁、红花、枳壳、赤芍、柴胡、甘草、桔梗、川芎、牛膝等。

本方以破血行滞而润燥之桃仁，活血祛瘀以止痛之红花，共为君。赤芍、川芎助君药活血祛瘀，牛膝活血通经、祛瘀止痛、引血下行，共为臣。生地黄、当归、赤芍养血益阴，清热活血；桔梗、柴胡宽胸行气，共为佐。桔梗载药上行，兼有使药之用；甘草调和诸药，亦为使药。活血与行气相伍，既行血分瘀滞，又解气分郁结；祛瘀与养血同施，则活血而无耗血之虑，行气又无伤阴之弊；升降兼顾，既能升达清阳，又佐降泄下行，使气血和调[3]。

4. 阳寒血瘀证

患肢破溃处不收口，肉色苍白，口中不渴，畏寒肢冷，肢体麻木，或痿废不用，或局部固定刺痛，肢体紫斑，出血紫暗夹块，舌淡胖或有斑点，脉沉迟而涩。

治则：温阳散寒，活血通脉。

方药：阳和汤加减。

常用药：麻黄、鹿角胶、白芥子、肉桂、甘草、炮姜炭、熟地黄等。

本方中鹿角胶温肾阳，益精血；熟地黄补营血，填精髓。二药合用，温阳补血，共为君药。肉桂温经通脉，姜炭破阴和阳，为臣药。白芥子温化寒痰、通络散结，麻黄解表散寒，均为佐药。生甘草解毒并调和诸药而为使。诸药温阳与补血并用，辛散与温通同施，补中寓散，补而不滞，温散寒凝而不伤正，滋补精血而不恋邪[3]。阳虚明显者重用桂枝，加肉苁蓉、狗脊；气血不足，加党参、黄芪；阴寒重，加附子。

5. 肝肾阴虚证

足局部溃口色暗，肉色暗红，久不收口，腰膝酸软，双目干涩，耳鸣耳聋，手足心热或五心烦热，肌肤甲错，口唇舌暗，或紫暗有瘀斑，舌瘦苔腻，脉沉弦[3]。

治则：调补肝肾，活血通络。

方药：六味地黄丸加减。

常用药：熟地黄、山药、山茱萸、牡丹皮、泽泻、茯苓、三七、枳壳等。

本方重用熟地黄填精益髓，滋补阴精为君药。臣以山茱萸补养肝肾，山药双补脾肾。君臣相伍，肝、脾、肾三阴并补，以熟地黄用量独重，故以补肾为主。泽泻利湿泄浊，并防熟地黄之滋腻，牡丹皮清泄相火，并制山茱萸之温涩，茯苓健脾渗湿，配山药补脾而助运，共为佐，即"三泻"。"三补"配"三泻"，以补为主；肝、脾、肾三阴并补，以滋补肾阴之阴精为主[3]。若口干、胁肋隐痛不适，加生地黄、白芍、沙参；腰膝酸软，加女贞子、墨旱莲。

6. 脾肾阳虚证

足发凉，肤温低，皮肤苍白或紫暗，冷痛，间歇性跛行，足部剧痛，夜间甚，严重者趾端干黑，逐渐扩大，腰酸，畏寒肢凉，肌瘦乏力，舌淡，苔白腻，脉沉迟无力或细涩，趺阳脉弱或消失。

治则：温补脾肾，活血通络。

方药：金匮肾气丸加减。

常用药：制附子、桂枝、熟地黄、山药、山茱萸、茯苓、泽泻、牡丹皮、黄精、枸杞子、三七、水蛭粉（冲）、海藻。

本方用熟地黄为君药，滋补肾阴，益精填髓。山茱萸补肝肾，涩精气，山药健脾气，固肾精，二者配与熟地黄增加补肾填精之效；附子、桂枝温肾助阳，均为臣药。茯苓健脾益肾，泽泻、牡丹皮利湿而降相火，为佐药。诸药合用，"三补三泻"，合少量温热之品，阴中求阳，阴阳并补，以补阳为宗，鼓舞肾气。肢端不温，冷痛明显，重用制附子，加干姜、木瓜；气虚明显，重用黄芪。

7. 气血两虚证

患足疼痛，肌肉萎缩，皮肤干燥或浮肿，坏死组织脱落后创面久不愈合，肉芽暗红或淡而不鲜，疮色棕灰，脓似粉浆污水，气味恶臭，脓腐难脱。舌淡尖红有齿痕，苔腻，脉沉细无力。

治则：益气补血，活血通络。

方药：人参养荣汤加减。

常用药：人参、白术、茯苓、甘草、陈皮、黄芪、当归、白芍、熟地黄、五味子、肉桂、远志等。

本方由八珍汤加减而来，较八珍汤多远志、陈皮、五味子，并去川芎之辛窜，有益气生血、宁心安神之效。方中人参、黄芪、甘草补脾肺元气，当归、熟地黄、白芍补血，六味同用起气血双补、脾肺俱调之效。白术、茯苓健脾，与人参、黄芪、甘草同用增强补益脾气之功。五味子、远志宁心安神，肉桂大热，引药入营生血，陈皮理气，使诸药补而不滞。全方脾、肺、心三脏并补，气、血、神三者均养。气虚明显者重用黄芪，加党参；血虚明显者加熟地黄、鸡血藤。

引起糖尿病足患者血糖控制不佳的常见因素有足部感染严重、疼痛刺激、正在使用影响血糖的药物（如利尿剂、糖皮质激素等）、肝功能严重受损、存在其他感染或其他疾病因素、饮食不规律（如随意加餐，或因胃口不佳打乱进食频率和分量等）、情绪不良、失眠等。如有以上情况需主诊医生细心观察，对因治疗，同时运用中医辨证思维随证治之以缓解症状、提高疗效。

（二）中成药

1. 复方三七丸（本院制剂*）

功效：行气活血，化瘀止痛。适用于瘀血阻络型。用法用量：4g口服，2次/日或3次/日。

2. 解毒祛瘀片（本院制剂）

功效：清热解毒，养阴活血。适用于阴虚毒盛型。用法用量：4片口服，3次/日。

3. 通阳活血颗粒（本院制剂）

功效：适用于阳寒血瘀证。用法用量：10g口服，3次/日。

4. 生肌片（本院制剂）

功效：益气补血，活血通络。适用于气血两虚型。用法用量：6片口服，3次/日。

5. 鹿角胶囊（本院制剂）

功效：温阳散寒，活血通脉。适用于阴疽、阳寒血瘀。用法用量：3粒口服，3次/日。

6. 参芪扶正注射液

功效：益气补血，适用于气血两虚型。用法用量：250mL静滴，1次/日，14日为1个疗程。

7. 灯盏细辛注射液

功效：行气活血，化瘀止痛。适用于本病各型瘀血阻络者。用法用量：20mL加入生理盐水250mL静滴，1次/日，14日为1个疗程。

二、中医特色非药物疗法

（一）中药足浴熏洗

中药足浴熏洗（图5-1）通过选配适当的中草药熬成中药水进行足浴，其中的有效中药成分在热水的热力帮助下，渗透进皮肤毛细血管，进入人体血液循环，达到改善血液黏滞度、扩张血管、缓解肌肉痉挛、治疗疾病的效果。温度一般在38℃以下，浸泡时间约30min，足浴后需要用干毛巾擦净并进行换药。

不同中草药的足浴功效不同，主要有清热化湿解毒法（包括土茯苓、黄连、苦参、马齿苋、明矾等药物，适用于脓液多而恶臭、引流通畅者）、温通经脉法（包括桂枝、红花、土茯苓、苍术、黄柏、毛冬青、忍冬藤等药物，适用于肾阳亏虚、寒邪阻络者）、清热活血化瘀

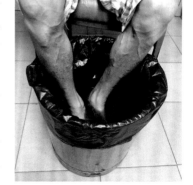

图5-1　中药足浴

---

* 本书中本院制剂指佛山市中医院根据临床需要，经药品监督管理部门批准而配制的，用于本院就诊患者的固定配方制剂。

法（包括大黄、毛冬青、马勃、玄明粉等药物，适用于红肿热痛明显，热毒较甚者）。

（二）穴位按摩、穴位敷贴、针灸治疗

在常规基础治疗上选择足部穴位按摩、穴位敷贴（图5-2）、针灸治疗（图5-3），可改善下肢循环，刺激神经反射，减轻下肢症状，如肢端麻木、疼痛、感觉减退等。湿热毒蕴证治宜清热利湿养阴，选用大椎、曲池以及养老穴为主穴，配穴选择内关、大陵。阳寒血瘀证治宜散寒通络，可选穴三阴交、手三阴、合谷、外关以及八风穴。瘀血阻络型治宜活血化瘀止痛，可选穴足三里、内庭、三阴交和八邪穴。疼痛以下肢后侧为主，为足太阳膀胱经证，选用腰夹脊、秩边、委中、承山、昆仑、至阴；疼痛以下肢外侧为主，为足少阳胆经证，选用腰夹脊、环跳、阳陵泉、悬钟、丘墟；瘀血证配血海、三阴交；气血不足证配足三里、三阴交[4]。如出现贫血，为气血亏虚，机体失养，针以心、脾、肾的背俞穴及足阳明胃经穴为主，选用脾俞、心俞、肾俞、膈俞、足三里、气海、血海；脾肾阳虚配关元、命门；肾阴亏虚配太溪、复溜[4]。如出现失眠，为心神不宁，或阳盛阴衰，阴阳失交之故，应交通阴阳，宁心安神，取阴、阳跷脉及手少阴心经穴为主，选用照海、申脉、神门、三阴交、安眠、四神聪[4]。若取穴遇溃疡处应避开此穴，另选他穴。

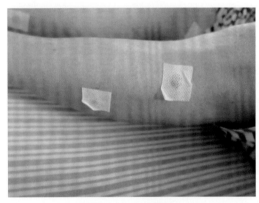

图5-2　穴位敷贴

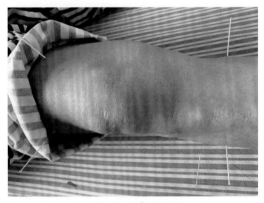

图5-3　针灸治疗

（三）温通刮痧、火龙罐治疗

温通刮痧是以经脉、俞穴、全息理论为基础，运用能量艾灸杯作为工具，同时将艾灸、刮痧、导引按跷有机结合在一起的疗法。操作方法：将艾炷插入艾灸杯中点燃，用艾灸杯边缘及杯身进行刮痧治疗，杯体在治疗部位循环往复。温通刮痧疗法结合了艾灸温阳补中与刮痧祛邪的优势，对于表证、寒证、虚证均具有良好的效果。但需注意，为糖尿病患者治疗时手法须轻柔，不要强行出痧，做到出痧疹而不出血，防止皮肤破损，也慎在皮肤已破损部位进行治疗。对糖尿病周围神经病变患者出现肢体发凉、麻痹、痛等症状改善有一定临床疗效。

火龙罐综合灸（图5-4、图5-5）治疗糖尿病周围神经病、糖尿病周围血管病变有一定效果。具体操作：在患者的双侧小腿皮肤涂上陈渭良伤科油（本院制剂），运用火

龙罐结合点、振、叩、碾、推、按、拨、揉等多种手法同时操作治疗，每个部位操作20min。操作过程中操作者放松手腕，以揉、按、点、振为主，给力需要巧劲，不能在患者身上施加压力，持罐的双手要随时感受罐体温度，双手配合共同双向振动，于患处或疼痛点上下振动加旋转，左右摇摆用力时注意询问患者的感受，防止烫伤[5]。

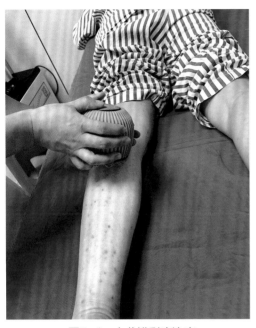

图5-4　火龙罐刮痧治疗

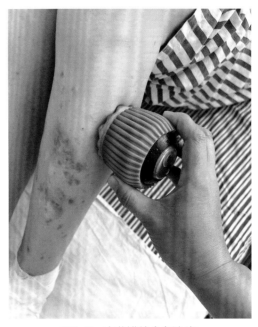

图5-5　火龙罐综合灸治疗

（四）艾灸

艾灸治疗糖尿病的穴位有腹部、背部及肢体上的穴位（图5-6），腹部的穴位可选章门、神阙、天枢等，背部的穴位可选胰俞、脾俞、三焦俞，下肢穴多选三阴交、太溪等，以"通其经脉，调其气血"，调和阴阳，祛邪扶正，达到阴平阳秘，则病自愈。对糖尿病胃肠神经病变，尤其胃轻瘫患者有一定疗效[6]。

三、中医三期辨证内外治疗

本专科根据多年的经验，充分运用祖国医学的优势，特别强调外科清创对糖尿病足至关重要，对非缺血性的糖尿病足肌腱变性坏死症主张尽早切开清创，清除变性坏死肌腱及坏死组织，使引流通畅，进

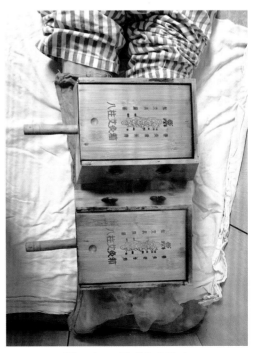

图5-6　下肢艾灸盒治疗

而防止继发感染沿肌腱组织发展，减轻局部及全身症状。

根据消渴脱疽创面的3个不同阶段的临床特点进行中医辨证分期——消肿祛腐期、祛腐生肌期（又分早期和后期）、皮肤生长期，外用中药制剂（伤科黄水纱、玉红纱、伤科黄油纱），进行中药化腐清筋术、中医蚕食术、中医鲸吞术、中药涂擦术、中药溻渍术、中药箍围术、中医切割术、中医搔刮术等，且辨证内服中药膏方或中药汤剂，联合中医特色非药物治疗手段，本专科创立了"消渴脱疽三期辨证内外序贯疗法"，形成中医临床路径规范应用于临床，取得了较好的临床疗效。

（一）消肿祛腐期

[**全身表现**]壮热，烦渴欲饮，烦躁不宁，尿少便干或便秘，舌红绛，苔黄厚腻或燥，脉弦滑数或弦细数。

[**局部表现**]患肢局部猩红漫肿，皮温升高，伤口坏死组织和分泌物较多，伴有恶臭，可有疼痛或不痛，趺阳脉弱或不可触及或洪大数滑（图5-7）。

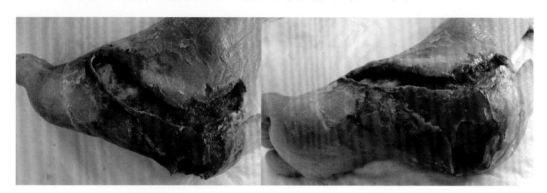

A 足外侧创面　　　　　　　　B 足跟、足底创面

图5-7　消肿祛腐期创面

[**中医外治技术**]中药化腐清筋术、中医鲸吞术、中医蚕食术、中药溻渍术。

[**中医外用药物**]伤科黄水纱（图5-8）、玉红膏（纱）。

具体操作：在患肢血液循环良好前提下，评估创面缺血与感染区域的权重，准确把握清创范围和深度，采用中医鲸吞术或蚕食术清除已坏死游离的腐烂皮肤、肌肉、肌腱，甚至骨质；对于明显肿胀尚未液化的创面感染区域，因肿胀而影响药物到达，此时应避免过早大面积清创，宜采用中药溻渍术，局部湿敷伤科黄水（纱）（如图5-9），该药物含有黄连、栀子、明矾、紫草、薄荷等成分，紫草、栀子具有凉血、活血、化瘀、软坚散结之功，黄连有清热燥湿、泻火解毒的功能，明矾外用起解毒杀虫、燥湿止痒之功效，薄荷辛香走窜、行气活血，诸药物直接作用于创面，使腐败组织加速液化以便清除，减少毒邪旁窜、侵骨及内陷的发生，加速伤口的愈合，起到抗炎消肿、活血化瘀、祛腐生新的作用。可在2～3日内明显减轻患肢红肿，局限炎症，避免感染扩散。足部红肿热痛减轻后予中医蚕食法清创，根据创面渗液情况，每日换药1～2次。

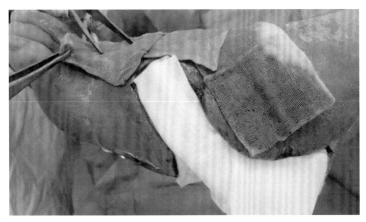

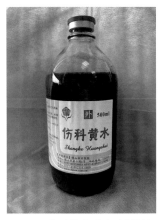

图5-8　创面湿敷伤科黄水纱　　　　　图5-9　伤科黄水（本院制剂）

[辨证内服膏方或中药汤剂]

常见证型：湿热毒蕴证。

治法：清热化湿，解毒消肿。

推荐方药：祛毒消肿膏（图5-10）或四妙勇安汤合茵栀莲汤加减。

常用方药及服法：黄芩12g、黄柏12g、黄连12g、当归10g、蒲公英12g、生石膏30g、茵陈30g、藿香15g、佩兰12g、金线莲2g。1日服用2次，每次10～15g。

中药汤剂组分：金银花30g、玄参15g、当归20g、牛膝15g、黄柏15g、茵陈30g、栀子10g、半边莲15g、连翘15g、紫花地丁15g、桔梗10g。1 000mL水煎煮至600mL，1日分3次服，每次200mL。

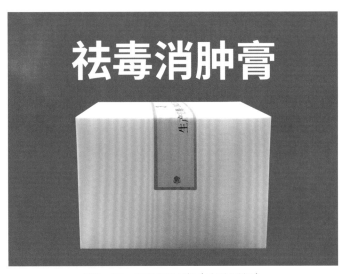

图5-10　祛毒消肿膏（本院制剂）

（二）祛腐生肌期

局部经外敷伤科黄水纱2～3日，红肿明显消退后，对局部坏死组织进行蚕食法清创。配合可见光治疗（蓝光）照射20min。如坏死面积大时，请骨科配合行清创术。清创后每日进行局部换药护理2次。

1. 祛腐生肌早期

[全身表现]高热已退，或热势下降，精神倦怠，纳呆胸满不适，便秘或稀烂，舌红苔黄，脉弦滑数。

[局部表现]伤口肿胀明显消退，坏死组织和分泌物仍较多，有少许新鲜肉芽组织生长（图5-11）。

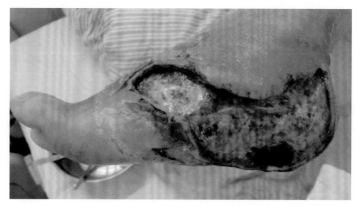

图5-11　祛腐生肌早期创面

[中医外治技术]中医蚕食术、中药溻渍术、中药箍围术。

[中医外用药物]伤科黄水纱、玉红膏（纱）（图5-12）、伤科黄油纱。

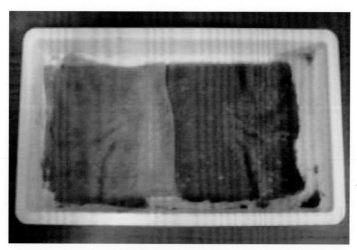

图5-12　玉红纱

具体操作：每日换药2次，如分泌物较多时，建议使用Ⅲ型安尔碘（皮肤黏膜专用）清洗，继续使用中药溻渍术，在创面感染明显区域予Ⅲ型安尔碘棉球适当浸润片刻，有肉芽生长及分泌物减少的区域，可用生理盐水清洗，期间应注意不宜过度冲洗，防止细菌或污物沿肌腱、肌膜间隙扩散。并用组织剪以蚕食术或鲸吞术分次剪去坏死组织或进行超声清创，并刺激局部组织，促进肉芽生长。如坏死面积大或需行截趾时，请外科医师配合行外科清创术。处理后局部可用可见光（蓝光）治疗20min。内层敷料选用玉红纱束毒、拔脓或做窦道引流，对于具有活性但外露的骨质和肌腱，均可予玉红纱覆盖以达到保湿作用，并避免其失活及发黑坏死，玉红纱具有清热解毒、祛腐生肌的作用，能加速肉芽组织生长，使用中药箍围术外层敷料选用伤科黄水纱，起到截毒、束毒、消肿之功。视渗液情况，每日换药1～2次。

2. 祛腐生肌后期

[全身表现]已无发热，精神好转，胃纳转佳，二便调，舌红厚腻苔消退或苔干少津，脉细或弱。

[局部表现]伤口坏死组织和分泌物明显减少，有较多新鲜肉芽组织长出（图5-13）。

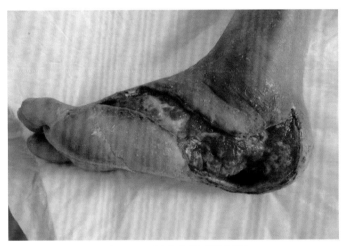

图5-13 祛腐生肌后期创面

[中医外治技术]中医蚕食术、中药溻渍术、中药箍围术。

[中医外用药物]伤科黄油纱（图5-14）、玉红膏（纱）。

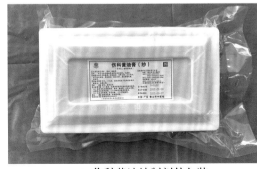
A 伤科黄油纱制剂外包装

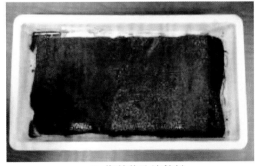
B 伤科黄油纱敷料

图5-14 伤科黄油纱

具体操作：每日换药1次，可用安尔碘抗菌液或生理盐水清洗，用玉红纱外敷溃疡面，玉红膏具有清热解毒、祛腐生肌的作用，能加速肉芽组织生长。外敷药物选用原则与祛腐生肌早期基本相同。

[辨证内服膏方或中药汤剂]

常见证型：气血两虚证、瘀血阻络证。

治法：益气养血、行气活血、化瘀止痛。

推荐方药：活血止痛膏（图5-15），早期选用顾步汤加减，兼血瘀者，合用血府逐瘀汤。

常用方药及服法：黄芪30g、金银花15g、黄柏15g、苍术15g、薏苡仁30g、玄参15g、当归10g、白芍20g、甘草10g、水蛭3g、蜈蚣1条、全蝎3g。1日服用2次，每次10～15g。

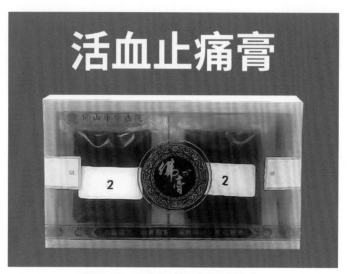

图5-15　活血止痛膏（本院制剂）

中药汤剂组分如下。

顾步汤：黄芪30～60g、当归20～30g、石斛15g、川牛膝10g、太子参20～30g、金银花15g、紫花地丁15g、蒲公英30g、菊花15g。1 000mL水煎煮至400mL，1日分2次温服，每次200mL。

血府逐瘀汤：当归20g、生地黄20g、桃仁10g、红花10g、枳壳15g、赤芍15g、柴胡15g、甘草10g、桔梗10g、川芎10g、牛膝10g。800mL水煎煮至400mL，1日分2次温服，每次200mL。

[中医特色技术]此时期可适当选用背腧穴平衡拔罐疗法、下肢温通灸法、循经刮痧疗法。均可取得较好的协同辅助治疗作用。

（三）皮肤生长期

[全身表现]时有精神疲累，时有口干，长期卧床站立后发作头晕，舌淡红或白，苔薄或少，脉细或弱。

[局部表现]伤口的新鲜肉芽组织基本长满创面（图5-16），创面明显缩小，见表

皮爬行生长，或出现创缘角化增厚（图5-17）。

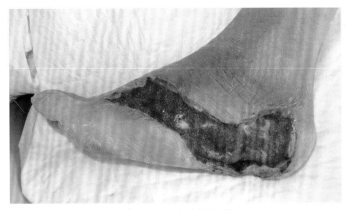

图5-16　皮肤生长期

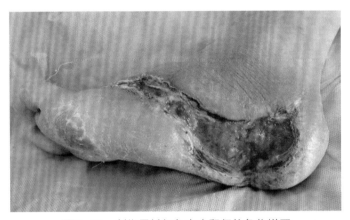

图5-17　创缘见粉红色表皮爬行伴角化增厚

[中医外治技术]中药涂擦术、中药切割术（用于角化或胼胝的处理）、中医搔刮术（用于肉芽老化的处理）、中医缠缚术（用于肉芽水肿的处理）。

[中医外用药物]伤科黄油纱。

具体操作：先用生理盐水清洗创面后，用可见光治疗（红光）照射20min，然后应用黄油纱外敷，隔日换药1次。黄油纱含有黄芩、黄柏、地榆等成分，具有清热解毒、凉血散瘀、止血生皮的功效，且为油性纱，不易干燥，与创面不发生粘连，可避免撕开敷料时破坏新生皮肤，加速皮肤生长，缩短创面愈合时间。遇到伤口边缘钝化或卷边，可作适当修剪，去除高凸皮表的水肿肉芽或纤维角化表皮，使创缘与创面肉芽平齐或较后者稍高，对于部分肉芽生长稍缓慢的缝隙或干净窦道，可施加外力纱块压迫包扎处理，使其肉芽紧贴生长，促进表皮爬行，创面外观重塑愈合。

[辨证内服膏方或中药汤剂]

常见证型：气血两虚证。

治法：补气养血，托里生肌。

推荐方药：托里生肌膏（图5-18）或人参养荣汤或八珍汤加减。

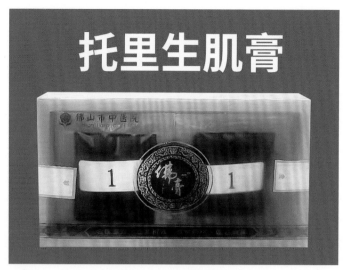

图5-18　托里生肌膏

常用方药及服法：党参30g、白术15g、茯苓20g、甘草6g、当归10g、川芎10g、熟地黄15g、白芍15g、鹿血晶3g、山药20g。1日服用2次，每次20～25g。

中药汤剂组分：人参15g、白术15g、茯苓15g、甘草10g、陈皮10g、黄芪30～60g、当归15～20g、白芍15g、熟地黄15g、五味子10g、桂心5g、远志15g。1 000mL水煎煮至400mL，分次温服，每次200mL。

[中医特色技术]此时期可适当选用腹背部温阳罐或火龙罐疗法、下肢温通灸法、循经刮痧疗法。均可取得较好的协同辅助治疗作用。

后记（出院随访）：创面完全愈合（图5-19），创面愈合后瘢痕修复良好（图5-20）。

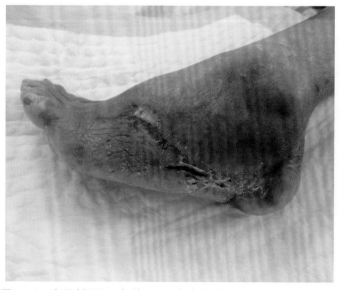

图5-19　左足创面见一长约11cm愈合瘢痕，局部见皮肤角化增厚

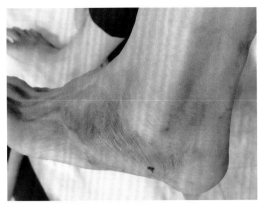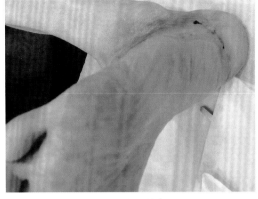

A　左足外侧　　　　　　　　　　　　B　左足跟足底

图5-20　左足创面瘢痕修复良好，外观光滑，未见角化增厚

四、科研成果

佛山市中医院内分泌糖尿病科是国家中医药管理局重点专科，佛山市高水平医院"登峰计划"建设单位，省级临床教育基地。率先开展糖尿病足诊治工作已有24年，2016年至今先后成为佛山市糖尿病足防治研究中心，佛山市糖尿病足病防治工程技术研究中心，广东省糖尿病足病专科联盟中心单位，中国创面修复培育单位。

2019年获得佛山市中医院高水平医院建设"登峰计划"项目：建立区域糖尿病足中心获资助1 300万元。完善中医三期辨证外治法治疗糖尿病足，建立内外兼治防治DFU发生的循证评价体系；发现糖尿病足与甲基乙二醛（MG）、细胞基因、肠道菌群的相关性，为糖尿病足早期防治提供依据；创制出应用于糖尿病足患者的中药新型现代敷料，促进产业转化；推动糖尿病足清创机器人的研发，解决糖尿病足的清创困难问题；建立糖尿病足网络数据智能化管理体系，推动糖尿病足防治的社会化开展；把中心建设成为区域性糖尿病足病的防治中心。

2021年获佛山市科技局佛山市糖尿病足病防治工程技术研究中心认证。"中西医综合防治糖尿病足的研究与应用平台建设"获得佛山市科技局50万元资助并最终通过验收。2022年我科作为牵头单位，联合广东省内外泛珠三角地区共45家综合性医疗机构成立粤港澳中医糖尿病足联盟，通过"一医一护"上下联动、双向转诊模式，建立糖尿病足的闭环管理，即预防—筛查—检查—治疗—康复—随诊—预防，让危重疑难病患得到高效诊治；稳定未愈病患得到合理接续治疗，有助于缩短住院天数、加快病床周转率，加强糖尿病足门诊患者院前院后专科序贯治疗，解决临床救治需求，提升临床诊治能力水平，为广大糖尿病足患者提供更全面、更优质、更到位的专业医疗服务。

目前该科每月接诊糖尿病足患者上千人次，每年收治糖尿病足患者500余人次，完成上万例糖尿病足创面修复案例，病源区域覆盖广东省内外泛珠三角地区，具有充足的病源和强大的专科实力，每年创收1 300万元。

具体成果如下：

（1）引进李佃贵、唐祖宣等国医大师。

（2）与中山大学等国内知名高校合作，开展干细胞治疗糖尿病足等相关高水平课题研究9项。

（3）研发糖尿病足清创机器人。

（4）远赴西藏、贵州等地区，进行糖尿病足流行病学调查，推进当地糖尿病足治疗方案的完善。

（5）成立粤港澳糖尿病足中医联盟。

（6）引进糖尿病足管理平台等先进软件和设备。

（7）成立网络大数据中心。

（8）获得专利4个。

（9）立项课题5项。

（10）发表中英文论文16篇、专著1部。

（11）通过举办学习班、患者宣教等方式，宣传和推广成果。

（魏爱生　陈苹　刘天　劳美铃　张珏）

● 参考文献

［1］　中华医学会糖尿病分会，中华医学会感染病学分会，中华医学会组织修复与再生分会. 中国糖尿病足防治指南（2019版）（V）［J］. 中华糖尿病杂志，2019，11（6）：387–397.

［2］　陆灏，倪青，柳国斌，等. 糖尿病足病中医病证结合诊疗指南［J］. 中医杂志，2021，62（12）：1099–1104.

［3］　李翼. 方剂学［M］. 北京：中国中医药出版社，2012.

［4］　高树中，杨骏. 针灸治疗学［M］. 北京：中国中医药出版社，2016.

［5］　王智伟，肖静，杨洋，等. 中医综合康复护理对糖尿病周围神经病变的影响［J］. 福建中医药，2020，51（3）：87–88.

［6］　陈丽梅，王玮玮，姜樱娜，等. 艾灸治疗糖尿病及并发症作用机制研究进展［J］. 中华中医药杂志，2020，35（3）：1372–1375.

第六章 糖尿病足的常用治疗技术

第一节 创面评估

一、创面常用评估项目[1]

对DFU创面的评估需准确反映溃疡的部位、大小、深度、基底颜色、组织坏死情况、疼痛评分、创面微生物情况、溃疡周围炎症反应的范围、骨暴露或骨探查情况，并重视深部潜行的窦道或组织间隙的探查。创面评估项目具体列举如下。

（一）糖尿病足分级分类（参见第三章第一、第二节内容）

（二）创面部位

在足部展示图上用数字标出创面的位置，并用文字简要描述，下面我们举例说明。

（图6-1至图6-4）

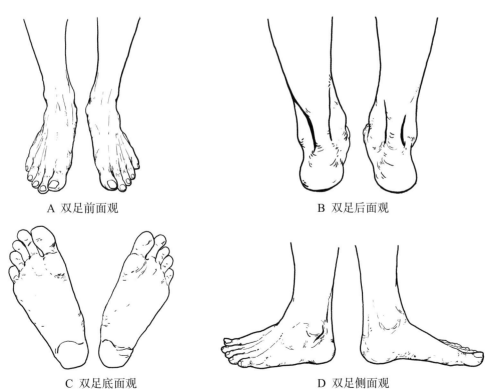

A 双足前面观   B 双足后面观

C 双足底面观   D 双足侧面观

图6-1 足部不同方位示意

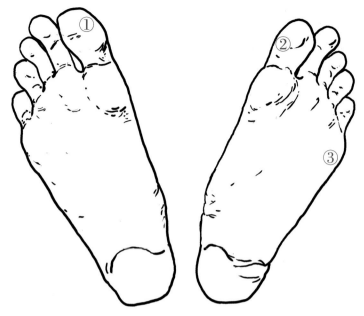

①右足拇趾趾腹内侧上方；②左足拇趾趾腹内侧；③左足底第5跖趾关节处。

图6-2　双足底面观对应创面部位

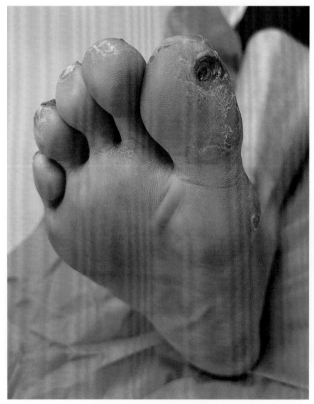

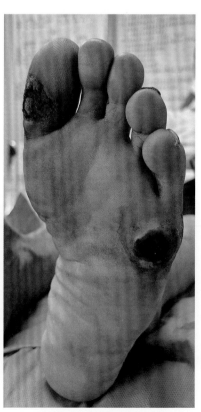

图6-3　右足底创面部位　　　　　　　　　图6-4　左足底创面部位

（三）创面大小

身体的纵轴为长，测量最长和最宽，同时探测深度长×宽×深，单位统一用厘米（cm）表示（图6-5、图6-6）。

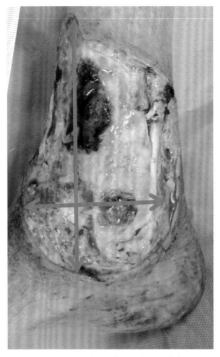

图6-5　创面大小测量示例

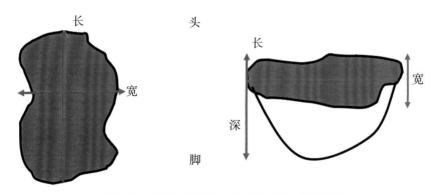

图6-6　创面大小测量（长、宽、深）简明标识

（四）创面潜行深度

用时钟的顺时针方向描述，用几点钟表示，头部为12点，脚部为6点，其余部位类推。记录潜行或窦道的深度，统一用厘米（cm）表示（图6-7至图6-9）。潜行的测量：用无菌探针度量深度，顺时针方向，轻柔地探查最深的水平面深度。窦道的测量：用无菌探针度量深度，轻柔地探查深的部位。测量示例如图6-10。

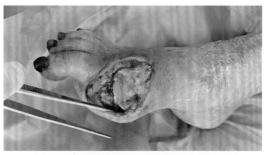

图6-7 潜行

伤口皮肤边缘与伤口基底之间的袋状空穴。

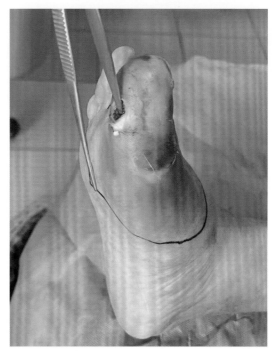

图6-8 窦道

周围皮肤与伤口基部形成纵行腔隙，能探到腔隙的底部/盲端。

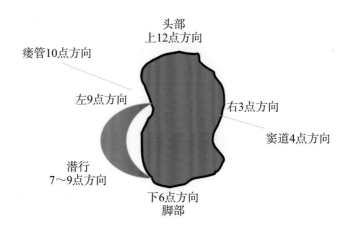

图6-9 潜行、窦道/瘘管等定位、测量方法说明

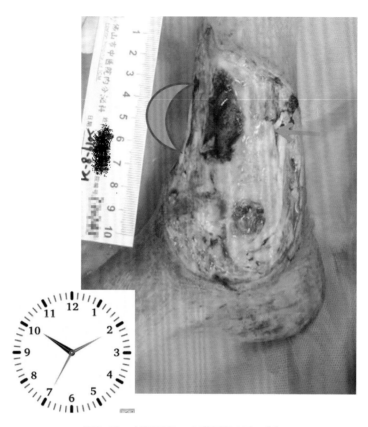

图6-10 创面潜行、窦道测量方法示例

潜行：8～10点方向，深度0.5cm；窦道：4点方向，深度1cm。

（五）创面基底的颜色

常用黄色、黑色或红/粉红色等几种色泽描述。用"%"表示占伤口总创面比例，如使用25%、50%、75%、100%来记录显示，例：黑色坏死面积占伤口的50%，黄色腐烂组织占50%（图6-11至图6-14）。

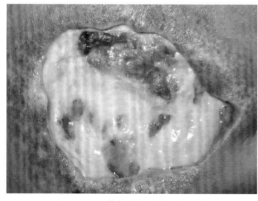

图6-11 黄色创面（炎症期）

基底95%黄色、黄白色、黄绿色，5%红色，有块状腐烂组织。

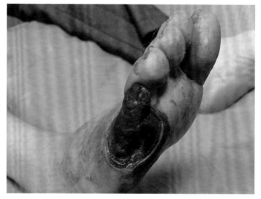

图6-12 黑色创面

基底100%黑色，缺乏血液供应的坏死组织，伴有软或硬结痂。

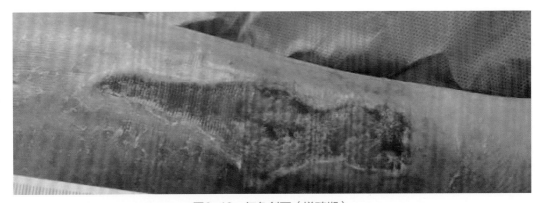

图6-13 红色创面（增殖期）

有明显边界，且有肉芽组织增生，基底25%暗红色、25%浅红色、50%深红色。

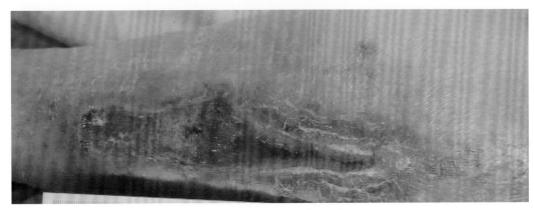

图6-14 粉色伤口（重塑期）

有新生的上皮组织覆盖，基底5%粉红色/白色，95%红色。

（六）创面渗液评估

（1）渗液性质：①清澈（图6-15）；②浆液性（图6-16）；③血性（图6-17）；④脓性（图6-18）；⑤混合性（图6-19）。

（2）渗液量：用干燥、湿润、潮湿、浸透、漏出表示（图6-20至图6-24）。伤口渗液量处于湿润、潮湿，有利于促进伤口的愈合。

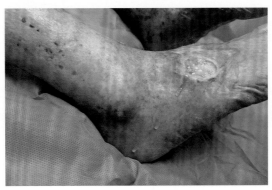

图6-15 清澈渗液

患者右足背溃烂创面流出清澈液体。

干燥：没有可见的湿润，第一层敷料没有浸渍。

湿润：可见少量渗液，第一层敷料有微量浸渍。

潮湿：可见少量渗液，第一层敷料有大量浸渍。

浸透：第一层敷料潮湿及穿透至外敷料。

漏出：全层敷料已浸透及渗液溢出。

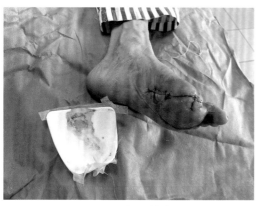

图6-16　浆液性渗液

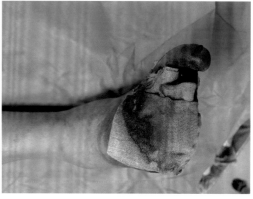

图6-17　血性渗液

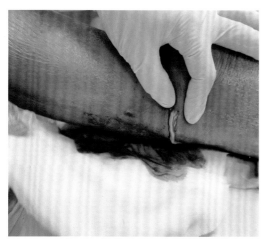

图6-18　脓性渗液

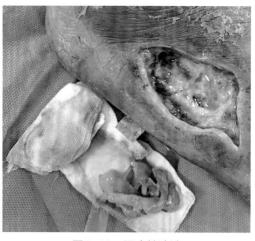

图6-19　混合性渗液

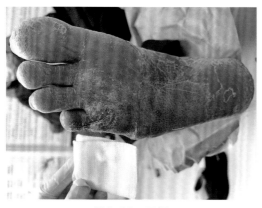

图6-20　干燥

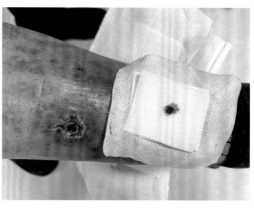

图6-21　湿润

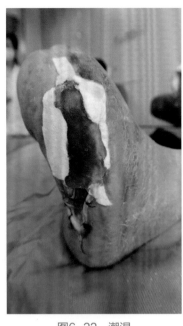

图6-22 潮湿

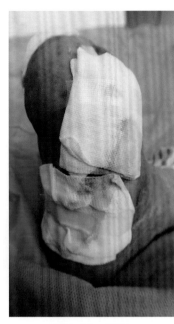

图6-23 浸透

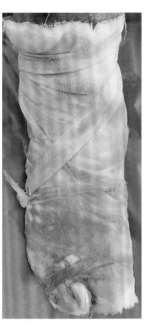

图6-24 漏出

（3）渗液气味性质：①无臭味；②恶臭；③腐臭；④腥臭；⑤霉臭；⑥粪臭。常用气味分级方法如表6-1、表6-2。

表6-1　Grocott分级法（2001年）

分级	描述
0级	一进入房间/病房/诊室即闻到气味
1级	距患者一个手臂的距离闻到气味
2级	少于一个手臂的距离闻到气味
3级	接近患者手臂闻到气味
4级	只有患者可闻到
5级	无气味

图6-2　Haughton分级法（1995年）

分级	描述
强烈恶臭	未更换敷料，距离患者2～3m可闻到的气味
中度恶臭	移除敷料，距离患者2～3m可闻到的气味
轻度恶臭	移除敷料，更接近患者闻到的气味
无恶臭	移除敷料，在患者床边未闻到气味

（七）创面周围皮肤（周围炎症反应范围）评估

创面边缘外围最长4cm范围内的区域，常见有发红/水肿/浸渍/皮损/其他特殊情况的文字描述（图6-25至图6-28）。

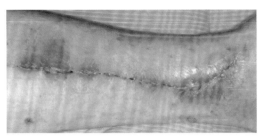

图6-25　创面周围皮肤发红

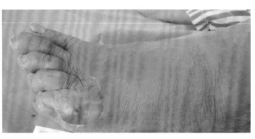

图6-26　左足第5趾外侧皮肤红肿明显

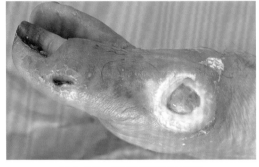

图6-27　创面周围皮肤浸渍

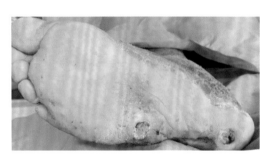

图6-28　创面周围皮肤增厚

（八）创面边缘评估

常见有钝化/卷边/分界清楚、附着良好/其他（如附着不良等）情况的描述（图6-29）。

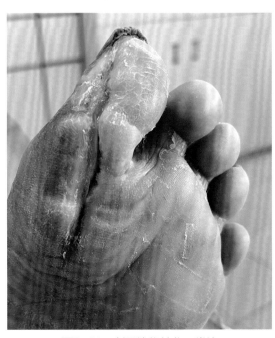

图6-29　创面边缘钝化、卷边

（九）创面组织暴露情况评估

常见有肉芽/血管/肌腱/骨质（关节面）/内固定器/其他特殊情况的文字描述（图6-30）。

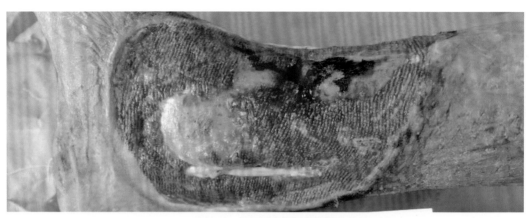

图6-30　创面组织暴露情况

创面可见有活力的肉芽组织（新鲜红色组织），失活的组织（黄色腐烂组织及黑色坏死组织），骨质、肌腱外露。

（十）疼痛评估

针对糖尿病足患者群体选用Wong-Baker面部表情疼痛量表进行疼痛评估（图6-31）。

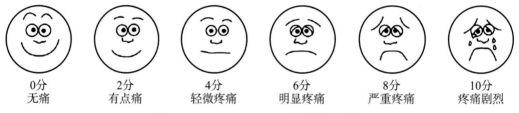

| 0分
无痛 | 2分
有点痛 | 4分
轻微疼痛 | 6分
明显疼痛 | 8分
严重疼痛 | 10分
疼痛剧烈 |

图6-31　Wong-Baker面部表情疼痛表

图6-31由6张从微笑或幸福直到流泪的不同表情的面部象形图组成，对于老年人或文化教育程度低的患者均适用。

（十一）创面检测评估

留取创面分泌物或组织行微生物学检查，有一般细菌培养及鉴定、厌氧菌培养及鉴定、荧光真菌镜检等。经过培养获得细菌种属和抗菌谱（详见"第二节　微生物的采集"）。

二、创面评估方法新进展[2、3]

1. 传统方法

临床创面评估的传统方法采用文字描述的病历资料和创面评估单，评估信息点包括：①用直尺等工具测量伤口的长度、宽度；②用探针等测量创面深度、潜行、窦道；③用注射器和生理盐水测量伤口的容量。

2. 评估方法新进展

随着医疗信息技术的发展，逐渐开启信息化数据管理系统对创面的评估，多种信息管理平台和信息化医疗设备应运而生。通过机器学习算法可以实现对大数据的高效管理，也为预防和治疗疾病、降低医疗成本、推动医疗信息化发展提供了新方法。

传统方法与机器学习算法在临床创面评估方法中的对比（如表6-3）。

表6-3　传统方法与机器学习算法在临床创面评估方法中的对比

创面评估方法		传统方法	机器学习算法
创面相关数据来源		病历和压力性损伤评估单	创面评估软件和相关信息化系统
数据存储载体		纸质载体	数字化载体
数据类型		文字	文字及图片
创面测量	测量工具	直尺、探针、镊子等	装有红外线摄像头的平板电脑等移动设备
	测量内容	粗略计算面积和深度	精细计算面积、深度和体积
	测量操作	通过工具对创面进行侵入性操作	通过拍照对创面进行非侵入性操作
创面分析		依据经验主观评估	依据数据客观评估
压力性损伤分期分析	创面组织分析	仅可识别创面组织类型	可精确分析肉芽、腐烂组织和痂皮等组织各占创面百分比
	创面愈合趋势分析	依据护理人员治疗经验估计	利用患者信息化数据生成愈合趋势曲线

3. 我院自主研发糖尿病足网络管理综合平台

佛山市中医院内分泌科自主研发的糖尿病足网络管理综合平台于2020年完成首期软件电脑端和小程序开发，并投入临床使用。至今已上线应用近3年，记录和储存了大量糖尿病足患者疾病信息及翔实的足部系列照片。这是广东省首个集医疗资料归档、护理指导、患者健康教育于一体的糖尿病足网络管理综合平台，未来将计划推广至其他三甲医院和基层医院使用，实现对糖尿病足患者全方位、多角度、全程管理，提升专科服务能力和健康科普水平。

借助该平台，我科医护人员可在软件电脑端对每一位接诊的糖尿病足患者进行信息录入、数据整合和统计分析，出院患者可通过小程序及时咨询并随访病情，随时随地学习疾病的防治知识等。医护电脑端软件平台优化了健康档案的查询体验，合并出院患者的病历档案、诊疗记录、诊疗信息，让用户的记录查询更方便、更全面；通过小程序日程管理，可规范患者居家康复行为，如要求出院患者每周上传创面照片，针对创面情况进行医学咨询等。促进医患交流、电话随访、健康宣教等传统沟通模式，向信息化、新媒体、多渠道综合管理模式转化。

该平台的建立有助于实现佛山市中医院对省内外糖尿病足患者的高效全程管理、医护患互动、远程医疗技术开展和平台资源共享等，缩短糖尿病足患者的住院天数，做好高危人群的居家管理和疾病三级防控等。平台系统化管理数据也将助力粤港澳大湾区糖尿病足领域科研创新及新技术的孵化，进一步实现科技成果的转化及利用，造福广大的糖尿病足患者，领跑广东省医学界大数据e时代。

第二节　微生物的采集[4-6]

一、采集方法

（一）伤口分泌物

（1）一般细菌培养及鉴定/一般细菌+真菌培养及药敏：①用无菌生理盐水拭去伤口表面渗出物；②尽量将无菌棉拭子深入创面，紧贴伤口按"Z"形在不同点的基底部取样，用无菌棉签采集正常组织与坏死组织交界部位分泌物，取材后放入无菌培养容器；③采集标本后立即送检（2h内），室温。

（2）厌氧菌培养及鉴定：取材方法同一般细菌培养，用厌氧运送拭子或无菌拭子转运培养基密封送检。

（二）组织标本（指南推荐）

（1）一般细菌培养及鉴定：①在腐烂组织与正常肉芽组织交界处取材，勿只留取腐烂组织或脓液；②用溴甲酚紫肉汤试管呈送；③保存时间≤6日，贮存温度2～8℃。无重复采样限制。

（2）病理检查：在异常组织区域范围内采取"多点分布"方式取材，行快速石蜡切片检查与诊断，取样后用病理科专用标本瓶呈送，或用干燥容器留取后立即送检。

（三）皮肤真菌

荧光真菌免疫检查，由检验科微生物室专业人员或创面处理医护人员，用刮匙轻刮可疑部位的甲屑或皮屑送检。糖尿病足患者或高危足患者常合并足部皮肤真菌感染。

二、采集过程中的注意事项

（1）应在用抗生素之前采样，采样前病灶局部应避免用抗菌药物或消毒剂。

（2）对于大多数开放伤口，采集前应先进行清创，去除表面菌群。

（3）在标本容器上附上标本类型与取材的部位，运送标本必须在安全、密闭的条件下进行。

（4）尽量通过深部组织活检或刮除术留取标本。

（5）当患者对于临床治疗没有反应或是患者需进行耐药菌的感染检测时，进行重复细菌培养；建议治疗后2～3周再次留取标本培养。

（6）检验期间做好室内温度和湿度控制工作，详细记录各项相关检验数据。

三、实施标本采集严格监控措施[7]

在细菌检验标本采集过程中，严格按照标本留取操作规范进行操作是确保检验质量最重要的措施，相关人员只有提高对细菌检验标本采集的认识，加强操作技术的学习，才能够有效保证细菌检验标本的质量。在细菌检验标本采集的过程中，必须密切关注无菌操作、标本取样操作选位的准确性、标本的采集量、标本容器的使用、标本的处理和是否及时送检。在细菌检验标本的管理过程中，还要加强对标本的验收和登记管理，发现不合格或者存在问题的标本坚决予以退回，并且写出书面陈述，准确描述退回的原因，要求采集人员重新采集并送检。为避免出现失误，细菌检验标本最好由医生或者护理人员亲自进行采集，采集完成后要迅速送检或者进行妥善保存。

第三节　敷料的选择[8、9]

目前认为在DFU不同时期采用不同的敷料将有助于溃疡的愈合。常用的敷料包括传统敷料（天然纱布、合成纤维）、功能性敷料（薄膜敷料、水胶体敷料、水凝胶敷料、泡沫敷料、藻酸盐类敷料、亲水纤维敷料、抗菌敷料、含生长因子类敷料、液体敷料、胶原蛋白敷料、自适性负压引流敷料等），以及中医药外用敷料。优先选择具有杀菌、主动吸附或引流渗液、保持创面适度湿性、防粘连等复合功能且高性价比的伤口敷料，也可根据创面情况灵活选择多种单一功能敷料逐层覆盖包扎使用。

一、传统敷料

（一）传统天然纱布（图6-32）

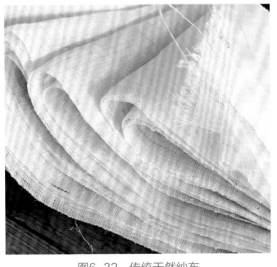

图6-32　传统天然纱布

（1）这是使用最早、最为广泛的一类敷料。

（2）用法：直接覆盖于患处。

（3）优点：强大而快速吸收伤口创面渗出液；生产加工过程比较简单。

（4）缺点：通透性太高，容易使创面脱水；粘着创面，更换时会造成再次机械性损伤；外界环境微生物容易通过，交叉感染的机会较高；用量多，更换频繁、费时，且患者痛苦。

由于自然资源的减少，纱布的成本也在逐渐增加，因此，为了避免过度利用自然资源，出现了应用高分子材料（合成纤维）加工而成的医用敷料，这就是合成纤维类敷料。

（二）合成纤维类敷料

（1）用法：直接覆盖于患处。

（2）优点：便宜、方便购买、透气，与天然纱布相比，吸收性能有所提高，敷料纤维丝不易脱落。

（3）缺点：对伤口愈合没有促进作用，渗液管理能力有限，粘连伤口，对新生上皮组织造成再损伤和导致出血，患者更换敷料后疼痛；不能保湿及防水，有些特殊部位易脱落。

（4）产品：无纺纱布块，医用脱脂棉垫，绷带等（图6-33至图6-35）。

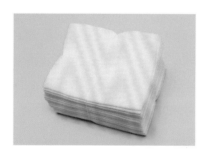
图6-33　无纺纱布块

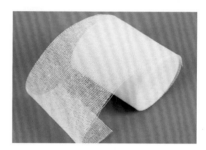
图6-34　绷带

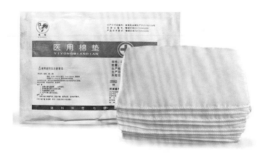
图6-35　医用脱脂棉垫

二、功能性敷料

（一）薄膜敷料

（1）适用于：保护伤口避免外来污染，如静脉留置针部位。可用于表浅伤口、少或无渗液时，如1期、2期压疮。作为第二层敷料，通常和水凝胶结合使用在黑色和黄色腐烂组织上。

（2）优点：可以透气和水。细菌和伤口分泌物不能透过，保持湿性环境，促进溶解、容易观察伤口、顺应身体轮廓。

（3）缺点：吸收能力弱，容易浸渍周边皮肤。不能用在感染伤口上。取出敷料时容易撕伤脆弱的皮肤。

（4）产品：含有聚氨酯薄膜和黏胶的敷料（图6-36、图6-37）。

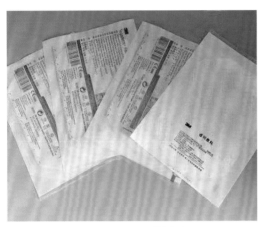
图6-36　3M敷料贴

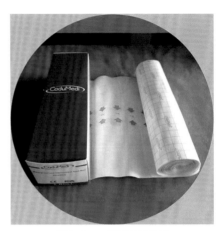
图6-37　医用PU薄膜

（二）水胶体敷料

（1）成分：由羟甲基纤维素钠、明胶、果胶混合形成。外层是半透明薄膜，密闭型敷料。防水、防菌、保湿。脂质水胶体敷料由100%聚酯网、水胶体〔羧甲基纤维素钠（CMC）〕、凡士林构成。

（2）适用于：表浅和部分皮层损伤伤口、小到中量渗液伤口。可作为二级敷料，黄色腐烂组织和黑色坏死伤口（腿部溃疡、褥疮上皮生长阶段、外伤、有中度渗出物的伤口，特别适用于骶部和足跟部溃疡）。是治疗肉芽生长期（红期）创面、表浅伤口、供皮区创面的首选敷料。

（3）优点：湿性愈合环境，加快愈合，更换无痛，避免细菌和水侵入，降低伤口感染的可能性，柔软舒适，防水，可淋浴或擦洗。

（4）缺点：不能吸收渗液，容易造成伤口周边浸渍；造成水蒸气和渗液积在伤口中；可渗透气体和细菌；多数需要外敷固定；停留太久会干燥；较窄、锥形或碗状伤口不易贴敷皮肤，容易走位。

（5）禁忌证：大量渗液或出血伤口；深部真菌病；感染伤口；严重感染伤口请勿使用。

（6）注意事项：容易粘在外科橡胶手套上（操作前可用生理盐水蘸湿手套）；临床出现感染应更换敷料；对于深部伤口、瘘管伤口应将敷料露出一部分；请勿重复灭菌，1次1片，单片无菌包装。

（7）产品：优拓（脂质水胶体敷料）、优拓银（含银离子脂质水胶体敷料）、压力型水胶体创口贴、多爱肤水胶体敷料等（图6-38至图6-41）。

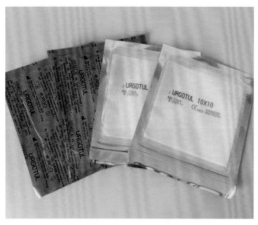

图6-38 优拓（脂质水胶体敷料）

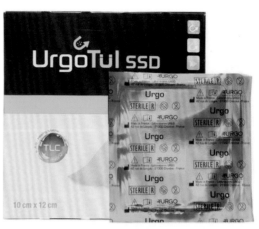

图6-39 优拓银（含银离子脂质水胶体敷料）

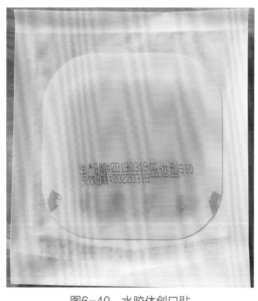

图6-40 水胶体创口贴

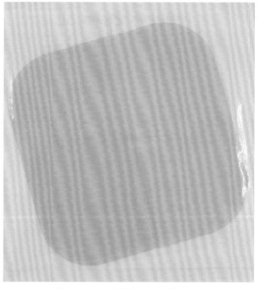

图6-41 多爱肤水胶体敷料

（三）水凝胶敷料

（1）特点：主要含水和不溶于水的聚合物，能水化无生命力的组织，将其从健康组织分离出来。

（2）适用于：3～4级干燥而少量渗液到中等渗液的伤口，浅层伤口，以促进自体清创溶解。

（3）优点：无黏性，易清除；可填充腔隙；保持伤口湿性环境，促进自体溶解清创；促进伤口湿润；促进肉芽组织形成和坏死组织溶解，容易清除；有少到中量的吸收能力。

（4）缺点：不能阻碍细菌的入侵；可浸润伤口周围皮肤；可以快速变干；需要外

层敷料；不适宜渗液多和伤口感染未得到控制的创面。

（5）产品：清创胶、银离子水凝胶等（图6-42、图6-43）。

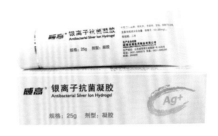

图6-42　水凝胶敷料3903（康惠尔清创胶）　　　　图6-43　银离子水凝胶

（四）泡沫敷料

（1）特点：使用最多的是聚氨酯泡沫和聚乙烯醇泡沫，具有多孔性，气体和水蒸气可自由通过。分为有边型（图6-44）和无边型（图6-45），有黏性和无黏性。促进坏死组织溶解，促进肉芽组织生长，防水，保湿且防菌，吸收中到大量渗液，可在压力下使用。

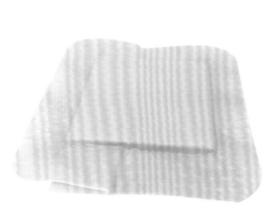

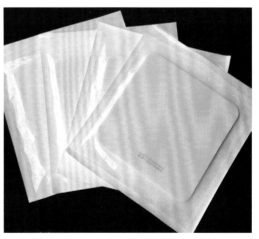

图6-44　有边型、有黏性泡沫敷料　　　　　图6-45　无边型、无黏性泡沫敷料

（2）适用于：表浅和部分皮层损伤伤口、大量渗液伤口、肉芽过长伤口，以及压疮预防，慢性渗出性伤口（压力性溃疡、动脉溃疡、静脉溃疡、糖尿病溃疡、癌性溃疡等）的治疗，急性伤口（Ⅱ度烧伤、供皮区、皮肤擦伤、创伤和术后伤口等）的治疗。

（3）优点：更换敷料时无损伤，无疼痛，可吸收渗液，避免周边皮肤浸渍。柔软舒适，可有效固定难以固定的部位。

（4）缺点：部分难以固定的位置还是容易卷边及脱落，无边型泡沫敷料不防水，患者不能直接洗澡，有边型泡沫敷料可防水。

（5）禁忌证：干燥伤口，密闭型有边泡沫禁用于感染伤口。

（五）藻酸盐类敷料

（1）特点：从海藻中提取出来，是柔软的无纺布纤维，吸收渗液是自身的17～20倍，敷料中的钙盐与血液中的钙盐离子交换，形成凝胶产生止血作用。

（2）适用于：表浅和全皮层损伤的伤口，中到大量渗液的伤口，黄色腐烂组织，黑色坏死伤口，窦道潜行，感染出血肿瘤伤口。

（3）优点：促进血液凝固；高吸收，形成凝胶，保持伤口湿润，促进自体溶解清创；顺应伤口床的轮廓；纤维生物降解无毒；可以无创取出；可以生物降解促进肉芽组织的形成。

（4）缺点：需要外层敷料固定，不适合干的伤口和焦痂的伤口，对感染的伤口不能加盖密闭敷料。少量渗液的伤口用密闭敷料保湿和固定。

（5）产品：藻酸钙伤口敷料、银离子藻酸盐敷料等（图6-46、图6-47）。

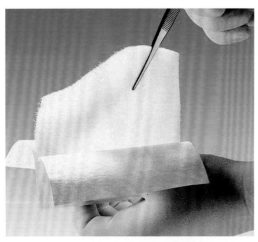
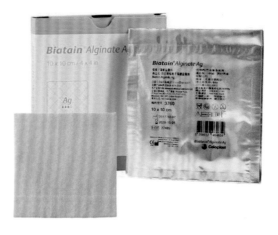

图6-46 藻酸钙伤口敷料　　　　图6-47 银离子藻酸盐敷料

（六）亲水纤维敷料

（1）成分：由羟甲基纤维素纤维制成，柔软纤维。

（2）适用于：少到大量渗液的伤口，裂开的伤口，部分皮层烧伤的伤口（小腿溃疡、压力性溃疡、DFU），以及存在潜在坏死组织的急性伤口（烧伤、皮肤擦伤、创伤等）。

（3）优点：高吸收性，保持伤口湿润，促进自体溶解清创。垂直吸收的特性，避免伤口周围皮肤浸渍，不损伤伤口。保持湿润，防粘连，防浸渍，可用于感染伤口，吸收液是自身重量的22倍，避免无效腔形成，减少细菌生长。

（4）缺点：需要外层敷料固定，不能用于痂皮伤口。

（5）产品：亲水性纤维敷料、亲水性纤维含银敷料等（图6-48、图6-49）。

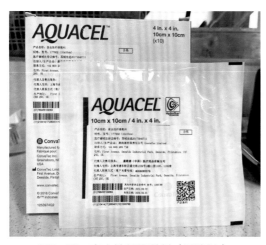

图6-48 亲水性纤维敷料（爱康肤）

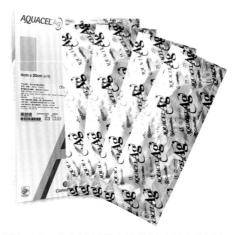

图6-49 亲水性纤维含银敷料（爱康肤银）

（七）抗菌敷料

（1）成分：含有某种抗菌成分，如银、碘、氯己定等敷料。

（2）适用于：烧烫伤创面、供皮区创面，慢性感染性伤口（糖尿病溃疡伤口、压疮、静脉性溃疡、创伤和术后慢性感染伤口）。纳米银可起到减少创面感染的辅助作用。

（3）优点：具有抗菌、消炎、护创的作用，能防止感染，促进伤口愈合。银离子抗菌敷料对所有常见细菌几乎都有作用，抗菌谱广，抗菌性能较好。

（4）缺点：无细菌屏障，容易导致周围皮肤浸渍，需第二层敷料，多量渗液的伤口不适用；敷料颜色会变成绿色，易与绿脓杆菌感染混淆。

（5）产品：含银敷料（如：纳米银敷料）（图6-50）、石墨烯敷料（图6-51）等。

图6-50 纳米银敷料

图6-51 石墨烯敷料

（八）含生长因子类敷料

（1）定义：加入一种或多种可促进皮肤创面愈合的生长因子（如表皮生长因子、成纤维细胞生长因子等）的生物或人工合成材料的敷料。

（2）适用于：皮肤烧烫伤创面（浅Ⅱ度至深Ⅱ度烧烫伤创面）、糖尿病神经性溃疡伤口、压疮伤口等。

（3）优点：通过生长因子在创面缓慢释放促进创面愈合。

（4）缺点：生长因子常会由于机体内环境而失活，达不到期望的促创面愈合的效果。

（5）产品：医用重组人表皮因子敷料等（图6-52）。

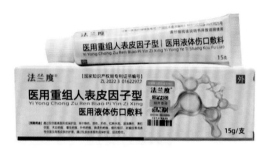

图6-52　医用重组人表皮因子敷料

（九）液体敷料

（1）成分：过氧化玉米油、必需脂肪酸、过氧化甘油酯。

（2）作用：预防压力性损伤、预防治疗干燥脱水性皮肤、小儿红臀。

（3）用法：直接喷于皮肤部位，涂抹均匀即可。

（4）优点：不需要外层敷料覆盖，直接保湿，有轻微隔水作用，增加患者舒适度，不会色素沉着。

（5）缺点：有过敏史的不能用，停留时间不够长，容易被衣服等擦掉，增加涂药次数，增加成本。

（6）产品：赛肤润液体敷料、3M液体敷料、细胞培养液等（图6-53至图6-55）。

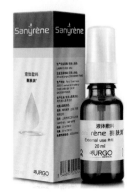
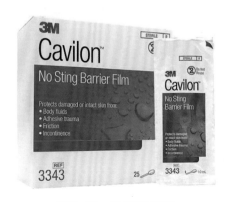
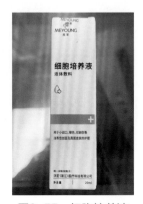

图6-53　赛肤润液体敷料　　　　图6-54　3M液体敷料　　　　图6-55　细胞培养液

（十）胶原蛋白敷料

（1）成分：主要材料为重组人源或猪、牛等动物来源胶原蛋白。胶原蛋白种类较多，常见类型为Ⅰ型、Ⅱ型、Ⅲ型、Ⅴ型和Ⅺ型。在正常皮肤组织中，胶原主要以Ⅰ、Ⅲ型胶原纤维的形式存在。

（2）作用：胶原蛋白在皮肤中具有双重作用，提供弹性蛋白和胶原蛋白形成的构建模块，充当配体或结合成纤维细胞受体刺激合成透明质酸。

（3）适用于：烧伤创面，肿瘤或溃疡的皮肤深度缺损，肌腱及骨外露等创面。

（4）优点：促进创面愈合与皮肤修复，缩短病程，降低炎症后色素沉着与瘢痕形成的风险。

（5）缺点：若创面炎症控制不佳，导致胶原蛋白脱落，创面不愈合。

（6）产品：胶原蛋白敷料、皮耐克可吸收性敷料等（图6-56、图6-57）。

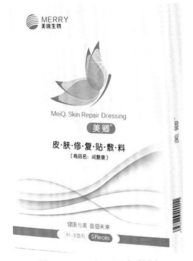 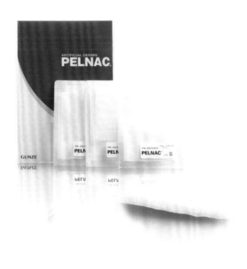

图6-56　胶原蛋白敷料　　　　　　图6-57　皮耐克可吸收性敷料

（十一）自适性负压引流敷料

（1）成分：医用无纺布敷料，竹节式中空折叠球囊微管纤维结构。

（2）适用于：创面的片状覆盖，深部创面的引流。如糖尿病足潜行窦道（图6-58）、压疮、下肢静脉溃疡创面等。可直接敷于创面，亦可填塞窦道、腔道。

（3）优点：充分吸收渗液和坏死组织碎片，移除细菌，有助于腐烂及坏死组织的脱落及降解，辅助创面自溶性清创，促进成纤维细胞增殖和迁移，加速创面愈合。

（4）缺点：当伤口有大量渗出液时，若被渗出物浸透，需及时更换，否则容易导致创面周围皮肤出现浸渍现象。

（5）产品：维丝迪（图6-59）、创敷润等。

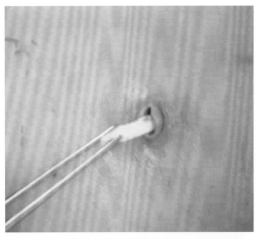

图6-58　自适性负压引流敷料用于潜行窦道

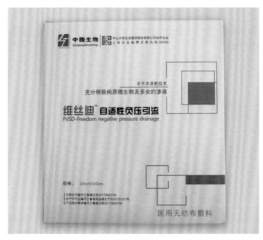

图6-59　维丝迪敷料

三、中医药外用敷料

（一）伤科黄水（图6-60）

（1）成分：黄芩、栀子等。

（2）作用：抗炎消肿、活血化瘀、去腐生肌，用于跌打损伤或软组织肿胀，以及糖尿病足消肿祛腐期创面。

（3）用法：浸湿纱块外敷患处，或者外涂患处。

（4）优点：消肿效果好。

（5）缺点：容易导致患处皮肤脱皮及色素沉着。

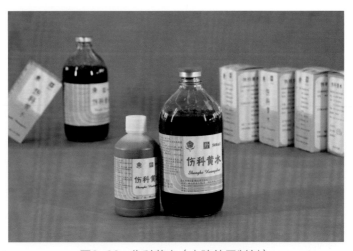

图6-60　伤科黄水（本院外用制剂）

（二）伤科黄油膏/伤科黄油纱（图6-61、图6-62）

（1）成分：黄芩、黄柏、地榆等。

（2）作用：清热解毒、凉血散瘀、消肿止痛、止血生肌，用于跌打损伤、骨折脱臼、表皮或肌肉组织破损创面，以及糖尿病足祛腐生肌期、皮肤生长期创面。

（3）用法：用稍大于患处的油纱布直接敷于患处，再外敷无菌纱块，并用绷带包扎。

（4）优点：创面保湿，促愈合，经济实惠。

（5）缺点：容易导致患处皮肤色素沉着，导致创缘皮肤过度增殖。

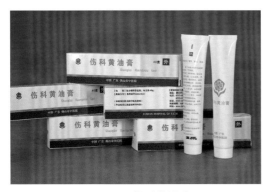 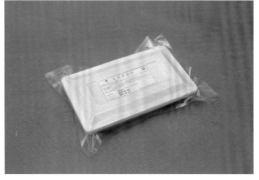

图6-61　伤科黄油膏　　　　　　　图6-62　伤科黄油纱（本院外用制剂）

（三）玉红纱（图6-63）

（1）成分：轻粉、当归、紫草等。

（2）作用：止痛、解毒、祛腐生肌。

（3）用法：外用，敷于患处。用于糖尿病足消肿祛腐期及祛腐生肌期。

（4）优点：经济实惠。

（5）禁忌证：避免接触健康皮肤及肉芽组织。

（6）缺点：容易在伤口上残留线头。

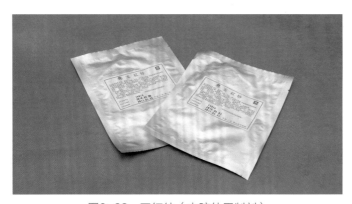

图6-63　玉红纱（本院外用制剂）

（四）天柏金黄散（图6-64）

（1）成分：大黄、黄柏等。

（2）作用：清热解毒、化瘀止痛。

（3）用法：外用，敷于患处，用于痛风红肿处、软组织感染出现肿痛但无溃疡的患处、静脉外渗处。注意事项：不能直接用于溃疡创面。

（4）优点：操作方便。

（5）缺点：易过敏，造成皮肤撕脱皮损。

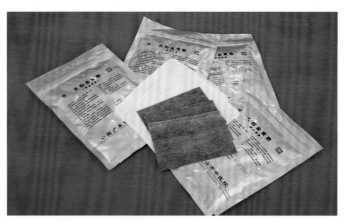

图6-64　天柏金黄散

第四节　清洗液的选择

清洗是治疗慢性伤口的重要前提，清洗液对慢性伤口的愈合起关键作用。清洗液种类繁多，应个体化选择及应用，同时应避免慢性伤口的过度冲洗，实现清洗效果最大化。

一、0.9%氯化钠溶液（图6-65）

目前临床最常用的伤口冲洗液是0.9%氯化钠溶液。因其具有等渗性、普适性和无干扰性等优点，适合大多数伤口的冲洗。研究显示，0.9%氯化钠溶液的作用机制是利用液体的漂浮性及流动性，去除伤口表面的异物和部分细菌，但没有杀灭创面定植菌的作用。因此，当伤口出现大量坏死组织、细菌严重定植或感染时，用0.9%氯化钠溶液清洗不足以达到清洁效果。

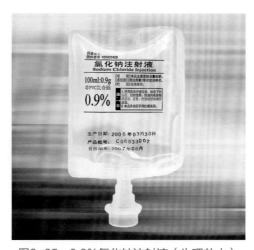

图6-65　0.9%氯化钠注射液（生理盐水）

二、常用抗菌剂

（一）含碘消毒剂（图6-66）

碘伏，是单质碘与聚乙烯吡咯烷酮的不定型结合物，具有广谱杀菌作用，可杀灭细菌繁殖体、真菌、原虫和部分病毒。聚维酮碘是元素碘和聚合物载体相结合而成的疏松复合物，是碘伏中最常见的品种，聚维酮碘水溶液无碘酊缺点，着色浅，易洗脱，对黏膜刺激小，不需乙醇脱碘，无腐蚀作用，且毒性低。研究发现，聚维酮碘溶液（图6-66A）对多重耐药菌，如抗甲氧西林金黄色葡萄球菌等有抑制和杀灭作用[10]。采用0.5%聚维酮碘溶液对患者创面进行冲洗，患者创面细菌数较冲洗前细菌数明显降低。近年来临床发现，安尔碘Ⅲ型皮肤消毒液（图6-66B）作为冲洗液，与其他治疗糖尿病足的治疗方法联合使用，去除定植菌效果明显[11]。

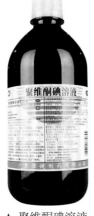
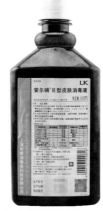

A 聚维酮碘溶液 　　　　　　　B 安尔碘Ⅲ型皮肤消毒液

图6-66　含碘消毒剂

（二）过氧化氢溶液（图6-67）

过氧化氢溶液可用于清洗开放性、化脓性伤口，起到清洁伤口和杀菌的作用，但在较小的伤口上涂抹过氧化氢溶液，会使机体对自身组织修复的作用减少，容易导致伤口周围出现不必要的肿胀，不利于皮肤的愈合。

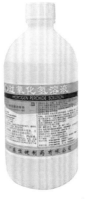

图6-67　过氧化氢溶液（双氧水）

（三）过氧乙酸（图6-68）

过氧乙酸主要由A液乙酸（CH_3COOH）和B液过氧化氢（H_2O_2）混合配制而成，通过其具有强氧化性质与乙酸和过氧化氢的协同作用来完成杀菌，为广谱、高效的消毒剂，目前被临床广泛应用于消灭各类难治性创面及骨组织上的细菌，其浓度在0.167%～0.300%时，灭菌效果最佳。

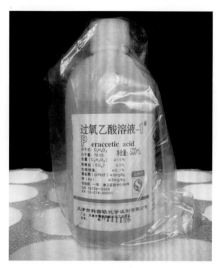

图6-68　过氧乙酸

（四）银离子溶液（图6-69）

银离子溶液是一种广谱抗菌剂，作用机制具有多重性，对革兰阴性菌、革兰阳性菌及真菌均有效果，特别是对抗甲氧西林金黄色葡萄球菌、万古霉素耐药菌感染有较好的疗效。但使用有一定的禁忌：对硝酸银过敏及高度敏感、白细胞减少症、骨髓抑制，以及肝肾功能损害等患者严禁使用。

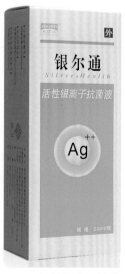

图6-69　活性银离子抗菌液

（五）其他抗菌剂（图6-70至图6-72）

醋酸、高锰酸钾、洗必泰及达金氏溶液等也属于常用的消毒剂类型。这类化合物具有抗菌作用，通常应用在完整的皮肤上是安全的。然而，这些药物可能会对肉芽组织造成一定的毒性，会延长急性炎症反应或延迟胶原蛋白的生成，因此不建议用于清洗慢性伤口。

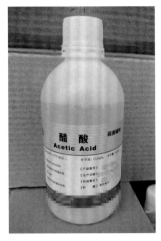 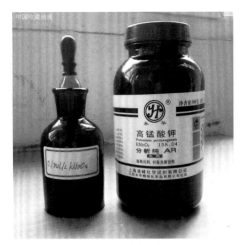

图6-70 醋酸　　　　　　　　　　　图6-71 高锰酸钾

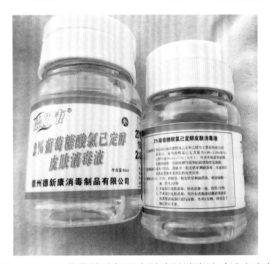

图6-72 2%葡萄糖酸氯己定醇皮肤消毒液（洗必泰）

三、中药洗液

糖尿病足属于中医脱疽范畴，大多以瘀血阻滞、脉络痹阻、湿浊下注等发病，治疗以消肿祛腐、清热解毒、散结通络为主。中药洗剂具有解热、抗炎、消炎等作用，可改善局部组织血液循环，加快组织复原，进而促使上皮细胞再生与恢复。复方黄柏液（图6-73）为临床上常用的中药冲洗液，其作用安全可靠，可有效提高溃疡愈合效果。目前，中药足浴也已作为一种辅助和替代疗法，临床应用于糖尿病足患者创面，以改善血液循环和控制感染。

123

第六章　糖尿病足的常用治疗技术

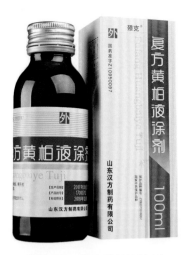

图6-73　复方黄柏液涂剂

第五节　创　面　清　创

一、清创目的 [12]

清创是从创面中清除坏死、衰老组织以及感染性分泌物，是糖尿病足创面封闭和降低截肢率的第一步，也是最重要的治疗步骤。清创可以减少细菌数量并刺激局部生长因子的产生，还可以降低局部压力，评估创面床，促进创面引流。

首先，为了正确地评估创面，我们必须要能够看清楚创面床的组织结构。死亡或失活组织不仅会阻碍伤口愈合过程，而且增加感染和脓血症的发生风险。死亡组织或异物是细菌的良好培养基。清创的目标是使伤口"恢复"急性状态，从而重新启动和加速伤口的正常愈合过程。

其次，生物膜被发现存在于60%～90%的慢性创面中。成熟的生物膜具有物理和代谢防御机制。这些防御机制会让生物膜抵抗宿主免疫、抗菌剂、杀菌剂、抗生素和紫外线等的杀伤。序贯器械清创可以破坏生物膜的生长和抑制因子，从而促进创面愈合。

二、不同的清创方法 [13]

清创分为外科清创、保守或新型器械清创、机械清创、酶学清创、自溶性清创、生物清创、中医药外治法清创等不同类型，在这些方法中，外科清创在DFU治疗中最为有效。如果新的坏死组织继续形成，应尽可能多地重复手术清创。手术清创应不少于每周1次，因为它与加速溃疡愈合有关 [14]。多次清创往往有利于创面愈合。清创时应尽量减少健康组织的损失，保护足部功能，防止或纠正可导致溃疡复发的畸形。如果不需要手术或尖锐清创，则可以使用其他类型的清创。

（一）外科手术清创、保守/新型器械清创[15-19]

外科手术清创和保守器械清创是DFU治疗的基础，是使用外科器械（刀片、刮匙、剪刀和镊子等）通过刮搔、冲洗等方法尽可能地将坏死或失活的创面组织、微生物、异物等彻底清除，从而使创面洁净的方法，清除范围包含创面周围所有坏死组织及痂皮等。近年来，出现了很多新型的清创方法，例如水刀、超声清创技术和单丝聚酯纤维垫等。

对于感染严重造成骨质破坏、经评估可以通过药物规范治疗从而保肢的骨髓炎者，可逐步清除坏死的碎骨片，当合并深部组织感染时，例如骨髓炎、深部脓肿、坏死性筋膜炎等，应立即行切开引流。在进行以上措施处理时，要遵循以下处理原则：最低点扩创，张力最高点及波动明显处切开；尽可能选择纵向切口，设计切口时充分照顾到足背、足底的动脉弓；足底切口避开承重、摩擦部位；尽量保留第1和第5跖骨头，以保留足负重功能；根据功能和外形需要尽可能保留活性组织，使创面保持湿润的环境。

根据所使用的器械的不同，我们将分别对锐器清创、超声清创、水刀清创进行阐述。

（1）锐器清创（图6-74、图6-75）：锐器清创是指由拥有清创临床经验、熟悉组织解剖结构的临床医师使用锐器如剪刀、手术刀等手术器械清除创面坏死组织、异物及微生物等，直至基底可见出血的组织。该方法既可以使慢性创面转变为急性、可愈的创面，又可以降低感染等并发症的发生，故以往被认为是清创的金标准。对于面积较小的DFU可以在病房进行清创，而对于面积较大的创面则建议在手术室监护生命体征下进行清创，通常清创需配合局部浸润麻醉以减轻患者的痛苦。当需要在很短时间内清除大量的坏死组织，如处理引起全身性败血症或坏死性筋膜炎的感染性创面时，外科清创是最有效的手段，有效的、规律的外科清创较不规律的清创恢复更快。

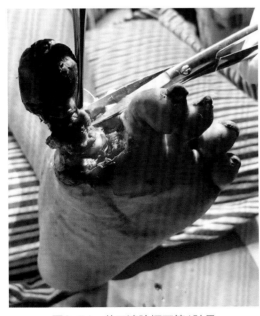
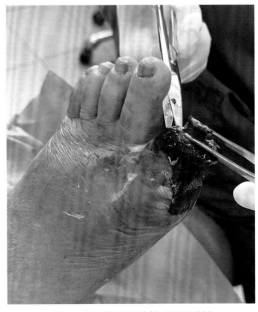

图6-74　剪刀清除坏死第1趾骨　　　　　图6-75　剪刀修整第1趾骨残端

（2）超声清创[20-22]（图6-76、图6-77）：超声清创是利用一定剂量的超声波作用于人体组织，使之产生生物效应，如空化效应、机械效应、止血效应、热效应等，并利用这些生物效应改变创面组织的结构、状态及功能，进而清除失活或坏死组织、异物、微生物菌等物质以达到清创的目的。尤其是对不规则、较深、感染严重的创口具有针对性的深入清创效果，可减少清创过程中对健康组织的损伤，缩小创口，保护神经、血管，达到无痛清创。相对于锐器清创，超声刀清创对于伤口的处理更为彻底，可降低患者疼痛感，被认为可以替代传统物理清创用以处理复杂的伤口。具体操作上，可使用低频超声每周3次进行清创，持续12周。对于Wagner3级及以上的患者，在标准治疗基础上加用超声清创可以加速伤口愈合，并使伤口细菌负荷量明显减少。

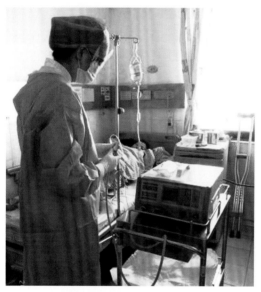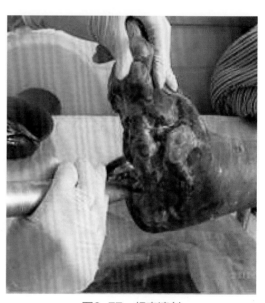

图6-76　超声清创前准备　　　　　　　　图6-77　超声清创

（3）水刀清创[23、24]：水刀清创是指通过利用文丘里效应及超音速可调控的高压水流切割，并回吸创面的失活组织、污染物、生物膜及微生物，最大限度地保留有活力的组织的一种新型清创方法。据研究，水刀清创所需时间平均为9.5min，它具有组织选择性高，有效保护神经、血管和周围组织，高效清创，控制创面感染，缩短清创时间等优点。

无论使用的器械如何，物理清创都是进行伤口处理的关键步骤。清创时，应先用生理盐水清洗创面，清除组织碎片后再进行创面的敷料包裹，若坏死组织不断形成，需多次重复进行清创术[25-27]。

（二）机械清创[28]（图6-78）

机械清创又称物理清创，是指一种通过机械力快速去除伤口中坏死组织的简便易行、成本低且历史悠久的清创方法。传统的机械清创主要包括敷料法、外科刷法、刮匙搔刮法、伤口冲洗法、脉冲式灌洗法、涡流法等。

（1）敷料法是将湿润的纱布覆盖在创面上直至变干，坏死碎片随纱布的移除而被清除，能有效去除表浅的坏死组织、脓性分泌物及不健康的肉芽组织；但会损伤正常组织或新鲜的肉芽组织及新生上皮细胞，可能引起出血感染等。

（2）外科刷法、刮匙搔刮法和伤口冲洗法操作简单快速、不会引起出血且创伤小，不需要复杂的器械设备和无菌环境，但清创效果有限。

（3）脉冲式灌洗法和涡流法对环境和设施要求高，存在损伤健康组织、交叉感染、将异物带入深部、过度水化与伤口浸渍的风险，清创的性价比低。

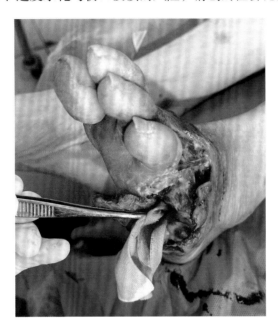

图6-78　无菌纱布机械清创

（三）酶学清创[29]

酶学清创是指采用某些具有蛋白水解作用的外源性酶类将坏死或失活的组织分解清除，同时又不损害邻近正常组织，从而达到清创目的的一种方法。目前用于酶清创的蛋白酶种类较多，来源包括细菌及动、植物。如枯草菌酶、胶原酶、菠萝蛋白酶、木瓜蛋白酶等，另外纤维蛋白溶酶、脱氧核糖核酸酶、胰蛋白酶、双链酶等也曾被用于酶学清创。局部应用含酶制剂使坏死组织液化。酶可以将创面基质中的失活组织降解。可以与外科手术清创、器械清创、机械清创等配合使用。酶清创作为一种具有选择性的非手术清创方法，用于全身情况稳定的皮肤烧伤患者除痂、压疮等表浅的慢性软组织创面清创，疗效肯定，不损伤邻近正常组织，无出血、痛苦小，无明显全身及局部毒副作用，尤其适用于不适合手术清创的患者。

（四）自溶性清创[30]

又称自体清创，是指创面床利用自身分泌的伤口渗液内的有效成分，包括各种内源性酶、炎性细胞、生长因子、巨噬细胞等将坏死组织降解消除以加速肉芽组织生长的方法。自溶性清创的前提是保持伤口湿润，因此多联合使用新型密闭性或半封闭性湿性敷料，如水胶体敷料、水凝胶敷料、透明膜敷料，来封闭创面，从而借助创面自身渗液来选择性清创。但自溶性清创增加的渗液有浸渍伤口周边皮肤的危险，需注意更换敷料的频次；另外，增加的渗液可能与感染混淆，因此慎用于感染或存在感染高危因素的慢性伤口。自溶性清创适用于黑色硬痂或厚痂、痂下积脓、黄色坏死组织覆盖的伤口，禁用于渗液过多的慢性伤口。自溶性清创虽然不如外科清创迅速，但因无痛无创、较少损伤邻近组织而广泛适用，特别适用于高龄、体弱和疼痛阈值较低的患者。

（五）生物清创

又称幼虫清创或蛆疗，是指利用无菌幼虫或蛆虫吞食坏死组织碎片和腐烂组织，其分泌物对成纤维细胞活动的影响，其排泄物的杀菌及抑菌作用，其蠕动刺激渗液产生而保持伤口湿度等机制，最终促进肉芽生长的清创方法。严格腐生的蛆虫有尸食性，不损伤正常组织；当幼虫快要成蛹时，会本能地寻找干燥的环境而从伤口里钻出来，因此应用安全、特别适用于深部创面；但是生物清创疼痛水平较高且有虫蠕动感，患者心理接受度低。其他方法失效的患者，在选择生物清创时，常因怀有过高的期望而容易产生绝望的情绪。随着抗生素的滥用及细菌耐药性的出现，生物清创再次受到重视，国内外较多研究报道，但清创合理的时机及清创过程中需要的注意事项等仍有待研究。

（六）中医药外治法清创（图6-79至图6-81）

指利用中医药行熏洗、外敷等外治法，通过收湿敛疼、活血生肌等作用来清创。作用机制类似于自溶性清创。临床剂型有散剂、油膏剂、外洗剂、湿敷剂、酊剂等（详见本章第九节内容）。

联合清创有优势，在应对复杂创面和不同的病理组织时，人们发现联合使用不同的清创方法常具有优势。所有这些清创方法各具特点，可以在创面的整体治疗中相互取长补短。

根据不同创面组织类型可对应选择合适的清创方法（表6-4）。

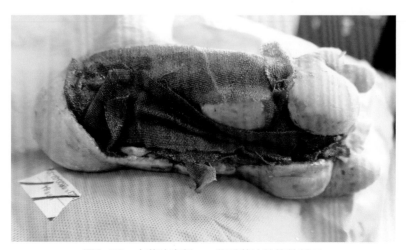

图6-79　中药油膏剂——伤科黄油纱外敷创面

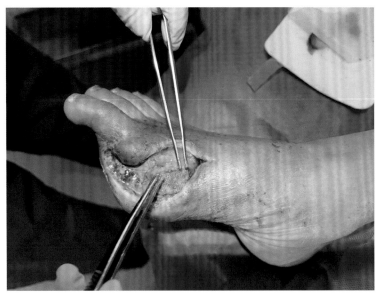

图6-80　中药油膏剂——玉红纱外敷骨质外露处

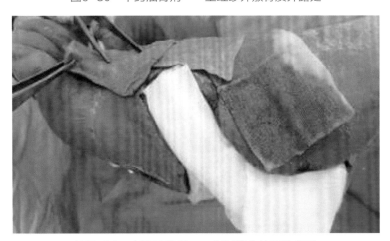

图6-81　中药湿敷剂——伤科黄水纱外敷创面

表6-4　创面组织类型与清创方法

组织类型	表皮	痂皮	肉芽组织	腐烂组织	焦痂	暴露结构 （肌肉、筋膜、骨骼、肌腱）
颜色	淡粉红色	褐、黑色	粉红、红色	黄、乳白、棕褐色	黑色	深粉红色
质地	光滑、有光泽	硬皮、干燥、开裂	鲜红、失活、过度增生、生长不良	纤维蛋白、黏附、多丝	稳定、干燥、完整、柔软	干燥、柔软、塌陷
清创方法	—	自溶性、外科/器械、机械	管理生物膜：自溶性、外科/器械、机械	自溶性、酶学、外科/器械、机械、生物、超声	自溶性、酶学、外科/器械、机械、生物、超声	外科、酶学、生物

焦痂不可与痂混淆。焦痂是全层创面的坏死组织。你可能会在烧伤、坏疽性溃疡、真菌感染、坏死性筋膜炎、斑点热和皮肤炭疽病等看到焦痂。目前诊疗指南建议稳定、完整（干燥、附着良好、完整而没有红斑或波动）的足跟焦痂不应被去除。焦痂下组织的血流较差，伤口易于发生感染。焦痂作为一道天然的屏障，可以防止细菌进入而发生感染。如果焦痂变得不稳定（潮湿、渗出、松动、黏腻、肿胀、发红），应予以清创去除。

当创面表面血液或渗液凝固而形成硬壳/皮时，即为痂。痂可见于表浅或部分皮层伤口。痂是皮肤创面表面在24h内形成的棕褐色硬壳。痂的作用是防止受伤皮肤进一步脱水、防止感染发生和防止外界污染物的进入。在下方皮肤完全修复前，痂会牢固附着于局部，修复完成后，痂即自然脱落。

准确的创面组织类型评估、选择合适的清创方法和适宜的创面敷料，可有效地改善和促进创面愈合。

三、清创的禁忌证

目前的治疗指南建议：稳定、完整的足跟焦痂（干燥、牢固附着、完整，没有红斑或波动）不应被去除。焦痂作为天然的屏障，可以保护创面不受细菌污染。如果焦痂变得不稳定（潮湿、渗出、附着疏松、肿胀、发红），应根据指南予以清创去除。

对自身免疫性、坏疽性脓皮病创面，存在明显的活动边界时，器械清创会使创面恶化。这是因为清创激发了炎症反应。接受免疫抑制治疗、没有活动性边界时，可以接受外科清创。

不断扩大的组织坏死创面，不应进行外科清创。清创前患者须完成下肢或局部血运情况评估，确认坏死组织范围停止扩大，坏死边界清晰。

四、肉芽过度生长和卷边的管理

肉芽过度增生是指肉芽组织过度生长，超出了正常创面床平面，呈现为红色、易碎、潮湿和有光泽。使用剪刀等锐器消减过度增生的肉芽组织，能够使伤口恢复急性，重新启动愈合的过程。

卷边是全层创面的常见问题。开放创面的愈合中，肉芽组织会从创面基底开始向上生长填满组织缺损，而上皮细胞则从四周向中心迁移爬行，覆盖整个创面表面。当表皮细胞向两侧生长而非穿越创面时，创面边缘发生卷曲或向下翻卷。创面卷边可用下述方法应对：酶学清创、器械清创、机械清创（用纱布摩擦伤口边缘）等。

第六节 介 入 治 疗

影响DFU愈合最主要的因素是下肢血管病变。介入治疗是目前改善下肢动脉血流最安全、最有效的措施，较旁路血管移植更安全，比药物及物理治疗更有效。既能增加下肢、足部的血流，为溃疡愈合创造基础条件，又能缓解下肢因缺血引起的冷感、疼痛，还可以通过减少截肢率或降低截肢平面，来减少糖尿病足的医疗总费用。

一、介入治疗方法

（1）经皮腔内血管成形术（percutaneous transluminal angioplasty，PTA），包括普通和/或药物球囊扩张术。

（2）血管内支架植入术。

（3）血管腔内硬化斑块旋切术。

（4）血栓取出术。

（5）激光血管成形术。

（6）血管内超声消融术。

（7）血管内介入药物灌注术（包括局部溶栓和持续微泵灌注）。

（8）经导管局部尿激酶溶栓术。

（9）经导管血栓抽吸术。

（10）血管减容术。

（11）准分子激光消蚀术。

二、介入治疗的适应证

主髂动脉病变、股浅动脉、膝下血管病变，有明确的临床缺血症状和/或缺血证据的下肢动脉病变患者，临床指征包括：

（1）典型的下肢发凉、间歇性跛行、静息痛症状，下肢缺血性溃疡、坏疽，股动脉及其分支、腘动脉、足背动脉搏动减弱或不能触及。

（2）无症状但有下肢动脉缺血证据：彩色多普勒超声波、核磁共振血管造影（MRA）、CT血管造影（CTA）提示下肢动脉明显狭窄的患者。

（3）狭窄程度＞70%。

三、介入治疗的禁忌证

（1）凝血功能障碍。

（2）严重肝功能、肾功能不全。

（3）无流出道的慢性长段闭塞病变，临床及解剖学判断介入治疗成功可能性极低时。

（4）不能合作的患者。

四、常用的介入治疗方法

（1）经皮腔内血管成形术（图6-82至图6-84）。

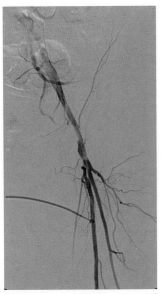 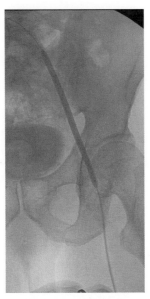 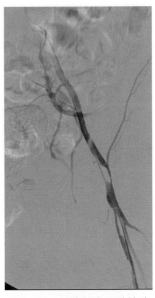

图6-82　髂外动脉及股浅动脉明显钙化及充盈缺损，提示多处狭窄

图6-83　球囊扩张

图6-84　球囊扩张后髂外动脉及股浅动脉充盈缺损消失，狭窄明显好转，走行光滑

（2）血管内支架植入术（图6-85至图6-87）。

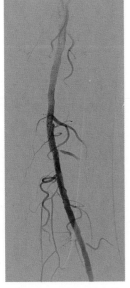 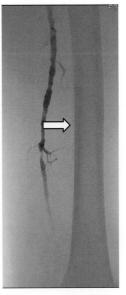 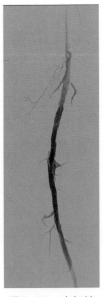

图6-85　股浅动脉造影提示多处狭窄，局部狭窄显著

图6-86　如箭头所示，经过球囊扩张后造影剂滞留，提示局部斑块脱落

图6-87　支架植入后血流通畅，无造影剂滞留现象

五、糖尿病足介入治疗的护理及医学评估

（一）术前护理

（1）监测并记录肢体皮肤温度、颜色及足背动脉搏动情况；对缺血肢体进行防寒、保暖、保洁。

（2）进行血糖及皮温监测，合并溃疡者进行足背清创换药。

（3）神经感觉护理：观察并记录患者疼痛症状，通过音乐疗法、分散患者注意力等减轻患者对疼痛不适的主观感受，必要时予止痛药物治疗。

（4）膝下动脉病变和慢性肢体缺血病变治疗前，应首先造影评价双侧肾动脉及其功能并进行治疗，尤其是对肾脏功能检测异常者。

（二）术中护理

协助患者采取平卧位，术侧下肢外展，以利于股动脉穿刺。维持患者舒适体位，妥善安置，注意保暖。严格执行无菌操作规程。监护患者意识、生命体征等病情变化，并及时记录。注意血压和心率控制。

（三）术后护理及医学评估

（1）穿刺点护理：以沙袋压迫止血6h，嘱患者卧床休息，穿刺侧肢体制动24h，再次评估Wagner分级、足部肤温、麻木疼痛症状，与术前对比。

（2）饮食、创面护理：告知患者糖尿病饮食定时定量，鼓励采用高蛋白、高纤维糖尿病饮食，监测血糖，及时换药清创。

（3）下肢功能锻炼：建议患者适度运动，改善肢体血液循环，可进行伯格–艾伦运动：平躺，抬高双脚45°～60°，动作持续1～3min；足背背屈和跖屈并左右摆动，脚向上翘，伸开再收拢，直至脚部皮肤变为粉红色，动作持续2～3min；平躺、保暖，休息5min；再次抬高双脚重复运动10min，根据自身情况调整。

（4）用药指导：遵医嘱服药，使用抗血小板药物时注意观察皮肤黏膜有无出血点。

（四）术后用药

糖尿病足患者需长期接受抗血小板治疗。接受股腘动脉、膝下动脉腔内治疗患者及膝下血管旁路手术患者可考虑联合应用阿司匹林与氯吡格雷。虽然阿司匹林及氯吡格雷均可降低外周动脉病变患者心脑血管事件风险，但双联抗血小板治疗可能增加出血风险，不推荐长期使用。另外，沙格雷酯、前列腺素类药物及其他包括西洛他唑、银杏类中药等药物治疗，对糖尿病足血管病包括大血管硬化闭塞、微血管功能障碍，以及成功动脉再通者也有益处。

第七节　负压伤口治疗

负压伤口治疗（negative pressure wound therapy，NPWT）是一种利用生物半透膜使开放创面封闭，使用专用负压机器产生一定的负压，通过敷料和引流管作用于清洁后的创面的治疗方法。因其能够降低伤口感染风险、改善伤口组织血供、加快伤口愈合过程而被推荐用于急诊外伤、手术植皮、皮瓣移植及伤口慢性感染，是一种高效、简单、经济、促进创面愈合的纯物理疗法。目前，NPWT已成为糖尿病足创面治疗中的一项重要辅助治疗技术[31-34]。2016年美国创面愈合协会在DFU治疗指南中将NPWT作为Ⅰ类证据等级推荐。2017年欧洲创面管理协会在报告文件中指出NPWT是治疗DFU的一项重要辅助治疗技术，可促进肉芽组织增殖、加速创面愈合[35]。国际糖尿病足工作组在2019年糖尿病足防治国际指南中推荐使用负压治疗以促进溃疡的愈合[36]。NPWT用于治疗糖尿病足创面可以减少医疗物资及人力资源消耗，具有较好的经济效益。

一、NPWT治疗伤口的优势

（1）移除伤口过多渗液，降低组织水肿和减轻感染。

（2）增加局部血流促进细胞增殖，增强血管新生作用，促进肉芽组织生长。

（3）为伤口提供保护性屏障，减少伤口细菌数量，降低伤口感染的概率。

（4）促进多种细胞因子和酶类的表达（细胞因子调控细胞增殖分化和代谢；酶对伤口创面胶原的合成和降解有调节作用）。

（5）对伤口温度的提升有助于组织生长和愈合。

二、NPWT在糖尿病足伤口治疗中的适用条件

（1）创面坏死组织清除、创面感染得到控制，即糖尿病足创面经过清创术后，坏死组织基本清除、创面感染基本控制，特别是筋膜间隔、组织间隙等隐蔽感染已得到控制[37-39]。

（2）创面出血风险得到控制，即清创术后彻底止血，创面无活动性出血、无暴露的血管损伤[40-41]，同时无严重的凝血功能障碍或其他潜在出血风险，国际标准化比值>2.0且<3.0。

（3）创面缺血风险得到控制，即肢体远端血流灌注良好或经球囊扩张/血管成形术后，肢体远端血流有效改善、创面血流灌注良好，经皮氧分压>40mmHg或踝肱指数>0.9且<1.3或趾肱指数≥0.6[42-44]。

三、NPWT在糖尿病足创面治疗中的禁忌证[45]

（1）确诊或怀疑恶性肿瘤创面。

（2）有焦痂坏死组织或坏疽未清创干净的创面，尤其是隐蔽感染灶无法彻底清除的创面。

（3）大血管、神经裸露的创面。

（4）存在活动性渗血的创面。曾发生急性出血的创面或使用强抗凝血剂、血友病、镰状细胞疾病等血液方面障碍的患者虽不是绝对禁忌，但使用时需严密监测和调降压力。

（5）未治疗的骨髓炎和化脓性关节炎，如小面积骨质、肌腱外露，高度怀疑存在骨髓炎，需谨慎使用。

（6）肢体远端血供和创面局部血流未得到改善，创面仍然处于缺血状态时，应谨慎应用。

（7）负压压力值、创面密封有困难的创面。

四、NPWT在糖尿病足创面治疗中的压力选择[45]

一般负压越大，引流能力越强。负压值的设定，必须以充分引流为前提，但不是越大越好。因治疗对象、技术、目的等不同，建议个体化选择目标负压值。

（1）单纯神经病变性溃疡，无明显血管病变时，负压参数设定可参考其他常见创面，压力设定推荐介于-125～-80mmHg[46]。

（2）血管病变性溃疡或者神经、血管混合病变性溃疡，考虑其血管狭窄或闭塞，负压系统压力设定推荐介于-80～-60mmHg[36]。

（3）负压值应根据患者个体情况和创面大小进行调节[47-48]：①当创面较大或复杂难以严密封闭创面时，可适当增加负压值；②行皮肤移植或真皮支架移植术后，选择持续负压模式吸引5～7日；③对凝血功能障碍或长期使用抗凝药存在潜在出血风险的患者应适当调低负压值；④采用间歇负压模式可能会引起创面疼痛，可根据患者的耐受程度选择可变负压或持续负压模式。

五、NPWT在糖尿病足创面治疗中的评估和处理

（1）应每日进行仔细观察和评估，包括创面红肿、疼痛情况，创面周围皮肤颜色、皮温改变情况，以及创面引流液的性状、颜色、气味和引流量等，并结合血液检验、影像学检查及全身情况等指标，评估创面的感染、缺血、出血情况[49-50]。

（2）如创面感染没有得到控制，或组织缺血性坏死进一步加重，或创面出现活动性出血时，需及时去除负压材料，并重新评估创面情况，待创面感染得到控制、组织缺血改善、出血风险消除后方可继续应用NPWT装置[51]。

（3）如创面疼痛加重或水肿加重，在排除创面感染、组织缺血及全身情况等原因后，可降低或暂停负压，或更换负压治疗模式并密切观察，必要时可拆除负压装置[52]。

（4）创面周围出现皮肤湿疹或正常皮肤贴膜处出现张力性水疱等最常见的并发症时，可通过贴膜保护创面周围皮肤、降低负压值，贴膜时尽可能减少皮肤牵拉等以预防并发症[53]。

（5）如有肉芽组织长入泡沫材料，NPWT装置留置时间不应过长，需定期进行更换。在拆除负压材料时，尽可能彻底去除泡沫材料，以避免其成为异物引起继发感染[54]。

六、NPWT敷料材质的比较（图6-88、表6-5）

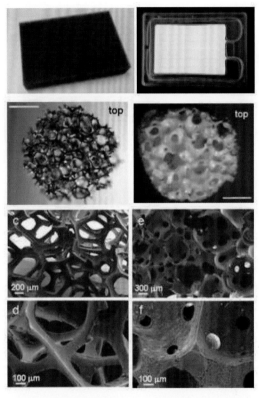

NPWT PU（聚氨酯）　　VSD* PVA（聚乙烯
海绵　　　　　　　　　醇）海绵

*VSD–vacuum sealing drainage，负压封闭引流术。

图6-88　不同海绵敷料外观比较

表6-5　PU海绵与PVA海绵比较

特点	PU海绵	PVA海绵
颜色	黑色	白色
结构	充分开孔、内部完全互联的结构，孔径规格均匀，一般在0.5mm左右	部分开孔，内部不完全连通的结构，开孔大小不均匀，一般在0.02～1mm不等
引流效果	可在4h内通过90%直径20μm的引流物	在96h内，只能通过10%的直径小于20μm的引流物
肉芽生长速度	临床试验中，PU系列海绵比PVA系列海绵的肉芽生长速度快20%左右	

七、NPWT在糖尿病足伤口治疗中的常见方式（图6-89至图6-91）

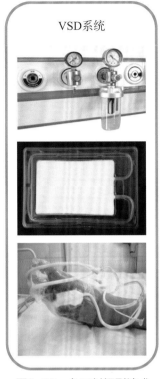

VSD系统

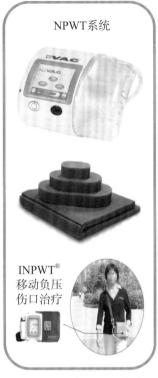

NPWT系统

INPWT® 移动负压伤口治疗

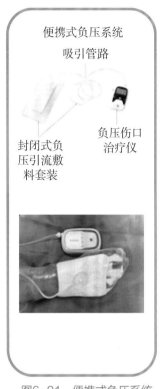

便携式负压系统

吸引管路

负压伤口治疗仪

封闭式负压引流敷料套装

图6-89　负压封闭引流术　　　　图6-90　负压伤口治疗　　　　图6-91　便携式负压系统

八、NPWT在糖尿病足伤口治疗中的敷料更换频率

糖尿病足清创术后NPWT泡沫材料更换时间需根据评估情况来确定[55-56]。如无感染、活动性出血或组织缺血，推荐3～5日进行更换，最长不宜超过7日；糖尿病足创面植皮术后，NPWT材料更换时间可适当延长，推荐为5～7日。

糖尿病足的创面治疗需要多学科合作、综合治疗。NPWT是糖尿病足创面治疗的重要辅助技术，规范的管理应用可以达到改善创面引流、增强血流灌注、促进创面愈合的目的。

第八节　可吸收敷料填塞治疗

糖尿病足创面主要因上皮组织、胶原纤维和角蛋白增生而愈合缓慢。可吸收敷料填塞糖尿病足创面后，可诱导新生毛细血管和成纤维细胞按一定顺序长入胶原蛋白海绵，让细胞更快地发生血管化和上皮化，从而达到创面修复速度加快的效果。日本Gunze株式会社生产的皮耐克（PELNAC）（图6-92）是目前常用的可吸收敷料，是以无末端猪胶原蛋白为支架、硅胶膜为表层的人工真皮，具有良好生物相容性，广泛用于糖尿病足、骨骼和肌腱外露、烧伤等创面的治疗。

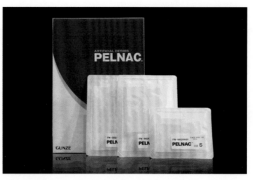

图6-92　日本Gunze株式会社生产的皮耐克（PELNAC）

一、可吸收敷料填塞的特点

（1）可吸收敷料能够在治疗后的创面上直接进行填塞，且使用可吸收敷料时，无需马上在人体另外的皮源部位取皮，能够将医源性伤害降到最低，还可以使细胞的位置发生变化，让细胞更快地发生血管化和上皮化，从而达到创面修复速度加快的效果。

（2）可吸收敷料皮耐克属于脱细胞异体真皮的一种，有完整的基底膜，是保证移植后的创面耐摩擦、弹性好、外观平整的组织学基础，对创面愈合起着重要的作用。

（3）经长期临床观察，尚未发现免疫排斥反应，创面愈合良好。

（4）具有调节、诱导、促进宿主细胞长入的作用。临床采用一步法移植，成活率高、愈合快、挛缩少、耐摩擦、有弹性、外观平整，其效果近似自体中厚皮的移植。

二、可吸收敷料填塞的适应证

适用于真皮缺损的修复（如糖尿病足创面、烧伤、外伤性全层皮肤缺损），以及皮瓣去除部位的修复。

三、可吸收敷料填塞的注意事项

（1）有哮喘、荨麻疹等过敏体质的患者应谨慎使用。

（2）可吸收敷料本身无抗菌作用，使用时需预防感染；使用前需评估创面的感染情况。

四、可吸收敷料填塞的步骤

（1）填塞前把可吸收敷料浸润于灭菌生理盐水中，对创面进行充分的止血，并清洗消毒，不得残留血块。

（2）填塞时根据创面大小进行填塞，与创面紧密贴附，必要时可与创面周围正常组织进行缝合固定。

（3）填塞后用纱布覆盖，再轻轻压迫固定。

（4）2～3周时（最迟不超过36d）撕开上层硅胶膜。

第九节　富血小板血浆治疗糖尿病足

一、概述[57-60]

富血小板血浆（platelet-rich plasma，PRP）是指利用血液中各成分沉降系数不同，通过离心自体全血而获得的富含血小板的血浆。PRP中含有大量生长因子，如转化生长因子β（transforming growth factor-β，TGF-β）、血管内皮细胞生长因子（vascular endothelial growth factor，VEGF）、表皮生长因子（epidermal growth factor，EGF）、成纤维细胞生长因子（fibroblast growth factor，FGF）、胰岛素样生长因子（insulin like growth factor，IGF）、肝细胞生长因子（hepatocyte growth factor，HGF）等（表6-6），可促进细胞增殖分化和血管重塑新生，具有良好的促组织修复和再生能力。

表6-6　PRP组成及其功能

内容	功能
血小板	止血
白细胞	清除局部病原体和坏死组织，局部抗感染和炎症调节
纤维素	在受伤组织中形成3D网络结构，并为组织再生提供支架
TGF-β	调节炎症
PDGF（platelet derived growth factor，血小板衍生长因子）	血管生成刺激、有丝分裂、巨噬细胞活化
VEGF	血管生成，在生长期增加毛囊周围血管的大小
细胞因子	促进再生过程
EGF	血管生成刺激，细胞生长、增殖
FGF	刺激血管生成
IGF-1	刺激血管生成
HGF	刺激血管生成

二、PRP的临床应用

PRP有许多应用。例如，在口腔医学中，一项随机对照临床试验表明，PRP及其衍生物可防止肺泡骨萎缩并增强肺泡组织再生。足部和踝关节手术中的一项多中心、双盲、随机对照试验表明，PRP注射在足底腱膜病治疗中优于传统的糖皮质激素注射。在运动医学中，一项双盲随机对照研究表明，PRP注射可以有效改善老年半月板损伤的愈合。在慢性运动损伤治疗中，据报道，接受PRP的肱骨外上髁炎（网球肘）患者的疼痛缓解和功能恢复相对于对照组更好。在关节手术中，局部PRP注射可有效缓解膝关节骨关节炎患者的疼痛，促进功能恢复，其效果优于传统的透明质酸。在眼科，PRP可用于治疗分泌性眼干燥症。据报道，PRP还可以显著加速伤口愈合。最近，PRP也越来越多地用于医学美容，包括头发修复、隆胸、瘢痕治疗和皮肤病。近年来，PRP在糖尿病足溃疡治疗中的作用愈发受到临床的重视，各类针对DFU不同阶段的体内、体外研究均取得了较好的成果，其抑制炎症、减轻疼痛、加速愈合等作用使它在临床治疗中前景广阔。

三、PRP治疗DFU的作用机制[61-66]

（一）抗炎作用

炎症反应延迟和失调是DFU难以愈合的原因之一。巨噬细胞是机体中主要的炎症细胞，其作用主要是释放细胞因子、招募其他细胞及刺激血管新生。在炎症早期，巨噬细胞在趋化因子的作用下向创面发生迁移，随即血小板释放的生长因子激活巨噬细胞。巨噬细胞分为M1型（促炎症型）和M2型（促血管型）两种状态，创面形成早期M1型巨噬细胞出现，增强创面炎性反应，清除坏死物质；进入创面形成后期时，M1型巨噬细胞数量减少，并向M2型巨噬细胞转化，产生抗炎因子，使局部炎性反应减轻，促进创面细胞增殖和血管化。激活的巨噬细胞不仅能够吞噬坏死物质，减少炎症反应，还能释放细胞因子，进一步促进创面修复。高血糖和胰岛素缺乏可通过AKT/mTOR（protein kinase B/mammalian target of rapamycin，蛋白激酶B/哺乳动物雷帕霉素靶蛋白）和ERK（extracellular signal–regulated kinases，细胞外信号调节蛋白激酶）通路，以及调控巨噬细胞前体的表观遗传来改变巨噬细胞的功能。长期处于高糖状态，巨噬细胞的表型和功能可发生变化，从而导致炎症反应失调。

（二）促进细胞外基质产生

细胞外基质合成是创面愈合过程中必不可少的环节。DFU患者创面中基质金属蛋白酶（matrix metalloproteinase，MMP）水平增高，细胞外基质生成降解失衡，从而导致创面愈合困难。

成纤维细胞能够促进细胞外基质合成及分泌，在伤口愈合过程中起重要作用。PRP可通过多种生长因子激活成纤维细胞，合成胶原蛋白及其他胞外成分，并分泌促伤口愈合生长因子。EGF可刺激上皮细胞生长，可促进DFU慢性创面的愈合。TGF-β对间充质起源的细胞具有刺激作用，可促进成纤维细胞的增殖和分化，诱导上皮间质转化的发生，广泛参与创面愈合的各个阶段。研究显示，慢性创面中TGF-β表达明显低于正常水平，而PRP可提高其表达量。PRP可刺激皮肤成纤维细胞增殖及迁移，且诱导Ⅰ型胶原、弹性蛋白、MMP-1和MMP-2的表达增加，从而加速伤口愈合。动物实验显示，PRP可有效促进糖尿病大鼠背部创面的愈合，PRP治疗组创面组织内Ⅰ型和Ⅲ型胶原mRNA表达水平高于非PRP治疗组，且Ⅰ型/Ⅲ型胶原比值也明显增高。这表明PRP促进糖尿病创面愈合可能与其增强创面胶原合成的作用有关。

PRP强有效的修复能力，离不开其促细胞增殖及促基质生成能力。此外，细胞凋亡增加也是DFU迁延不愈的重要原因，DFU创面皮肤细胞凋亡水平较非糖尿病创面明显升高。PRP可降低凋亡相关基因Bad（BCL2 associated agonist of cell death，BCL2相关的细胞死亡激动因子）和Caspase-3（cysteinyl aspartate specific proteinase-3含半胱氨酸的天冬氨酸蛋白水解酶）表达，提高BCL2表达，从而减少细胞凋亡。

（三）修复周围神经

DFU发病隐匿，糖尿病患者周围感觉、运动、自主神经损伤，引起触觉、痛觉等感知能力降低，肌肉力量、平衡能力减退，从而导致DFU形成。有专家采用PRP注射治疗糖尿病周围神经病变，观察临床疗效，结果显示PRP可减轻糖尿病神经病变的疼痛、麻木症状，改善周围神经功能。细胞实验表明，添加5%PRP可显著促进施万细胞增殖、迁移及神经营养因子的产生，PDGF-BB和IGF-1参与PRP对施万细胞的促有丝分裂作用，PDGF-BB也可能参与PRP的迁移诱导作用，进而促进周围神经损伤处的轴突再生。随着研究的深入，PRP在神经修复方面的机制将逐步明确。

（四）稳定血管内皮，重建微循环

在组织修复过程中，循环重建至关重要，充足的血供是创面愈合的前提。DFU患者机体长期处于高糖环境，可导致外周血管病变、微循环障碍，下肢血流明显减少，使足远端组织缺血损伤，进而溃疡形成，且损伤后修复困难。

PRP中含有多种促血管生成细胞因子，可诱导血管生成，而内皮细胞的增殖则有利于微循环的重建。其中VEGF、PDGF等起重要作用，可促进血管内皮细胞增殖、迁移和趋化，有利于血管生成。袁园等的动物实验显示，PRP组中新生血管CD31、a-SMA、VEGF-A及PDGF-BB表达高于对照组，表明PRP可促进血管的形成及成熟稳定。有研究表明，PRP来源的外泌体可诱导糖尿病大鼠创面内皮细胞和成纤维细胞的增殖和迁移，从而促进血管生成和再上皮化。最新研究显示，血小板激活后，线粒体可通过胞吞作用传递至间充质干细胞（mesenchymal stem cells，MSC）内，具有呼吸功能的线粒体能够提高MSC胞质中的柠檬酸水平，增强脂肪酸合成，激活MSC分泌促血管生成因子，进而加强其促血管生成能力。

（五）抗菌

感染是影响DFU愈合的重要因素，发生损伤后细菌易于定植，细菌可通过释放毒素导致细胞坏死，或侵入细胞引起细胞凋亡。糖尿病患者血糖调节紊乱、机体免疫受损，使感染更难控制。

研究证实，PRP具有抗细菌感染作用。PRP中含有较高浓度的白细胞、中性粒细胞、单核巨噬细胞、淋巴细胞，具有一定程度的抗菌作用，血小板释放的α颗粒、趋化因子、抗菌肽、免疫球蛋白、过氧化物等物质也具有抗菌作用。与传统抗生素相比，PRP不会引起细菌耐药，且与抗生素具有协同作用。有报道表明，PRP可显著提高DFU的治愈率，且伤口感染率降低。体外实验证实，PRP可有效抑制抗甲氧西林金黄色葡萄球菌、肺炎克雷伯菌和铜绿假单胞菌的生长。抗甲氧西林金黄色葡萄球菌感染可使人角质形成细胞内PDCD4表达上调，激活NF-κB信号通路，增加促炎细胞因子IL-6及TNF-α的表达，抑制抗炎细胞因子IL-10的表达。

（六）调节自噬

自噬在创面修复中发挥重要作用。自噬是机体的一种自我保护机制，自噬水平增加可促进损伤组织细胞的再生及修复；但另一方面，过度的自噬可导致自噬介导的细胞死亡。DFU创面肉芽组织中的炎症细胞、成纤维细胞及毛细血管内皮细胞等均发生了自噬水平的改变。DFU创面合并铜绿假单胞菌感染时，患者创面肉芽组织内细胞自噬水平降低，且合并缺血时，创面肉芽组织内细胞自噬水平降低更加明显。

对伴铜绿假单胞菌感染的DFU患者进行研究，发现感染控制后自噬水平升高。采用自噬抑制剂3-MA干预后，糖尿病动物模型创面愈合减慢，而PRP能上调创面组织自噬水平，进而促进创面愈合。目前国内外关于糖尿病创面与自噬的研究较少，其作用机制还有待进一步研究。

四、PRP治疗的局限性

（1）对于感染未得到控制的、渗液较多的、存在干性坏疽的、合并严重PAD的溃疡创面，在应用PRP治疗后，疗效不佳。

（2）供血者的血液基础条件差（高血糖未控制、免疫缺陷、严重营养不良、血液低流动性），中度、重度贫血或血液透析者，不建议选用自体PRP治疗。

（3）目前异体PRP治疗仍缺乏伦理审批许可，未能获得临床应用。

五、病例分享

（一）病例1

曾*，男性，67岁，病案号：67**44。糖尿病、高血压病史10余年，心脏起搏器植入术后5年，2020-07患者因DFU在我院行右足第5趾截趾术，术后术口基本愈合，但因右足第5趾缺如处出现肿胀3日，于2020-10-30入院。

1. 2020-10-30辅助检查结果

（1）血常规：红细胞总数（RBC）3.84×10^{12}/L↓；血红蛋白浓度（HGB）118g/L↓；红细胞压积（HCT）36.9%↓。

（2）尿常规：蛋白（PRO）+；C反应蛋白酶（CRP）80.42mg/L↑，红细胞沉降率（ESR）45.93mm/h↑。

（3）生化指标：白蛋白（ALB）34.4g/L↓；其余未见明显异常。

（4）伤口分泌物细菌培养及鉴定结果：铜绿假单胞菌，对哌拉西林/他唑巴坦、替卡西林/克拉维酸、头孢他啶、头孢哌酮/舒巴坦、头孢吡肟、美罗培南、亚胺培南、环丙沙星、妥布霉素、阿米卡星、黏菌素、左氧氟沙星敏感。

（5）右足X线片：右足第5趾骨远节骨质破坏、第5趾各节趾骨及周围软组织缺如伴残留的软组织管条状低密度影，考虑糖尿病足合并感染，不排除软组织窦道形成。

（6）右下肢血管彩超：未见异常。

2. 入院诊断

中医诊断：消渴病（脱疽）。中医证型：阴虚毒盛证。

西医诊断：①2型糖尿病足；②2型糖尿病；③2型糖尿病肾病；④2型糖尿病周围血

管病；⑤高血压病2级（极高危）；⑥心脏起搏器植入术后；⑦慢性心功能不全；⑧高血压性心脏病。

3. 治疗过程

（1）2020-10-30入院时伤口情况（图6-93）。

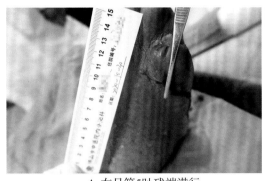
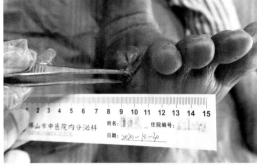

A 右足第5趾残端潜行　　　　　　　　B 右足第5趾残端见脓性渗出

图6-93　入院时伤口情况

入院情况：右足第5趾缺如处见一4cm×3cm×3.5cm红肿范围，有脓性渗液渗出，向下探及深约3.5cm潜行，周围皮肤红肿。

治疗对策：入院后行创面扩创术处理，沿右足第5趾缺如处创口纵向切开引流，见基底呈75%红色、25%黄色。经清创术处理，使创面床肉芽基本呈红色颗粒状，拟行PRP治疗。2020-11-05行PRP治疗，抽取患者静脉血40mL，3次离心制备出8mL的PRP，使用特殊注射器，将PRP填充到右足第5趾残端创面处，用泡沫敷料覆盖创面，纱布外包扎。

（2）2020-11-05行PRP治疗，2020-11-09、2020-11-12治疗后第5、第9日伤口情况（图6-94）。

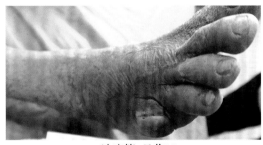
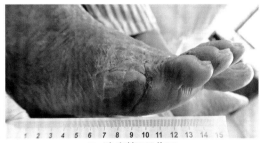

A 治疗第5日伤口　　　　　　　　　B 治疗第9日伤口

图6-94　治疗第5、9日伤口情况

A治疗第5日，右足第5趾缺如处见一4cm×3cm瘢痕，未见渗液渗出，周围皮肤略泛白。B治疗第9日，右足第5趾缺如处伤口基本愈合，周围皮肤无红肿。

治疗对策：继续予Ⅲ型安尔碘清洗创面，外敷Ⅲ型安尔碘纱块以抗炎止痛，外层外敷无菌纱块保护创面。

（二）病例2

梁**，男性，68岁，病案号：64**76。糖尿病病史4年，高血压病史1年余，未规律服用降压药物，血糖控制一般，左足拇趾溃烂20余日，于2021-02-17入院。

1. 2021-02-17辅助检查结果

（1）血常规：白细胞计数（WBC）9.88×10^9/L↑；红细胞计数（RBC）3.37×10^{12}/L↓；血红蛋白浓度（HGB）99g/L↓；红细胞压积（HCT）32.7%↓；中性粒细胞绝对值（NEUT#）7.18×10^9/L↑。

（2）尿常规：未见异常。

（3）生化指标：白蛋白（ALB）31.8g/L↓；肌酐（Cr）104.3μmol/L↑。感染指标：红细胞沉降率（ESR）32mm/h↑；其余未见异常。

（4）伤口分泌物细菌培养及鉴定结果：抗甲氧西林金黄色葡萄球菌，对青霉素、苯唑西林、红霉素、莫西沙星、庆大霉素、替加环素、万古霉素、替考拉宁、复方新诺明、克林霉素、利奈唑胺、利福平、达托霉素、头孢洛林、左氧氟沙星等药物敏感。

（5）左足X线片：左侧糖尿病足，请结合临床。

（6）左下肢血管彩超：未见异常。

2. 入院诊断

中医诊断：①消渴病；②疮疡类病。中医证型：阴虚毒盛证。

西医诊断：①2型糖尿病足（wagner3级、中度感染）；②2型糖尿病；③2型糖尿病性周围神经病；④高血压病2级（极高危）。

3. 治疗过程

（1）2021-02-17入院时伤口情况（图6-95）。

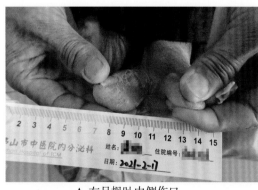
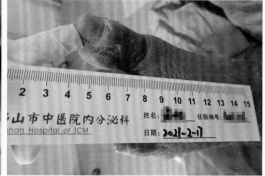

A 左足拇趾内侧伤口　　　　　　　　　　　B 左足拇趾伤口

图6-95　入院时伤口情况

入院情况：左足拇趾内侧见一0.2cm×0.2cm创面，向6点方向潜行约0.7cm，基底呈50%红色、50%黄色，有脓性渗液渗出。

治疗对策：入院后行局部清创处理，控制感染，创面床准备充分后于2021-03-03行左足拇趾PRP治疗术，抽取患者静脉血20mL，2次离心制备出4mL的PRP，使用特殊注射器，将PRP填充到左足拇趾伤口内部，后予伤口清创缝合术，覆盖黄油纱，用无菌纱块包扎。

（2）2021-03-03、2021-03-08、2021-03-11（治疗第1、6、9日）伤口情况（图

6-96）。

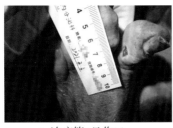
A 治疗第1日伤口

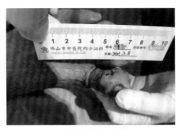
B 治疗第6日伤口

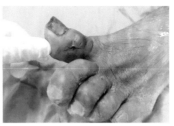
C 治疗第9日伤口

图6-96　治疗第1、6、9日伤口情况

A清创并行PRP治疗后，左足拇趾内侧见一1cm×0.5cm创面，基底呈红色，周围肿胀、皮肤泛白，创面无渗血。B治疗第6日，左足拇趾内侧见一约1.5cm缝合口，伤口周围无明显红肿，有少许渗液。C治疗第9日，伤口愈合良好，可见一约1cm瘢痕，上覆痂皮，无红肿渗液。

治疗对策：术后7日拆除缝合线，予0.9%氯化钠注射液清洗创面，外敷Ⅲ型安尔碘纱块抗炎止痛，外层外敷无菌纱块保护创面。

（三）病例3

杨**，男性，53岁，病案号：77**57。糖尿病病史10年，因鞋磨破左足拇趾残端后出现患处红肿疼痛3月，发热1周，于2020-10-22入院。

1. 2020-10-22辅助检查结果

（1）血常规：红细胞总数（RBC）3.14×10^{12}/L↓；血红蛋白浓度（HGB）107g/L↓；红细胞压积（HCT）30.5%↓；中性粒细胞百分比（NEUT%）80.90%↑。

（2）尿常规：蛋白（PRO）+；葡萄糖（GLU）++。感染指标：红细胞沉降率（ESR）75mm/h↑；超敏C反应蛋白测定（hsCRP）98.02mg/L↑；淀粉样蛋白（SAA）>240mg/L↑。

（3）生化指标：葡萄糖（GLU）3.76mmol/L↓；尿酸（UA）203.2μmol/L↓。

（4）伤口分泌物细菌培养及鉴定结果：未见异常。

（5）左足X线片：左足第1趾趾骨缺如。

（6）左下肢血管彩超：股动脉以远内中膜弥漫性增厚。小腿段动脉弥漫小斑块，管腔狭窄70%～99%。胫后动脉闭塞。胫前足背动脉阶段性狭窄。股、腘、胫前、胫后、大隐、小隐静脉血流通畅。

2. 入院诊断

中医诊断：消渴病（脱疽）。中医证型：阴虚毒盛证。

西医诊断：①2型糖尿病足（wagner3级、中度感染）；②2型糖尿病周围神经病；③视网膜脱落。

3. 治疗过程

（1）2020-10-22入院时伤口情况（图6-97）。

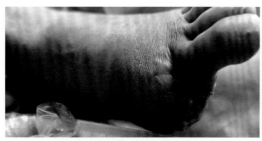 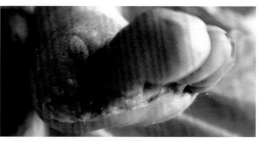

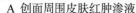

A 创面周围皮肤红肿渗液　　　　　　B 见脓性渗液

图6-97　入院时伤口情况

入院情况：左足拇趾残端创口范围1cm×2cm，恶臭，基底100%黄色腐烂组织，黄色渗液，足背动脉搏动正常，足背肤温升高，轻度浮肿，周围皮肤红肿范围4cm×3cm，增厚、角质生成。

治疗对策：皮肤溃疡清创术后予创面行负压封闭引流术，待创面肉芽较前生长，创面面积逐渐缩小，但仍有骨质肌腱外露，评估后可行伤口PRP治疗。

（2）2020-11-18行PRP治疗后情况（图6-98）。

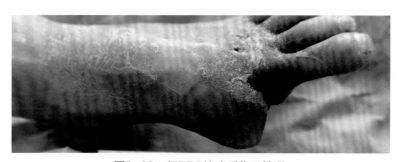

图6-98　行PRP治疗后伤口情况

治疗第10日后，足背创面基本愈合，拇趾残端经清创后，大小为6cm×2.5cm×1.2cm，骨质完全被新生肉芽覆盖，仍有部分肌腱外露，见澄清淡黄色渗液。

治疗对策：予Ⅲ型安尔碘清洗创面，红色鲜红肉芽处外敷黄油纱以保湿促进肉芽生长，外层外敷伤科黄水纱以消肿抗炎止痛。

（四）治疗体会

DFU患者出现反复伤口感染、难愈，在控制血糖的前提下，参照DFU创面评价对该类伤口进行评估，PRP是促愈合治疗手段之一，配合系统抗感染、局部清创换药治疗，早期实现创面闭合、减少渗液，避免感染扩大及降低复发率。

第十节　间充质干细胞移植治疗糖尿病皮肤损伤

糖尿病皮肤溃疡是糖尿病最常见的一种并发症，由于神经血管病变导致微循环障碍而发生的溃疡和坏疽，是神经病变、血管病变和局部感染共同作用的结果。传统的药物治疗、血管搭桥术、经皮内血管形成手术和支架置入术等方法都有局限性[67]，治疗效果差、副作用强、患者不适性、诱导慢性炎症发生等因素限制了传统疗法的临床应用。近年来，通过设计生物医用材料搭载干细胞移植，从而促进糖尿病皮肤溃疡愈合受到广泛关注。

中山大学黄军就教授团队用人脐带间充质干细胞搭载生物医学材料，移植至糖尿病皮肤伤口处，促进了糖尿病皮肤伤口的愈合及再生[68]。该团队将PF-127+SAP组合包裹的脐带华通胶间充质干细胞（Wharton's jelly-derived mesenchymal stem cells，WJMSC）移植到糖尿病皮肤伤口处，并在移植后不同时间点观察伤口愈合情况。与对照组相比，WJMSC+PF-127+SAP组在移植后第7日残留创面面积最小；移植后第14日，PF-127+SAP+WJMSC组的糖尿病皮肤溃疡伤口几乎愈合，而其他组仍有明显未愈合的伤口（图6-99）。以上结果表明移植WJMSC+PF-127+SAP可以加速糖尿病伤口的愈合。

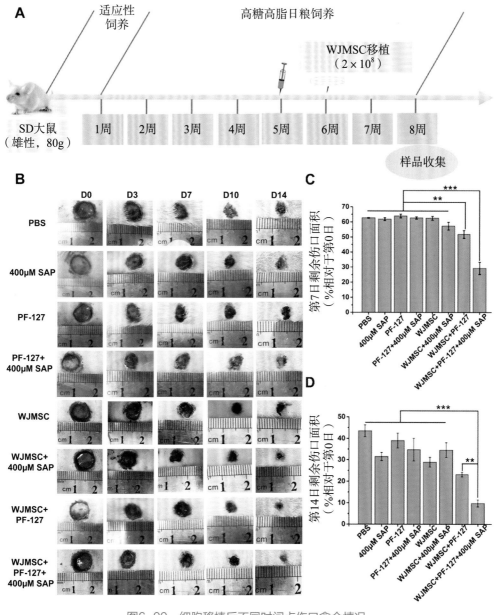

图6-99　细胞移植后不同时间点伤口愈合情况

　　组织学检测结果显示，WJMSC+PF-127+SAP组的真皮厚度较其他组显著增加，新生毛囊也多于对照组；相反，WJMSC+PF-127+SAP组的瘢痕宽度比对照组更窄（图6-100）。这些结果表明WJMSC+PF-127+SAP移植促进真皮层再生。此外，通过Masson染色检测结果表明，WJMSC+PF-127+SAP组中胶原纤维的沉积显著多于对照组（图6-101）。以上结果表明PF-127结合SAP包裹的WJMSC移植促进了糖尿病皮肤伤口的再生。

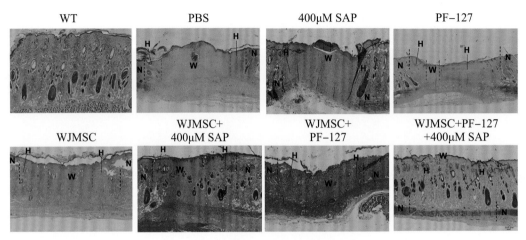

图6-100　H&E染色检测真皮层再生情况

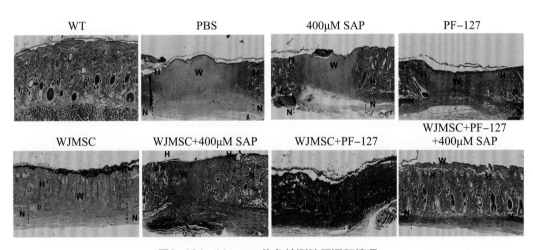

图6-101　Masson染色检测胶原沉积情况

　　在伤口愈合过程中，巨噬细胞参与清除、吞噬、渗出、抗原呈递、促进修复、细胞外信号转导和血管生成的多个过程。不受控制或长时间的炎症反应会导致伤口愈合的后续阶段中断，最终导致糖尿病伤口难以愈合。为了探讨PF-127结合SAP包裹的WJMSC移植对炎症反应的调节作用，分别通过CD86和CD163的免疫组织化学染色评估了糖尿病伤口中M1和M2巨噬细胞的形成情况。结果显示，WJMSC+PF-127+SAP组中CD86阳性M1巨噬细胞的数量显著低于对照组，而CD163阳性M2巨噬细胞的数量多于对照组（图6-102）。以上结果表明WJMSC+PF-127+SAP移植加速了巨噬细胞由促炎M1型向抗炎M2型的转化。Ki-67免疫组织化学染色探究了糖尿病创面的细胞增殖情况。结果显示WJMSC+PF-127+SAP组Ki-67阳性细胞百分比高于对照组（图6-102），表明WJMSC搭载PF-127+SAP移植促进了糖尿病皮肤伤口处的细胞增殖，有利于肉芽组织形成和真皮层再生。CD31免疫组织化学染色检测了糖尿病伤口处新血管形成情况。结果显示，与对照组相比，WJMSC+PF-127+SAP组的CD31阳性细胞数显著增加（图6-102）。综上所述，WJMSC+PF-127+SAP移植可促进巨噬细胞从M1向M2转化、细胞增殖和血管生成，从而加速糖尿病伤口真皮层的再生和创面愈合。

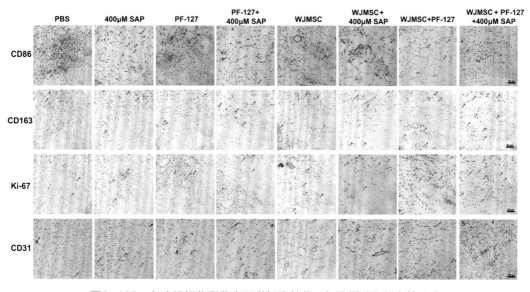

图6-102　免疫组织化学鉴定巨噬细胞转化、细胞增殖和新血管形成

　　为了进一步研究PF-127结合SAP是否增强WJMSC在糖尿病伤口中的保留和植入，该团队将OE-EGFP WJMSC搭载PF-127+SAP体系移植至糖尿病皮肤伤口处，分别在移植后24h和72h通过原位免疫荧光检测了皮肤伤口处移植的OE-EGFP WJMSC。结果表明，在移植后24h，OE-EGFP WJMSC+PF-127+SAP组中EGFP阳性细胞数量显著高于对照组（图6-103A、6-103B）。同样地，在移植后72h，OE-EGFP WJMSC+PF-127+SAP组中EGFP阳性细胞数量也高于对照组（图6-103C、6-103D）。以上结果表明，PF-127结合SAP负载有效延长了WJMSC在糖尿病皮肤伤口部位的驻留时间并促进其植入。

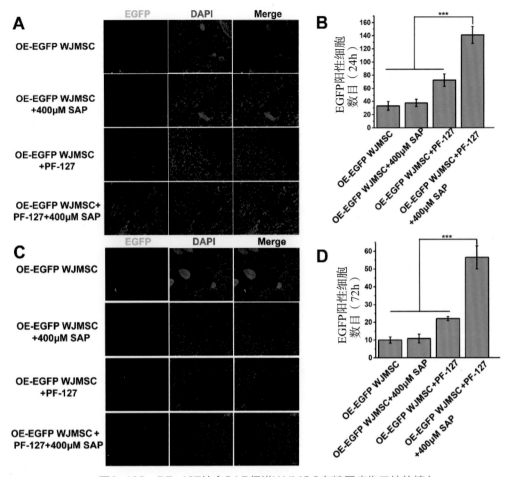

图6-103　PF-127结合SAP促进WJMSC在糖尿病伤口处的植入

第十一节　胫骨横向骨搬移治疗

一、胫骨横向骨搬移概念及历史沿革[69]

　　胫骨横向骨搬移技术（tibial transverse transport，TTT）作为一种微循环再生技术，将力学刺激转变成生物信号，通过增加搬移区域的骨形态发生蛋白、骨髓源干细胞并重建巨噬细胞极化平衡，促使骨、血管、神经和肌肉等组织再生。最早的TTT技术是1972年由Ilizarov和Ledjajev医师提出的，是将骨皮质劈开后横向搬移来实现骨质增粗的方法，随后1976年，Ilizarov进一步发明了下肢骨的横向重塑技术，通过胫骨和腓骨的横向搬移改变骨的形态。1982年Ilizarov开始了临床试验研究，通过横向搬移胫骨骨块发生的牵拉组织（血管）再生效应，改善外周动脉病变患者肢体远端的血供。1992年Ilizarov的著作*Transosseous Osteosynthesis*问世，书中介绍了TTT血管再生的动物实验。

对犬的胫骨截骨开窗，术后第4日开始通过外固定器每日以1mm速度缓慢横向牵拉骨块，第21日就可看到再生的毛细血管网（包括淋巴管），但其中未涉及临床治疗内容。20世纪90年代，Ilizarov（伊里扎洛夫）技术开始在中国应用，潘少川等应用Ilizarov技术成功治疗了17例胫骨假关节和骨缺损患者。随后，我国医疗工作者开始逐渐将胫骨横向骨搬移技术应用于治疗糖尿病足及下肢血管疾病，并取得了丰富的临床经验和长足进步[70-71]。2020年，由赵敬民、李刚等15位医师共同整理《胫骨横向骨搬移技术治疗糖尿病足的专家共识（2020）》发表[72-76]。

二、胫骨横向骨搬移技术的机制原理

研究表明，Ilizarov胫骨横向骨搬移术可以通过促进骨痂和周围软组织的血管生成来重新分配血流，从而增加功能性毛细血管的数量，促进局部血液供应的增加，并相应地增加静脉回流。其原理是生物组织被缓慢牵拉时会产生一定的张力，可刺激组织再生和生长，张应力的机械刺激、牵拉，促进了血管网的形成、创面愈合。我国学者刘应良认为，手术的本质是创伤刺激，主要技术机制是提供了一种可控、可调的创伤刺激，人体存在"创伤—修复与再生—重建"系统，当机体受到创伤时，必然会产生对创伤的修复应答，这种创伤—修复应答反应，主要目的在于修复创伤，其过程主要是由分子水平的细胞因子来实现的，其可能的因子包括但不限于多种炎症因子、生长因子、骨形态发生蛋白、干细胞动员等。炎症因子可以扩张血管，带来丰富的血管再生，这在各种炎性组织的丰富血管再生中就可以见到。炎症因子等反应可以扩张血管、改善血管通透性和物质交换，这解释了术后即可见到血管、血供明显改善的现象[72]。而由这种创伤—修复应答带来的因子反应随之启动了机体的再生—重建系统，带来的不仅仅是血管再生，还包括识别损伤修复区的细胞，使其重新获得生长修复的能力，这种细胞生长愈合能力使得本来已经丧失愈合倾向的慢性伤口开始愈合，达到修复重建的目的。而"创伤—修复与再生—重建"之间的一系列过程，可能包含了一系列的信息物质和信号传递，形成了一个统一的系统。创伤可能给机体带来有害的一面，同时也能带来有益的一面，骨瓣移位作为一种微截骨手术，选择对肢体和功能无明显影响、可逆的供区或者操作，其有害的一面可调、可控，每次旋转螺母带来骨瓣的微移，正好符合这个需求，类似疫苗（减毒或者灭活），而我们利用的正是其启动机体修复系统中有用的一面。适宜的创伤刺激带来了积极有利的一面，骨的愈合反应时间漫长，在骨上进行创伤刺激也正好符合该手术的需求[73]。现在已经证实，创伤的愈合需要多种因子的参与，而一些生长因子的半衰期较短，如广谱细胞分裂素bFGF是体内已知促进血管生长最强的因子，可有效促进皮肤、血管、肌、神经、骨等多种组织生长，但其在体内极易水解，半衰期仅3～10min，半衰期实在太短，外界给药往往无法达到要求，需要源源不断提供[74]。而骨搬移技术每次移位均可造成新鲜的微损伤（创伤），每日数次，长期进行，则提供了长期的创伤刺激诱发出创伤—修复应答反应，获得源源不断的修复因子，这种创伤反应在一个相对健康的区域进行，其获得的创伤反应可靠，其获得的生化因子位于组织体液系统，通过血液循环到达全身、溃疡创面，对需要修复的损伤进行识别并启动其修复愈合能力[75]。远离手术部位的足部出现愈合倾向、细胞生长能力改善、溃疡愈合，各部位的血管出现再生反应，只有通过血液系统传播的细胞因子可以系统解释[76]。

三、胫骨横向骨搬移技术在治疗糖尿病足方面的应用

吴郁锐等对29例65岁以上的老年糖尿病足患者应用Ilizarov胫骨横向骨搬移技术治疗糖尿病足有显著的临床疗效，安全性好，并发症较少，其作为一种治疗老年患者糖尿病足的行之有效的全新方法，值得临床推广应用。同时提出在实际操作过程中，相对于专家共识提出的适合骨窗大小约为12cm×2cm，由于老年人骨骼生理有别于青壮年，且个体差异不一，并不能统一开窗的大小，但最终疗效满意，未受到开窗大小的影响，因此建议按照个体情况进行骨窗大小的选择；若在术后搬移过程中出现骨块隆起，可利用"手风琴技术"在反复来回搬移中将骨窗复位，且可刺激血管神经的再生，但搬移的具体时间还需进一步试验探索[77-79]。

花奇凯教授团队将胫骨横向骨搬移技术应用于糖尿病足的治疗，将2011-05至2013-06期间接受传统外科手术治疗的137例连续患者列为对照组，开展了长达两年的随访。研究证实胫骨横向骨搬移技术大大促进了糖尿病足的愈合，提高了保肢率，并减少了严重和顽固的DFU的复发；尽管治疗方法非传统，但手术技术相对简单，并发症很少且轻微；与传统手术治疗相比，TTT在治疗严重和顽固性DFU时，优势更加明显。其表明胫骨横向骨搬移技术可以使DFU创面局部的微血管再生，并可以促使创面修复[80]。

罗艳霞等比较分析胫骨横向骨搬移技术治疗的糖尿病足患者术前术后的周围神经感知情况发现，术后3个月神经感知未恢复者仅占24.19%，其余患者均有改善或完全恢复，表明胫骨横向骨搬移技术治疗糖尿病足时，不仅促进了微循环的重建，还对神经再生有一定的作用[81]。

武黎黄英应用胫骨横向骨搬移技术治疗93例重度糖尿病足患者（＞Wagner3级），其中溃疡面积最大达12cm×12cm，部分溃疡达骨髓腔深部，术后创面愈合率和保肢率均达到99%，且治愈了患者伴发的骨髓炎，表明胫骨横向骨搬移技术不仅能促进创面愈合、神经功能恢复，在治疗糖尿病足相关并发症方面也有一定效果[82-83]。

张俊蓉等对18例DFU患者利用胫骨横向骨搬移技术结合前列地尔进行治疗，并与同期单纯利用胫骨横向骨搬移技术的18例DFU患者（对照组）进行比较。研究证实，胫骨横向骨搬移微血管网再生技术可以重建糖尿病足患者小腿以下微血管网，促进周围血管及周围神经恢复，具有手术简便、疗效确切、保肢成功率高的优点，而前列地尔可改善下肢血液供应及神经营养，促进创面修复，二者结合可产生协同效应，是治疗DFU的理想方法之一[84]。

2019年中国医师学会骨科医师分会中国骨搬移糖尿病足学组联合相关领域专家共同推出胫骨横向骨搬移术治疗糖尿病足的专家共识，提出建议减小切口，将截骨块面积调整为5.0cm×1.5cm。同时考虑到传统外固定装置笨重、并发症发生风险较大，建议更换为小支架，也强调了在截骨操作中对骨膜的保护，减少骨膜损伤更有助于微循环重建。由于搬移架及骨瓣改小了，单向搬移时间由原来的21日缩短至14日，骨块还原后即可拆除支架，改用小夹板或支具外固定8周。减小切口已成为手术治疗趋势，目前减小切口的改良方式未明显增加手术难度，却有利于切口恢复，这在缺血性疾病的治疗中具有重大意义。小夹板或支具外固定8周是新的尝试，这样的改进是否会影响治疗效果还需后期临床应用来检验[77]。

刘毅等对38例糖尿病足患者行彩超检查，显示经胫骨横向骨搬移技术治疗后患者股动脉、腘动脉、胫后动脉和足背动脉狭窄率降低、管径明显增大，管腔内血流量明显增加。贾中伟等对19例经胫骨横向骨搬移结合负压引流治疗的、伴有溃疡形成的糖尿病足患者，行血管彩超检查示患足微血管网再生良好，患足功能能满足日常生活需求。并应用胫骨横向骨搬移技术联合高压氧治疗糖尿病足，患者术后疼痛减轻，踝肱指数及密歇根神经体征评分也明显改善，溃疡愈合明显加快，提示该技术可促进周围血管及周围神经修复重建[85-87]。尉志刚等在李起鸿及杨大威等提出的神经、血管与骨膜等组织对1mm/d慢速延长生物学适应性强，同时在速度相同的情况下，频率越高效果越好的理论基础上，提出了以1mm/d延长速度下，每日搬移分8次完成，临床用于治疗足部溃疡获得了显著效果。尉志刚经实践研究认为，胫骨横向骨搬移技术可以重建患肢小腿以下微血管网，促进周围神经恢复，促进创面愈合，手术操作简便，保肢成功率高，是治疗糖尿病足的理想方法之一[88-90]。

欧栓机等应用经皮微创胫骨横向骨搬移技术治疗糖尿病足23例，术后足部皮温提高，疼痛视觉模拟评分（VAS）改善，术后1年Barthel指数比术前显著升高[91]。有专家采用Ilizarov技术治疗糖尿病足取得较好的效果[92]。

余建平等对20例糖尿病足患者行胫骨横向骨搬移术，术后6个月X线片检查发现部分患者搬移骨窗骨痂形成有限，血管造影检查显示患者下肢毛细血管网不密集；还有部分患者术前下肢血供尚可，但术后末梢血管狭窄甚至闭塞，导致足趾坏死，其原因尚不明确，最终转行截肢术。术前合并严重基础疾病、糖尿病病程长、高龄、身体机能差的患者，胫骨横向骨搬移技术治疗后可能并发严重感染，必须行截肢术，或者手术应激导致原有基础疾病加重而最终死亡[93-94]。

赵威等提出对于合并严重的大、中动脉闭塞症患者，应避免单纯使用胫骨横向骨搬移技术，对术前行下肢动脉造影查出合并膝以上大、中动脉闭塞的糖尿病足患者，建议先采用介入疗法，确保主干动脉供血良好；对介入治疗后足部溃疡仍长期未愈者，再行胫骨横向骨搬移技术治疗[95]。

国内学者应用于DFU的治疗技术，能改善糖尿病所致的组织缺血性坏死，有效治疗糖尿病足，减少截肢，安全性和有效性较高，同时操作简单，提示其具有较好的应用前景。但治疗过程较长，对患者的依从性有较高要求。而且目前该技术缺乏对创面愈合机制的基础研究，需进一步的动物实验和临床验证才能对其机制深入探讨，以达到对糖尿病足患者进行更精准治疗的目的。

以下为我院足踝外科开展的糖尿病足胫骨横向骨搬移技术治疗图片展示（图6-104至图6-106）。

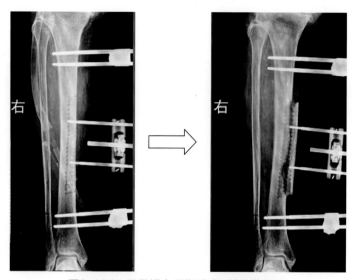

图6-104　胫骨横向骨搬移术X线影像展示

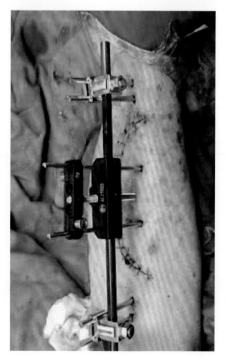

图6-105　左侧胫骨横向骨搬移技术术口及外固定支架

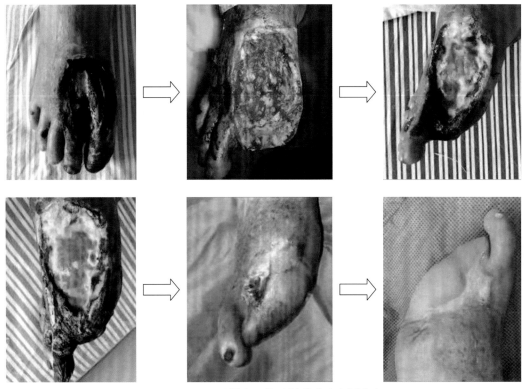

图6-106　胫骨横向骨搬移技术成功案例分享

第十二节　糖尿病足截肢术

很多时候，我们将糖尿病足患者的截肢视为治疗失败。但国内外糖尿病足临床进展趋势显示，糖尿病足的小截肢（踝以下的截肢）率是上升的，大截肢（踝以上的截肢）率是明显下降的。国外也有糖尿病截肢率的流行病学研究，但不包括截趾的患者。这是因为，合并足趾的溃疡并有感染很常见，对于难以控制感染的足趾溃疡，及早截趾可以缩短溃疡的愈合时间，避免病情的发展，避免大截肢，节省医疗费用；且除了大脚趾以外的截趾不会对患者的生活质量有明显的影响[96]。与未经截肢或仅进行小截肢而已经愈合的患者相比，DFU未愈合的患者生活质量更差。研究表明，小截肢患者与保守治疗的DFU患者的生活质量没有差异。即使是经胫骨的大截肢也并不是必然会引起保留活动能力的患者的生活质量下降[97]。

一项纳入12项研究的系统评价分析了因周围动脉疾病行下肢截肢患者的生活质量的影响因素，结果显示安装假肢后能实现行走是生活质量最强的影响因素。因此，至少在这一方面（患者报告的结局），截肢并不是治疗失败，而是一种可行的治疗选择。遗憾的是，有关糖尿病患者截肢（趾）后生活质量的研究，以及截肢（趾）患者的康复治疗和功能保存以及医疗费用方面的研究，国内尚属空白。DFU的治疗目标应从促进溃疡愈合、降低截肢率改变为在此基础上的让患者保持或提高生活质量，回归正常的家庭和社会生活[98]。

一、糖尿病足截肢术的手术适应证[99-102]

对保守治疗效果不佳的患者，为避免感染扩散，截肢是主要的终末治疗方案，截肢手术适应证列举如下。

（一）糖尿病足Wanger4-5级坏疽（图6-107至图6-109）

应积极实现下肢血管重建治疗，尽量降低截肢平面或截肢改为截趾。

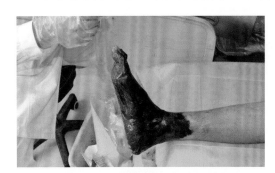

图6-107　糖尿病足wagner5级

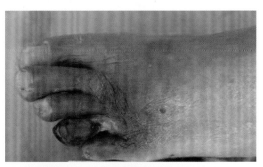

图6-108　糖尿病足wagner4级①

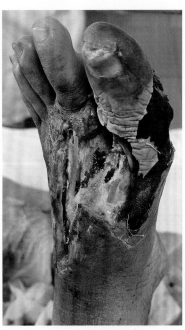

A　左足正面观

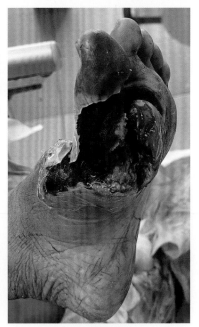

B　左足侧面观

图6-109　糖尿病足wagner4级②

（二）糖尿病足Wanger3级（图6-110）

合并严重感染伴随全身症状（主要是全身炎症反应）危及生命的，如气性坏疽、不能控制的化脓性关节炎、长期存在的慢性骨髓炎而引起肢体的严重畸形和功能丧失，甚至诱发癌变（图6-111）。

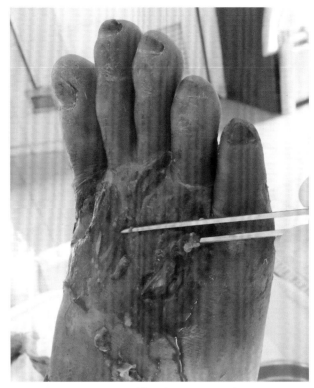

图6-110　糖尿病足wagner3级

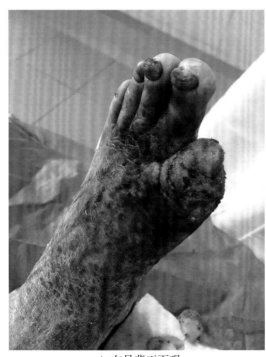

A 左足背正面观

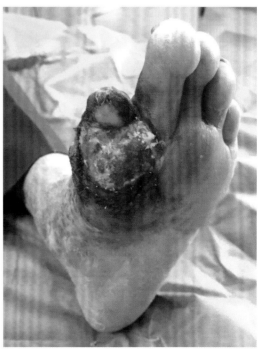

B 左足底面观

图6-111　DFU创面，病理结果为：高分化鳞状细胞癌

（三）严重下肢体缺血（图6-112）

经过积极的内科保守治疗、各种血管重建手术（包括外科手术搭桥治疗和血管腔内介入治疗）仍存在不能耐受的疼痛、肢体坏死或感染播散。

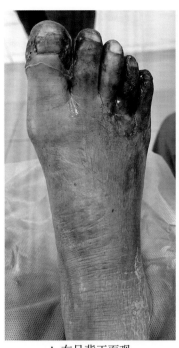 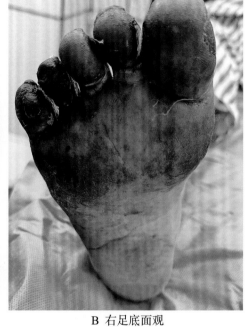

A 右足背正面观　　　　　　B 右足底面观

图6-112　严重下肢缺血坏疽

（四）糖尿病沙尔科关节（图6-113）

合并严重混合感染经积极治疗无效并严重影响功能的，截肢后安装假肢改善功能以提高患者的生活质量，为相对适应证。

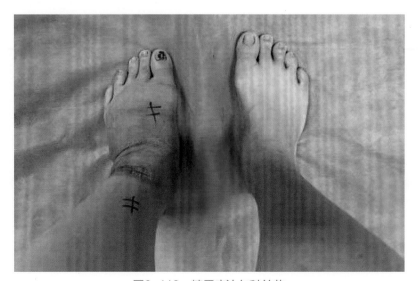

图6-113　糖尿病沙尔科关节

二、大/小截肢术的选择

踝关节及其以远水平的关节离断为小截肢，踝关节水平以上的截肢为大截肢。糖尿病足治疗的目标之一是减少截肢和降低截肢平面。小截肢指征主要是糖尿病足局部肢体难以挽救（图6-114）。大截肢指征多为糖尿病足病情严重、累及广泛，常伴感染全身扩散乃至威胁生命的病情（图6-115）[103]。小截肢与局部特征关系紧密，大截肢除局部特征外，还与全身情况、有无危重病情相关。对于进行性缺血性坏死或严重的静息痛，在技术上无法行血管重建、无法通过药物治疗或小截肢来改善的严重疾病状态，需行大截肢；因感染进行性加重，广泛的肌肉、肌腱坏死，或伴有脓毒血症，保守治疗和清创治疗无法控制的坏疽，需行大截肢；足跟部长期存在的慢性骨髓炎引起足跟部大溃疡，以及极少情况下，严重的神经性骨关节病变性畸形可能需要大截肢[104]（图6-116）。

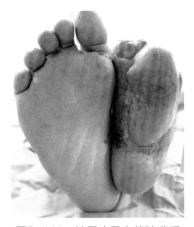

图6-114　糖尿病足小截肢术后

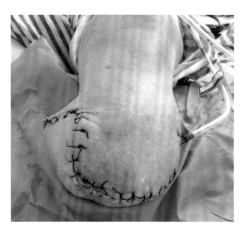

图6-115　糖尿病足大截肢术后

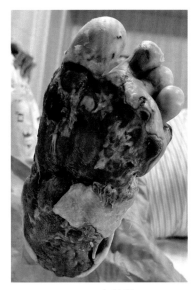

A　全足底

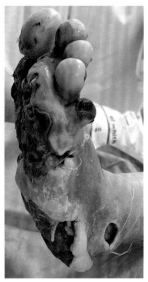

B　足跟至足踝

图6-116　全足底、足跟至踝部大溃疡

三、截肢平面的选择

截肢平面的确定基于适当的血供、坏死组织的范围，理想的平面是在保证创面完全愈合的最远端。较客观地衡量糖尿病足截肢平面的方法有临床判断、血流多普勒动脉节段性测压、经皮氧分压测定。动脉造影包括CTA、MRA、DSA和其他影像学检查，其中DSA虽为有创检查，但是最直观、最准确。在无禁忌证的情况下，在决定截肢前均应进行DSA检查，同时尽可能地尝试通过腔内介入治疗重建有效的血液循环，尽可能地降低缺血性糖尿病足的截肢平面或减少截肢的发生。

（1）对于DFU以动脉闭塞缺血为主的缺血性坏疽，由于糖尿病足的主要病理改变是下肢血管病变，除了考虑肢体缺血性坏死范围外，还要综合其他因素，如皮肤颜色、温度、皮瓣的选择等。多普勒彩超可显示各段动脉的结构及功能有无异常，为选择截肢平面提供参考。

（2）对于DFU以感染为主的坏疽，截肢平面以感染累及的部位为参考，以能够控制感染进展为主，感染扩展到股部者，或是接近膝关节，可以选择股部截肢术，感染累及小腿下端，可以选择膝下截肢术，但对于没有累及踝关节的感染，建议尽可能选择半足切除清创术。但如果合并坏死性筋膜炎、气性坏疽，进展速度又很快，需要立刻实施截肢，而且截肢平面应高于坏疽平面[105]。

近年来合理的小截肢显著降低了大截肢率。由于小截肢本身对于糖尿病足患者生活质量无严重影响，从而改善了预后。目前小截肢占糖尿病足截肢多数。糖尿病足患者对预后期望提高，对于保肢有更高要求，尤其是相对轻症的糖尿病足患者。因此，尽早识别糖尿病足小截肢的高危因素对于重症患者避免大截肢、轻症患者保全肢体意义重大。

四、糖尿病足截肢的危险因素

低蛋白、贫血、肌酐升高、感染、踝肱指数降低、合并透析、缺血性心脏病、糖尿病足足部溃疡、尿蛋白、纤维蛋白原、UT系统分期、糖化白蛋白升高、有营养风险、下肢动脉狭窄、脑血管病、白蛋白、血小板升高、高同型半胱氨酸血症、Wagner分级是糖尿病足大截肢的独立危险因素。通过这些独立危险因素来预测糖尿病足即将发生的结局及可能性并有效地预防糖尿病足截肢，可提高糖尿病足患者生活质量、减少残疾率。高脂血症、中性粒细胞百分比（NEUT%）、空腹血糖、糖化血红蛋白、总胆固醇、甘油三酯、高密度脂蛋白（HDL）、C反应蛋白跟糖尿病足截肢有一定的关联。血清白蛋白、身体质量指数、血红蛋白、下肢血运重建史是截肢的保护因素[106]。通过相关危险因素分析，充分评估糖尿病足的严重程度及截肢的风险，及时给予相应处理的意义重大。

五、糖尿病足截肢术的预后

糖尿病足截肢术的预后取决于多种因素，包括患者的身体状况、糖尿病足累及的部位、组织的血流灌注情况、局部组织对感染的易感性、创口的愈合能力等[107]。术后如果糖尿病病因未得到控制，血糖控制不佳等会导致再次感染的出现，将导致多次手术甚至上升截肢平面，所以截肢术前需要有一个综合的预测，及时指导术后治疗。关于糖尿病足的影响因素研究较多的是营养指标、炎性指标及纤溶指标等。糖尿病足患者因感染、消耗等导致血清白蛋白（ALB）水平降低，可致伤口不愈合，当ALB水平<21g/L时患者的发病率和病死率增加。中性粒细胞计数与淋巴细胞计算的比值（NLR）能较好地反映疾病的预后，现已在恶性肿瘤预后的相关研究中大量出现，如在胃癌化疗患者及冠脉综合征患者中的应用，中性粒细胞能够释放大量的氧自由基与蛋白酶，进而对血管内皮产生攻击作用；而淋巴细胞作用则相反，能够起到抗炎、保护血管内皮的作用，故NLR在炎症反应之始能够达到很好的预测作用，可预测糖尿病足截肢术的预后。C反应蛋白及红细胞沉降率作为炎症反应中高精度、高敏感度的炎症因子，可以反映炎性反应的轻重。糖尿病的高凝状态能够损伤血管内皮细胞，在糖尿病足患者中，血浆纤维蛋白原的升高可增加局部血栓形成，导致下肢静脉血淤滞，加重患者病情的发展。D-二聚体是纤维蛋白降解的最小片段，可反映继发性纤溶亢进和体内的高凝状态，进而反映血管内皮损伤的程度，研究显示糖尿病足患者血浆D-二聚体较一般糖尿病患者明显升高，提示其可以作为预示糖尿病足患者截肢术和病死率的风险指标。

第十三节　创面减压治疗

糖尿病足通常好发于足底压力高的区域，如跖骨溃疡。溃疡形成后，如果缺乏有效的减压，则较难愈合。减轻足底压力对预防及治疗糖尿病足有一定的帮助。目前减轻足底压力的方法主要有支具、鞋袜、外科手术。减压支具主要包括：全接触性石膏支具、速成全接触石膏支具、可拆卸支具，充气的鞋子、鞋垫，糖尿病足治疗鞋（处方鞋）。减压治疗中患者本身的配合程度也极为重要，故推荐应同患者商量并制订其可接受的个体化减压方案。

一、鞋袜减压治疗

不伴缺血、感染且可控的糖尿病神经性前足溃疡患者，在其他形式的生物力学减压方法无法使用时，应考虑充气的鞋子、鞋垫，医师可根据溃疡位置，足底压力情况对气囊充气，起到减压和防止硬质材料压迫的目的。当患足出现畸形或者在截趾术后，这时需要选用特殊的糖尿病足治疗鞋，选用具有"记忆"功能的泡沫敷料拼接的减压鞋垫；或者选用可拆卸材料的鞋垫，把足底高压力位置的鞋垫"抠去"或者减薄。患者的袜子选用透气舒适的羊毛、棉纤维无缝制作。治疗鞋袜的主要作用是预防足底溃疡的发生和复发。

二、支具减压治疗

减压支具包括可拆卸的膝上减压装置、不可拆卸的膝上减压装置、矫形鞋等，需结合患者的足部感染情况、下肢缺血情况、患者本身的意愿进行选择。支具引起的不良反应可能有：关节的活动受限，增加走路时可能引起关节、髋部的不适甚至可能增加摔倒的概率，故建议患者进行支具治疗初期应小心适应。感染可控的糖尿病神经性（不伴缺血）前足溃疡患者，可使用不可拆卸支具进行减压治疗，如全接触性石膏支具、速成全接触性石膏支具等。

全接触性石膏支具是用来分散足底压力最有效的方法。全接触性石膏支具适应证：无缺血病变、无严重感染、无窦道的糖尿病足和急性或亚急性神经性骨关节病且不伴溃疡。禁忌证：3～5级糖尿病足，皮肤过于脆弱的腿或足，足背或小腿过度水肿。出现以下症状时，应拆除支具：①腿或足过度肿胀，导致支具变得太紧；②支具过于松弛；③支具表面被汗液浸透；④有难闻的气味出现；⑤体温突然上升；⑥患者自述不适或疼痛。

速成全接触性石膏支具，是在可拆卸石膏支具上绕一圈玻璃纤维石膏改造而成，使患者不能自行拆卸支具，提高患者依从性。速成全接触石膏支具促进糖尿病神经性足溃疡愈合的效果等同于全接触石膏支具，与可拆卸支具相比，具有安装方便、拆卸方便、费用便宜等优点。

不伴缺血的足底感染患者，无法使用全接触性石膏支具和速成全接触性石膏支具，可以选择使用可拆卸支具。可拆卸石膏支具的制作是在全接触石膏支具制作后将其切开，用尼龙拉扣连接，使患者在休息时可以将其拆除，方便医务人员观察和处理伤口，但不能保证患者的穿戴时间。

三、外科减压治疗

外科减压方法包括跟腱延长、趾骨头截除、关节矫形、足趾屈肌腱切断术等，适用于那些通过保守治疗不能治愈的活动性足溃疡患者，跟腱延长术仅适用于踝关节背屈受限的患者。有槌状趾、存在诱发溃疡的体征或有足趾溃疡的糖尿病患者，保守治疗失败，可推荐足趾屈肌腱切断以预防或治疗足趾溃疡。

四、泡沫敷料减压治疗

糖尿病足溃疡周围压力增高会影响创面的愈合，对于不能避免负重的患者，根据创面情况可选用单层或多层泡沫敷料，经过裁剪置于溃疡周围，使溃疡悬空，减轻压力。泡沫敷料可根据创面情况予2～3日更换1次。

五、创面处理中的减压治疗

在溃疡创面处理过程中，需充分注意减轻压力的问题，如局部肿胀明显，可适当切开排脓减压；当分泌物较多时，可局部使用负压治疗，或及时更换敷料。处理好胼胝与嵌甲，实施有效的减压措施，可预防压力性溃疡及甲沟炎的发生。

（吕丽雪　王甫能　劳美铃　梁佩玲　张珏　黄丽容　王会燕）

● 参考文献

[1] 广东省卫生厅. 临床护理文书规范（专科篇）［M］. 广州：广东科技出版社，2009.

[2] MUNOZ N, POSTHAUER M E, CEREDA E, et al. The role of nutrition for pressure injury prevention and healing：the 2019 international clinical practice guideline recommendations［J］. Advance in skin& Wound Care, 2020, 33（3）：123–136.

[3] 曲超然，王青，韩琳，等. 机器学习算法在压力性损伤管理中的应用进展［J］. 中华护理杂志，2021，56（2）：212–217.

[4] 张效科，苏虹霞，段玉红. 《中国糖尿病足防治指南（2019版）》中医治疗部分解读［J］. 现代中医药，2022，42（2）：17–19.

[5] 赵晨旭，周慧敏. 《中国糖尿病足诊治指南》解读［J］. 中国临床医生杂志，2021，49（12）：1405–1408.

[6] 中国微循环学会周围血管疾病专业委员会糖尿病足学组. 糖尿病足创面修复治疗专家共识［J］. 中华糖尿病杂志，2018，10（5）：305–309.

[7] 卢少华，张旻，蔡恒洋. 细菌检验标本的质量分析探讨［J］. 当代医学，2013，7（19）：30–31.

[8] 曾梓咏，郭伟光，张海丽. 不同种类敷料在糖尿病足溃疡伤口治疗中的应用［J］. 医学研究杂志，2021，50（5）：146，157–160.

[9] 吴知仁，曾子都，熊含春，等. 创伤敷料的分类及其治疗糖尿病足的研究进展［J］. 实用临床医学，2021，22（4）：93–98.

[10] 战凌，刘宇，史铁英. 慢性伤口清洗方式与清洗液选择的研究进展［J］. 中国实用护理杂志，2021，37（8）：636–641.

[11] 郭光华，朱峰，闵定宏，等. 糖尿病足合并难愈性创面外科治疗全国专家共识（2020版）［J］. 中华损伤与修复杂志（电子版），2020，15（4）：256–263.

[12] 中国医疗保健国际交流促进会糖尿病足病分会. 中国糖尿病足诊治指南［J］. 中华医学杂志，2017，97（4）：251–258.

[13] JAIN A C. Amit jain's modified grading system for debridement in diabetic lower limb［J］. International Journal of Medical Science and Clinical Invention, 2016, 3（9）：2193–2195.

[14] WILCOX J R, CARTER M J, COVINGTON S. Frequency of debridements and time to heal：a retrospective cohort study of 312 744 wounds［J］. JAMA Dermatol, 2013, 149（9）：1050–1058.

[15] 李炳辉，籍胤玺. 糖尿病足创面的治疗策略［J］. 中华损伤与修复杂志（电子版），2009，4（4）：375–383.

[16] HINGORANI A, LAMURAGLIA G M, HENKE P, et al. The management of diabetic foot：A clinical practice guideline by the Society for Vascular Surgery in collaboration with the American Podiatric Medical Association and the Society for Vascular Medicine［J］. Journal of Vascular Surgery, 2016, 63（2）：3–21.

［17］ MARTIN F T, O'SULLIVAN J B, REGAN P J, et al. Hydrocolloid dressing in pediatric burns may decrease operative intervention rates ［J］. Journal of Pediatric Surgery, 2010, 45（3）: 600-605.

［18］ STEED D L, DONOHOE D, WEBSTER M W, et al. Effect of extensive debridement and treatment on the healing of diabetic foot ulcers. Diabetic Ulcer Study Group ［J］. Journal of the American College of Surgeons, 1996, 183（1）: 61-64.

［19］ CARDINAL M, EISENBUD D E, ARMSTRONG D G, et al. Serial surgical debridement: a retrospective study on clinical outcomes in chronic lower extremity wounds ［J］. Wound Repair Regen, 2009, 17（3）: 306-311.

［20］ 信铁锋, 张超, 辛广宇. 超声清创机治疗糖尿病足溃疡18例临床观察 ［J］. 中国卫生标准管理, 2014, 5（4）: 16-17.

［21］ TAN J, ABISI S, SMITH A, et al. A painless method of ultrasonically assisted debridement of chronic leg ulcers: a pilot study ［J］. European Journal of Vascular and Endovascular Surgery, 2007, 33（2）: 234-238.

［22］ LÁZARO-MARTÍNEZ J L, ÁLVARO-AFONSO F J, GARCÍA-ÁLVAREZ Y, et al. Ultrasound-assisted debridement of neuroischaemic diabetic foot ulcers, clinical and microbiological effects: a case series ［J］. Journal of Wound Care, 2018, 27（5）: 278-286.

［23］ 颜晓东. 糖尿病足溃疡评估与清创 ［J］. 中华糖尿病杂志. 2017, 9（7）: 412-414.

［24］ 于新国, 李梅, 陈浩杰, 等. 水动力清创技术在烧伤创面中的应用机制研究进展 ［J］. 中国现代医药杂志, 2016, 18（8）: 106-108.

［25］ 中华医学会糖尿病学分会. 中国2型糖尿病防治指南（2013年版）［J］. 中华糖尿病杂志, 2014. 6（7）: 447-498.

［26］ GOTTRUP F, APELQVIST J. Present and new techniques and devices in the treatment of DFU: a critical review of evidence ［J］. Diabetes/ Metabolism Research and Reviews, 2012, 28（1）: 64-71.

［27］ HERBERGER K, FRANZKE N, BLOME C, et al. Efficacy, tolerability and patient benefit of ultrasound-assisted wound treatment versus surgical debridement: a randomized clinical study ［J］. Dermatology, 2011, 222（3）: 244-249.

［28］ GAME F L, ATTINGER C, HARTEMANN A, et al. IWGDF guidance on use of interventions to enhance the healing of chronic ulcers of the foot in diabetes ［J］. Diabetes/ Metabolism Research and Reviews, 2016, 32（1）: 75-83.

［29］ 胡维, 王爱民, 王建民. 酶清创的研究进展 ［J］. 创伤外科杂志, 2010, 12（1）: 87-90.

［30］ 田冰洁, 王璐, 王红红. 慢性伤口清创术的研究进展 ［J］. 护理学杂志, 2016, 31（16）: 101-104.

［31］ ZHANG D, LI Z, WANG Z, et al. MicroRNA-126: a promising biomarker for angiogenesis of diabetic wounds treated with negative pressure wound therapy ［J］. Diabetes, Metabolic Syndrome and Obesity: Targets and Therapy, 2019, 12: 1685-1696.

［32］ MU S, HUA Q, JIA Y, et al. Effect of negative-pressure wound therapy on the circulating number of peripheral endothelial progenitor cells in diabetic patients with mild to moderate degrees of ischaemic foot ulcer ［J］. Vascular, 2019, 27（4）: 381-389.

［33］ KHAMAISI M, BALANSON S. Dysregulation of wound healing mechanisms in diabetes and the importance of negative pressure wound therapy（NPWT）［J/OL］. Diabetes/ Metabolism Research and Reviews, 2017, 33（7）［2020-06-08］. https://pubmed.ncbi.nlm.nih.gov/28817237/. DOI: 10.1002/dmrr 2929.

［34］ JUNG J A, YOO K H, HAN S K, et al. Influence of negative-pressure wound therapy on tissue oxygenation in diabetic feet ［J］. Advance in skin& Wound Care, 2016, 29（8）: 364-370.

［35］ APELQVIST J, WILLY C, FAGERDAHL A M, et al. EWMA document：negative pressure wound therapy ［J］. Journal of Wound Care, 2017, 26（3）：1-154.

［36］ SCHAPER N C, VAN NETTEN J J, APELQVIST J, et al. Practical Guidelines on the prevention and management of diabetic foot disease（IWGDF 2019 update）［J］. Diabetes / Metabolism Research and Reviews, 2020, 36（1）：3266.

［37］ VIG S, DOWSETT C, BERG L, et al. Evidence-based recommendations for the use of negative pressure wound therapy in chronic wounds：steps towards an international consensus ［J］. Journal of Tissue Viability, 2011, 20（1）：1-18.

［38］ DENG W, BOEY J, CHEN B, et al. Platelet-rich plasma, bilayered acellular matrix grafting and negative pressure wound therapy in diabetic foot infection ［J］. Journal of Wound Care, 2016, 25（7）：393-397.

［39］ HASAN M Y, TEO R, NATHER A. Negative-pressure wound therapy for management of diabetic foot wounds：a review of the mechanism of action, clinical applications, and recent developments ［J］. Diabetic foot & ankle, 2015（6）：27618.

［40］ CAPOBIANCO C M, ZGONIS T. An overview of negative pressure wound therapy for the lower extremity ［J］. Clinics in Podiatric Medicine and Surgery, 2009, 26（4）：619-631.

［41］ MELONI M, IZZO V, VAINIERI E, et al. Management of negative pressure wound therapy in the treatment of diabetic foot ulcers ［J］. World Journal of Orthopedics, 2015, 6（4）：387-393.

［42］ ARMSTRONG D G, LAVERY L A, BOULTON A J. Negative pressure wound therapy via vacuum-assisted closure following partial foot amputation：what is the role of wound chronicity? ［J］. International Wound of Journal, 2007, 4（1）：79-86.

［43］ NATHER A, CHIONH S B, HAN A Y, et al. Effectiveness of vacuum-assisted closure（VAC）therapy in the healing of chronic diabetic foot ulcers ［J］. Annals of the Academy of Medicine, Singapore, 2010, 39（5）：353-358.

［44］ MILLER J D, CARTER E, HATCH D C, et al. Use of collagenase ointment in conjunction with negative pressure wound therapy in the care of diabetic wounds：a case series of six patients ［J］. Diabetic Foot& Ankle, 2015, 6：24999.

［45］ 中国海峡两岸医药卫生交流协会烧创伤暨组织修复专委会. 负压封闭引流技术在糖尿病足创面治疗中的应用全国专家共识（2021版）［J］. 中华烧伤杂志, 2021, 37（6）：508－518.

［46］ BORYS S, HOHENDORFF J, KOBLIK T, et al. Negative-pressure wound therapy for management of chronic neuropathic noninfected diabetic foot ulcerations-short-term efficacy and long-term outcomes ［J］. Endocrine, 2018, 62（3）：611-616.

［47］ LAVERY L A, MURDOCH D P, KIM P J, et al. Negative pressure wound therapy with low pressure and gauze dressings to treat diabetic foot wounds ［J］. Journal of Diabetes Science and Technology, 2014, 8（2）：346-349.

［48］ BORYS S, HOHENDORFF J, FRANKFURTER C, et al. Negative pressure wound therapy use in diabetic foot syndrome-from mechanisms of action to clinical practice ［J］. European Journal of Clinical Investigation, 2019, 49（4）：13067.

［49］ SALVO P, CALISI N, MELAI B, et al. Temperature- and pH-sensitive wearable materials for monitoring foot ulcers ［J］. International of Nanomedicine, 2017, 12：949-954.

［50］ ZHENG Y, WANG X, ZHANG L, et al. Successful treatment of a patient with complicated diabetic foot wound ［J］. The International Journal of Lower Extremity Wounds, 2014, 13（2）：140-146.

［51］ ABBAS M, UÇKAY I, LIPSKY B A. In diabetic foot infections antibiotics are to treat infection, not to heal wounds ［J］. Expert Opinion on Pharmacother, 2015, 16（6）：821-832.

［52］ SCHWARTZ J A, GOSS S G, FACCHIN F, et al. Single-use negative pressure wound therapy for the treatment of chronic lower leg wounds ［J］. Journal of Wound Care, 2015, 24（2）: 4-9.

［53］ NATHER A, HONG N Y, LIN W K, et al. Effectiveness of bridge V.A.C. dressings in the treatment of diabetic foot ulcers ［J/OL］. Diabetic foot & ankle, 2011: 2 ［2020-06-08］. https://pubmed.ncbi.nlm.nih.gov/ 22396825/.DOI: 10.3402/dfa.v2i0.5893.

［54］ BONDOKJI S, RANGASWAMY M, REUTER C, et al. Clinical efficacy of a new variant of a foam-based NWPT system ［J］. Journal of Wound Care, 2011, 20（2）: 62, 64-67.

［55］ HAFEEZ K, HAROON-UR-RASHID, KAIM KHANI G M, et al. Vacuum Assisted Closure-utilization as home based therapy in the management of complex diabetic extremity wounds ［J］. Pakistan Journal of Medical Sciences, 2015, 31（1）: 95-99.

［56］ YAO M, FABBI M, HAYASHI H, et al. A retrospective cohort study evaluating efficacy in high-risk patients with chronic lower extremity ulcers treated with negative pressure wound therapy ［J］. International Wound Journal, 2014, 11（5）: 483-488.

［57］ MARX R E. Platelet-rich plasma: evidence to support its use ［J］. Journal of Oral and Maxillofacial Surgery, 2004, 62（4）: 489-496.

［58］ LUCAS T, WAISMAN A, RANJAN R, et al. Differential roles of macrophages in diverse phases of skin repair ［J］. Journal of Immunology, 2010, 184（7）: 3964-3977.

［59］ SUN C, SUN L, MA H, et al. The phenotype and functional alterations of macrophages in mice with hyperglycemia for long term ［J］. Journal of Cellular Physiology, 2012, 227（4）: 1670-1679.

［60］ 刘宸. 富血小板血浆对糖尿病大鼠创面巨噬细胞浸润变化的影响 ［D］. 南京: 南京医科大学, 2014.

［61］ 陈潇. 富血小板血浆对大鼠巨噬细胞表型的影响及其机制的初步研究 ［D］. 南京: 南京医科大学, 2016.

［62］ 李立, 柴益民. 富血小板血浆促糖尿病创面愈合机制的初步研究 ［J］. 上海医学, 2017, 40（3）: 169-172.

［63］ BENDINELLI P, MATTEUCCI E, DOGLIOTTI G, et al. Molecular basis of anti-inflammatory action of platelet-rich plasma on human chondrocytes: mechanisms of NF-κB inhibition via HGF ［J］. Journal of Cellular Physiology, 2010, 225（3）: 757-766.

［64］ 李涛. 富血小板凝胶抗金黄色葡萄球菌作用及促糖尿病足溃疡愈合机制研究 ［D］. 重庆: 中国人民解放军陆军军医大学, 2019.

［65］ VASINA E M, CAUWENBERGHS S, FEIJGE M A, et al. Microparticles from apoptotic platelets promote resident macrophage differentiation ［J］. Cell Death& Disease, 2011, 2（9）: 211.

［66］ MULLER M, TROCME C, LARDY B, et al. Matrix metalloproteinases and diabetic foot ulcers: the ratio of MMP-1 to TIMP-1 is a predictor of wound healing ［J］. Diabetic Medicine, 2008, 25（4）: 419-426.

［67］ DOGIPARTHI S N, MURALIDHAR K, SESHADRI K G, et al, Cutaneous manifestations of diabetic peripheral neuropathy ［J］. Dermato-endocrinology, 2017. 9（1）: 1395537.

［68］ JIAO Y, CHEN X, NIU Y, et al, Wharton's jelly mesenchymal stem cells embedded in PF-127 hydrogel plus sodium ascorbyl phosphate combination promote diabetic wound healing in type 2 diabetic rat ［J］. Stem Cell Research & Therapy, 2021. 12（1）: 559.

［69］ 卢锡钦, 田军. 胫骨横向骨搬移技术再生机制及临床应用的研究进展 ［J］. 医学综述, 2021, 27（17）: 3450-3455.

［70］ 曲龙. Ilizarov 胫骨横向骨搬移技术的前世, 今生, 来世——一个治疗方法诞生的岁月历

程［J］. 中国修复重建外科杂志，2020，34（8）：951-955.

［71］ LIU Y，YUSHAN M，LIU Z，et al. Complications of bone transport technique using the Ilizarov method in the lower extremity：a retrospective analysis of 282 consecutive cases over 10 years［J］. BMC Musculoskelet Disorders，2020，21（1）：354.

［72］ 刘应良. 改良胫骨横向骨搬移术治疗糖尿病足溃疡及脉管炎溃疡［J］. 实用手外科杂志，2022，36（1）：43-47.

［73］ 王江宁，高磊. 糖尿病足慢性创面治疗的新进展［J］. 中国修复重建外科杂志，2018，32（7）：832-837.

［74］ 段宏，沈彬，何勤，等. 缓释bFGF-PLGA微球制备及其体外释药性质和生物活性的研究［J］. 中国药学杂志，2004，39（3）：196-198.

［75］ 刘增运，任志勇，汤丽国，等. bFGF转染骨髓间充质干细胞移植对新生骨成熟过程的生物力学影响——兔胫骨延长模型研究［J］. 实用手外科杂志，2020，34（3）：338-340.

［76］ 赵劲民，李刚. 胫骨横向骨搬移技术治疗糖尿病足的专家共识（2020）［J］. 中国修复重建外科杂志，2020，34（8）：945-950.

［77］ 吴郁锐，郑臣校，陈文峰，等. 胫骨横向骨搬移技术治疗老年糖尿病足29例［J］. 中国中医骨伤科杂志，2022，30（2）：52-56.

［78］ 《多学科合作下糖尿病足防治专家共识（2020版）》编写组. 多学科合作下糖尿病足防治专家共识（2020版）［J］. 中华烧伤杂志，2020，36（8）：1-52.

［79］ XU J，SUN Y，WU T，et al. Enhancement of bone regeneration with the accordion technique via HIF-1α/VEGF activation in a rat distraction osteogenesis model［J］. Journal of Tissue Engineering and Regenerative Medicine，2018，12（2）：1268-1276.

［80］ 花奇凯，秦泗河，赵良军，等. Ilizarov技术胫骨横向骨搬移术治疗糖尿病足［J］. 中国矫形外科杂志，2017，25（4）：303-307.

［81］ 罗艳霞，游越西，刘姬，等. 胫骨横向骨搬移术对糖尿病足周围神经病变改善研究［J］. 科技与创新，2017（15）：87-88.

［82］ 武黎黄英. 胫骨横向搬移术治疗重度糖尿病足及其骨髓干细胞动员的机制研究［D］. 南宁：广西医科大学，2017.

［83］ CHEN Y，KUANG X，ZHOU J，et al. Proximal tibial cortex transverse distraction facilitating healing and limb salvage in severe and recalcitrant diabetic foot ulcers［J］. Clinical Orthopaedics and Related Research，2020，478（4）：836-851.

［84］ 张俊蓉，贾中伟，余建平，等. 胫骨横向骨搬移技术结合前列地尔治疗糖尿病足溃疡的临床研究［J］. 中国药物与临床，2021，21（11）：1855-1857.

［85］ 刘毅，唐哲明，毛庆龙，等. 彩色多普勒超声评价胫骨横向骨搬移术治疗老年糖尿病足的临床疗效［J］. 中国老年学杂志，2017，37（11）：2751-2752.

［86］ 贾中伟，余建平，苏云星，等. 胫骨横向骨搬移结合负压引流治疗糖尿病足溃疡的临床疗效分析［J］. 中国骨伤，2018，31（3）：232-236.

［87］ 贾中伟，余建平，于翰，等. 胫骨横向骨搬移微血管网再生技术结合高压氧治疗糖尿病足溃疡的临床研究［J］. 中华航海医学与高气压医学杂志，2018，25（1）：22-26.

［88］ 尉志刚，贾中伟，于瀚，等. 胫骨横向骨搬移技术在糖尿病足治疗中的临床应用研究［J］. 临床医药实践，2018，27（12）：892-897.

［89］ 李起鸿. 肢体延长的新进展与新概念［J］. 小儿麻痹研究，1993，10（4）：194-197.

［90］ 杨大威，徐玉东，周冬枫. 骨搬移法对下肢缺血疾病疗效的基础研究［J］. 哈尔滨医科大学学报，2003，37（2）：137-139.

［91］ 欧栓机，齐勇，孙鸿涛，等. 经皮微创胫骨截骨横向骨搬移术治疗糖尿病足［J］. 中国矫形外科杂志，2018，26（15）：1385-1389.

［92］ 赵晓明，刘亮，袁启令，等. 胫骨横向骨搬移技术治疗糖尿病足的研究进展［J］. 中国修复重

建外科杂志，2020，34（8）：969-973.

［93］余建平，魏杰，贾中伟，等. 胫骨骨搬运微循环再生技术治疗糖尿病足的临床分析［J］. 中国药物与临床，2016，16（9）：1338-1340.

［94］赵晓明，刘亮，袁启令，等. 胫骨横向骨搬移技术治疗糖尿病足的研究进展［J］. 中国修复重建外科手术杂志，2020，34（8）：969-973.

［95］赵威，鲁志超，王新栋，等. 介入联合胫骨横向搬移治疗下肢缺血性疾病［J］. 中国矫形外科杂志，2019，27（9）：809-814.

［96］班绎娟，冉兴无，杨川，等. 中国部分省市糖尿病足病临床资料和住院费用等比较［J］. 中华糖尿病杂志，2014，6（7）：499-503.

［97］陈利鸿，冉兴无. 糖尿病足的心理社会研究：我们正在取得进步［J］. 中华糖尿病杂志，2020，12（7）：451-455.

［98］许樟荣. 学习国际糖尿病足工作组2019版糖尿病足临床指南，规范糖尿病足的诊治［J］. 中华糖尿病杂志，2021，13（8）：753-757.

［99］王富军. 中国糖尿病足防治指南（2019版）解读［J］. 河北医科大学学报，2019，40（11）：1241-1245，1250.

［100］蒋竹奕，李莉，吴炎，等. 糖尿病足小截肢影响因素分析［J］. 中国糖尿病杂志，2021，29（6）：433-437.

［101］姜臻宇. 糖尿病足患者流行病学调查及其截肢的相关危险因素分析［D］. 南昌：南昌大学，2020.

［102］中国中西医结合学会周围血管病专业委员会.中西医结合防治糖尿病足中国专家共识（第1版）［J］. 血管与腔内血管外科杂志，2019，5（5）：379-402.

［103］买吾拉尼江·加马力. 影响糖尿病足患者截肢的相关危险因素分析［D］. 乌鲁木齐：新疆医科大学，2020.

［104］叶蕾. 住院糖尿病足溃疡患者临床特点及截肢的影响因素分析［D］. 合肥：安徽医科大学，2021.

［105］叶蕾，邓继祥，曹东升，等. 糖尿病足溃疡患者截肢的影响因素［J］. 安徽医科大学学报，2021，56（4）：608-612.

［106］安静思，赵锦，王雪鹰. 重症糖尿病足及糖尿病足截肢影响因素分析［J］. 中国全科医学，2018，21（26）：3194-3200.

［107］曹志远，何爱咏，肖波. 糖尿病足截肢术预后影响因素分析及预后能力评估［J］. 中国临床解剖学杂志，2020，38（4）：481-485，487.

第七章 糖尿病足的创面处理

第一节 影响糖尿病足溃疡愈合的因素

影响DFU愈合的因素是复杂的、多样的，目前得到公认的影响DFU愈合的因素是下肢缺血和溃疡感染。具体主要有以下几方面。

一、血液运行

下肢血流灌注是影响DFU愈合的重要因素。缺血可以引起氧气和营养物质在体内的运输及组织间交换发生障碍，使白细胞及各种机体防御性因子在足部溃疡组织中含量降低，导致白细胞（中性粒细胞和巨噬细胞）对溃疡面坏死组织清理能力下降，使溃疡难以愈合。因此对患者下肢血液供应情况的评估是非常重要的。

二、感染

感染被认为是影响溃疡愈合的重要因素，当溃疡存在厌氧菌或每克组织致病菌达到106cfu（colony forming unit，菌落形成单位）时，溃疡将难以愈合。主要原因是感染区域中性粒细胞吞噬细菌后，释放的蛋白酶和氧自由基可破坏组织，使胶原沉积，引起创面延迟愈合。

三、坏疽与骨髓炎

无论患者是急性还是慢性骨髓炎，其坏死的骨组织皆应被清除。对于急性骨髓炎倾向于保守治疗，而糖尿病患者的骨髓炎往往为慢性病变，常于保守治疗无效后行截趾或切除跖骨头。长期慢性炎症刺激导致周围软组织纤维瘢痕化，局部血液供应差，在有外周血管病变患者中这种现象表现得更加明显。抗生素难以达到局部病灶，致使病情难以控制，导致愈合时间延长。

四、溃疡病程

长期不愈合的溃疡增加了创面感染的可能性。溃疡病程的长短不是简单的天数变化，而是溃疡周边组织细胞功能结构等损伤破坏的过程。因此糖尿病患者发生溃疡应及时就诊，可以降低坏疽或骨髓炎的发生，更大程度地避免截肢的发生，提高溃疡愈合率。

五、周围神经病变

糖尿病周围神经病变（DPN）可以损伤感觉、运动和自主神经。运动神经的损伤导致足部畸形、足底压力及足底组织结构的改变，容易发生溃疡；保护性感觉的缺失，使患者更加容易发生外伤，同时痛觉减退可能使患者不能及早认识足部的感染；自主神经受累可以导致局部微循环障碍等，进而影响溃疡的愈合。

六、年龄

老年创伤较年轻人伤口愈合缓慢，这与许多因素有关，如皮肤成纤维细胞的增殖能力、胰岛素样生长因子系统功能、细胞免疫功能下降等因素。

七、糖尿病肾病及其他

研究发现糖尿病肾病是足病远期预后的重要预测因子，它是溃疡愈合、全因死亡、心血管事件死亡的独立影响因素，蛋白尿是截肢的独立危险因子。其他影响糖尿病溃疡愈合的关键因素也应该被考虑，如溃疡创面中是否有坏死骨组织，是否存在没被发现的窦道，局部水肿是否得到了消除，是否需要进一步清创处理，慢性营养不良（慢性贫血、低蛋白血症）、电解质紊乱、心功能不全等是否得到纠正。

第二节 糖尿病足创面处理原则

一、把握局部与全身关系

（1）很好地控制血糖、血黏度，抗感染，增加营养，纠正元素缺乏，纠正贫血、低蛋白血症，改善循环及微循环，营养神经等。

（2）局部清理坏死物质、畅通引流、改善局部循环、修正伤口形态、局部固定等，如在严重感染期主要治疗措施在于抗感染、扶持治疗及扶持修复，而局部很少采取措施。

（3）当伤口出现炎症与正常组织界限逐步清晰，创面分泌物减少，向清洁、红润发展，体温减退时，创伤与修复的关系即发生了变化，此时修复大于创伤，治疗将转为局部治疗为主。

二、转化伤口

将感染伤口转化成为Ⅰ期愈合或Ⅱ期愈合伤口

（1）在持续应用有效抗生素抗感染、改善局部循环及全身血运、微循环、控制血糖、纠正心功能不全及低蛋白血症、贫血，适当补充冰冻血浆增加机体免疫力等同时，引流坏死物质，逐步清除坏死组织，减轻损伤，避免做一次性大清创（损伤过大，不利于愈合，反而可能增加局部组织坏死），促使创面维持修复大于损伤状态。

（2）扶持修复、减轻损伤时，必须注意遵守清创原则，即创伤小于修复，才有利于伤口愈合。

（3）采用蚕食法，边清创边观察伤口变化，以调整清创量，这样才能确保创面向修复大于损伤方面发展。

（4）在此基础上才可逐步看到创面有新鲜肉芽生长，伤口向愈合方向发展。总之，要循序渐进，主次分清，不可激进，否则欲速则不达。

三、减轻污染程度，减小创伤

（1）要有无菌观念，注意无菌操作。

（2）清理局部污物、全身及局部应用抗生素，有分泌物者要保证引流通畅。

（3）减小损伤量。在肉芽生长良好或肉芽表面有污染时，要以轻手法处理创面、清理污物，清理坏死物采取蚕食法，局部包扎不要过紧。

（4）必须注意，人为创伤是有目的性的，不是随意的，如肉芽生长不良、老化，采取的创伤法是为了产生局部无菌性炎症，刺激新生肉芽出现，并根据需要兼顾伤口形态的修整，而不是将原来已再生的组织切除或简单刺激局部出血。

四、促使伤口闭合痊愈

新鲜肉芽形成并基本填充缺损后，可采取以下手段促使伤口闭合痊愈：①保湿；②防止感染；③改善循环；④增加参与修复的必须因子，如补充维生素C、维生素A、维生素B_1、维生素B_2、维生素B_6及微量元素锌、铜等，保持肉芽良好的生长趋势；⑤伤口条件允许，可延期缝合；⑥伤口较大者，肉芽生长良好，无分泌物即可做植皮。

第三节　各类糖尿病足创面处理要点

一、糖尿病足缺血性创面的处理

（一）病例1

梁**，男，68岁，住院号：64**76。糖尿病病史4年，左足第2趾发黑10日，于2021-11-13入院。

1. 2021-11-14、2021-11-15辅助检查结果

（1）血常规：白细胞计数（WBC）11.51×10^9/L↑，红细胞计数（RBC）3.52×10^{12}/L↓，血红蛋白浓度（HGB）108g/L↓，红细胞压积（HCT）35.6%↓，中性粒细胞百分比（NEUT%）76.71%↑，淋巴细胞百分比（LYMH%）14.22%↓，中性粒

细胞绝对值（NEUT#）8.83×10⁹/L↑。

（2）凝血六项：凝血酶原时间（PT）13.8秒↑，活化部分凝血活酶时间（APTT）33.6秒↑，抗凝血酶Ⅲ（AT-Ⅲ）72.5%↓。

（3）生化指标：丙氨酸氨基转移酶（ALT）7.3U/L↓，天冬氨酸氨基转移酶（AST）12.2U/L↓，总蛋白（TP）61.7g/L↓，甘油三酯（TG）1.72mmol/L↑，血尿素氮（BUN）8.61mmol/L↑，肌酐（Cr）128.6μmol/L↑，胱抑素（CysC）1.57mg/L↑，C反应蛋白（CRP）13.41mg/L↑。

（4）尿液检查、糖尿病二项、甲功三项、糖化血红蛋白、传染病八项、肌钙蛋白I（TNI）、B型钠尿肽前体测定（NT-proBNP）未见异常。

（5）伤口分泌物细菌培养及鉴定结果：抗甲氧西林金黄色葡萄球菌，万古霉素、左氧氟沙星敏感。

（6）左足X线片：左足第2趾近节趾骨远端及末节趾骨近端部分骨质缺损，残端对接，对位对线满意，骨质密度较前增高，边缘稍硬化，其他所见与前相仿。

（7）左下肢血管彩超：股动脉以远内中膜弥漫性增厚并多发斑块、管腔多节段狭窄。股动脉中段血栓形成，完全栓塞。股动脉下段由股深动脉分支供血。股、腘、胫前、胫后、腓静脉，大、小隐静脉血流通畅。

2. 入院诊断

中医诊断：消渴病（脱疽）。中医证型：瘀血阻络证。

西医诊断：①2型糖尿病足（Wagner4级）；②2型糖尿病；③2型糖尿病性周围神经病；④高血压病；⑤左下肢动脉硬化闭塞症（左股动脉中段血栓形成，完全栓塞）；⑥颈动脉斑块；⑦前列腺增生。

3. 治疗过程

（1）2021-11-13入院时伤口情况（图7-1）。

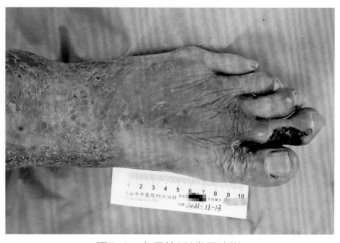

图7-1 左足第2趾发黑溃烂

左足第2趾有一2.5cm×2cm创面，基底部黑色坏死100%，无疼痛，无渗液，左足背动脉搏动未触及。

治疗对策：留取创面分泌物予一般细菌培养及鉴定检查，予0.9%氯化钠注射液清洗创面，创面外敷黄油纱以保湿，外层外敷伤科黄水纱以消肿抗炎止痛。2021-11-15伤口分泌物细菌培养及鉴定结果：抗甲氧西林金黄色葡萄球菌，万古霉素、左氧氟沙星敏感。2021-11-13入院后予左氧氟沙星氯化钠注射液0.5g 1次/日静滴抗感染。

转归：患者血管彩超提示左股动脉中段血栓形成，完全栓塞，已将患者病情详细告知其家属，建议行下肢血管介入治疗。2021-11-19患者家属要求出院，至上级医院行血管介入治疗，经请示上级医师，同意患者出院。2021-11-25患者于外院行左髂总、髂外动脉球囊扩张+支架植入术；左股浅动脉斑块旋切术；左股浅动脉球囊+药物涂层球囊扩张术；左股深动脉球囊扩张术；左腘动脉保护伞置入术；左股前动脉球囊扩张+药物涂层球囊扩张术；腹主动脉、双侧髂左股、腘、胫腓干、胫前、胫后、腓足部动脉造影术。外院出院后2021-11-30再次到我科住院，处理创面。

（2）2021-11-30再次入院时伤口情况（图7-2）。

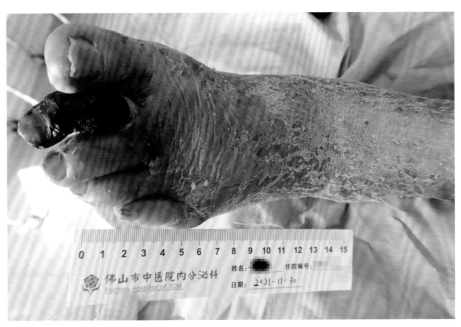

图7-2　左足第2趾完全发黑坏死

11-30左足第2趾第1趾节至趾背有一4cm×2.5cm创面，基底部黑色坏死100%，灰色渗液渗出，量潮湿，恶臭，周围皮肤干燥脱屑，色素沉着，浸渍发白，左足背动脉搏动可。

治疗对策：留取创面分泌物予一般细菌培养及鉴定检查，予0.9%氯化钠注射液清洗创面，创面外敷黄油纱以保湿，外层外敷伤科黄水纱以消肿抗炎止痛。2021-11-30至2021-12-05左氧氟沙星氯化钠注射液0.5g 1次/日静滴抗感染。

（3）2021-12-01治疗后伤口情况（图7-3）。

治疗对策：截趾后创面继续采用保守锐器清创及自溶性清创，予安尔碘清洗创面，外敷安尔典纱块及伤科黄水纱以消肿抗炎止痛，外层外敷无菌纱块控制渗液。

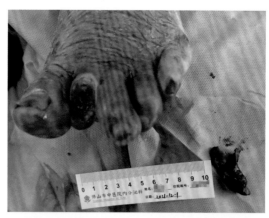

图7-3 治疗第2日（左足第2趾截趾后）

2021-12-01患者左足第2趾发黑坏死，恶臭，外院已行左下肢血管介入手术，现左足背动脉可扪及，远端血供较前改善，予截除左足第2趾。左足消毒，于左足第2趾第2趾节离断，棉球压迫止血，安尔碘纱块外敷包扎。截趾后创面：左足第2趾第1趾节缺如处见一3cm×2cm创面，骨质外露，基底部呈100%红色，黄色渗液渗出，量潮湿，左足背动脉搏动可。

（4）2021-12-08治疗后创面（图7-4至图7-6）。

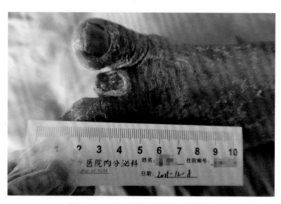

图7-4 治疗第8日伤口情况

2021-12-08左足第2趾第1趾节缺如处见一2.5cm×1.5cm创面，肌腱外露，基底部呈75%红色，25%黄色，黄色渗液渗出，量潮湿，左足背动脉搏动可。2021-12-03伤口分泌物细菌培养及鉴定结果：大肠埃希杆菌（左氧氟沙星耐药，头孢类药物敏感），2021-12-05根据分泌物细菌培养及鉴定结果改头孢曲松1g静滴。

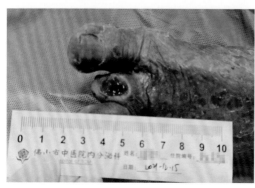

图7-5 治疗第15日伤口情况

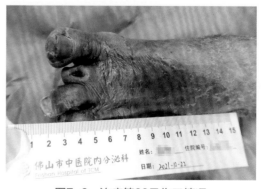

图7-6 治疗第22日伤口情况

治疗对策：继续予0.9%氯化钠注射液清洗创面，外敷亲水性纤维敷料（爱康肤）促进创面肉芽生长，外层覆盖无菌纱块以吸附渗液、保护伤口。2021-12-07、2021-12-16伤口分泌物细菌培养及鉴定结果：未检出一般致病细菌。

（5）2021-12-27出院时伤口情况（图7-7）。

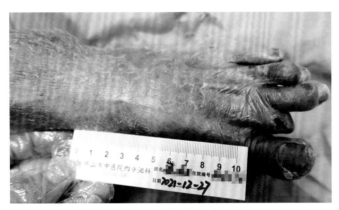

图7-7　出院时伤口情况

2021-12-27左足第2趾第1趾节缺如处创面基本愈合，无渗液，无压痛。

治疗对策：创面基本愈合，外层覆盖陈渭良伤科油纱保护伤口。出院随诊。

4. 治疗体会

（1）治疗糖尿病足一定要评估患肢血管情况，可行下肢血管超声、下肢动脉CTA或MRA检查，若动脉有血栓栓塞、明显狭窄或闭塞，创面发黑坏死，需尽快行下肢血管介入治疗，打通狭窄闭塞的血管，改善肢体远端的血供。下肢血管介入术后，应尽快处理创面，去除坏死组织。

（2）下肢血管介入术后需使用抗凝药物，注意评估患者出血风险，是否存在出血症状，定期复查凝血功能，清创时注意创面出血情况。

（二）病例2

潘**，男性，71岁，病案号：81**78。糖尿病病史1年余，右足溃烂4个月，于2021-09-03收入院。

1. 入院症见

神欠清，家属代诉时有嗜睡状，全身乏力，言语不清，行为异常，健忘，下肢疼痛，夜间明显，右足第5趾外侧浮肿溃疡，发黑，无恶寒发热，无咳嗽咳痰，胃纳差，双下肢无浮肿，大便干结，小便一般。足部查体：右足第5趾外侧见4cm×4cm溃疡创面，100%黄色腐烂组织，右足部浮肿，右足第5趾瘀黑，足背动脉及腘动脉未扪及搏动，双足肤温冰凉。

2. 辅助检查

（1）血常规：白细胞计数（WBC）17.69×10^9/L↑，红细胞计数（RBC）3.16×10^{12}/L↓，血红蛋白浓度（HGB）98g/L↓，中性粒细胞百分比（NEUT%）

85.50%↑，淋巴细胞百分比（LYMH%）7.60%↓，中性粒细胞绝对值（NEUT#）15.12×10⁹/L↑。

（2）凝血六项：纤维蛋白原（Fbg C.）5.78g/L↑，活化部分凝血活酶时间（APTT）38.7秒↑，抗凝血酶Ⅲ（AT-Ⅲ）124.8%↑。

（3）感染二项：超敏C反应蛋白测定（hsCRP）252.26mg/L↑，淀粉样蛋白（SAA）>240mg/L↑。

（4）常规生化+离子：肌酐（Cr）145.5μmol/L↑，血尿素氮（BUN）10.94mmol/L↑，白蛋白（ALB）31.8g/L↓。

（5）右足部创面分泌物培养结果：铜绿假单胞菌感染，溶血葡萄球菌感染。

（6）右足骨肌彩超：右足未见局限性积液或肿块回声。

（7）右足X线片：右足骨质疏松；右足第5跖骨远端及第5趾近节基底部不同程度骨质吸收破坏、变形，第5趾跖关节间隙稍变窄；周围软组织稍肿胀。

（8）2021-07-12南方医科大学顺德医院双下肢CTA血管成像示：双下肢动脉多发粥样硬化，双侧股动脉局部呈节段性狭窄（中-重度）；左侧下肢动脉显影较右侧浅淡、纤细；左足背动脉较右侧明显纤细。

（9）心电图示：①窦性心律；②电轴中度左偏。

（10）头颅MRI+DWI示：①双额顶叶、右颞叶海马多发急性脑梗死；②脑干、双侧丘脑、基底节区、放射冠及半卵圆中心多发性腔隙性脑梗死或缺血灶；③脑萎缩；④左侧筛窦及上颌窦少量积液；⑤拟空蝶鞍。

3. 入院诊断

中医诊断：消渴病（脱疽）。中医证型：瘀血阻络证。

西医诊断：①2型糖尿病足（Wagner4级）；②2型糖尿病；③2型糖尿病性肾病；④下肢动脉硬化闭塞症；⑤2型糖尿病性周围神经病；⑥脑梗死后遗症；⑦血管性痴呆；⑧高血压病3级（极高危）。

4. 治疗过程

（1）2021-09-03（入院时）创面情况（图7-8、图7-9）。

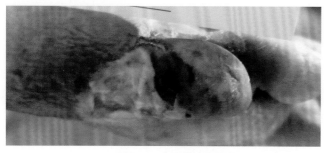
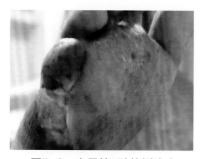

图7-8　右足第5趾发黑　　　　　　　图7-9　右足第5趾外侧溃疡

图7-8、图7-9：Wagner4级，右足第5趾外侧见4cm×4cm溃疡创面，100%黄色腐烂组织，右足部浮肿，右足第5趾瘀黑，足背动脉及胫动脉未扪及搏动，双足肤温冰凉。

治疗对策：予胰岛素泵强化治疗、左氧氟沙星抗感染、调节血压、化痰止咳、波立维抗血小板聚集、立普妥调脂稳定斑块、巴曲酶抗凝改善循环、护胃、清创换药及全身对症支持治疗，清创换药按消肿祛腐期、祛腐生肌期、皮肤生长期进行辨证治疗；中医以行气活血，化瘀止痛为法。创面目前缺血坏死，且患者右足外侧皮肤是10余年前大腿移植的皮肤，血运条件更差，不宜彻底全面清创，故予逐步小范围锐性清创，用安尔碘+生理盐水清洗伤口，创面处予玉红纱自溶性清创，清创后予伤科黄水纱外敷创面以消肿消炎，每日换药。

（2）2021-09-16创面情况（图7-10、图7-11）。

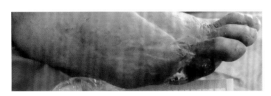 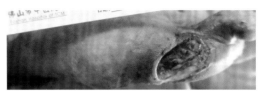

图7-10 右足第5趾发黑坏死　　　　　　图7-11 右足第5趾截趾术后

治疗对策：行手术清创治疗（图7-11），剪去右足第5趾处坏死组织，包括失活的神经及肌腱，足趾等。截趾后见第5趾缺如处至足背、足底创面大小约2.5cm×4cm×0.5cm，有骨质肌腱外露，见75%黄色腐烂组织，25%黑色坏死组织。继续予生理盐水清洗创面，玉红纱及爱康肤外敷创面，中医予以活血化瘀为法辨证施治。2021-09-18复查血常规+感染二项：白细胞计数（WBC）17.69×10⁹/L↑，血红蛋白浓度（HGB）98g/L↓，中性粒细胞百分比（NEUT%）85.50%↑，淋巴细胞百分比（LYMH%）7.60%↓，中性粒细胞绝对值（NEUT#）15.12×10⁹/L↑。感染二项：超敏C反应蛋白测定（hsCRP）252.26mg/L↑，淀粉样蛋白（SAA）>240mg/L↑。生化检查：肌酐（Cr）145.5μmol/L↑，血尿素氮（BUN）10.94mmol/L↑，葡萄糖（GLU）5.31mmol/L，白蛋白（ALB）31.8g/L↓。右足部分泌物培养提示铜绿假单胞菌感染，根据病情及药敏试验结果改用舒普深（头孢哌酮舒巴坦钠注射液）抗感染治疗；患者血清白蛋白水平偏低，予口服乳清蛋白粉及鸡蛋白加强营养支持。

（3）2021-09-28创面情况（图7-12）。

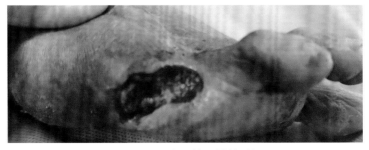

图7-12 右足第5趾缺如处

右足第5趾缺如处至足背、足底创面大小约2.5cm×4cm×0.5cm，有骨质、肌腱外露，基底见50%黄色腐烂组织，50%新鲜肉芽组织生长。

治疗对策：复查足部分泌物培养未检出一般致病菌。予可吸收性亲水敷料填塞治疗（图7-13），每日换药，继续予舒普深抗感染治疗。2021-10-04复查血常规：红细胞总数（RBC）2.52×10^{12}/L↓，血红蛋白浓度（HGB）76g/L↓。

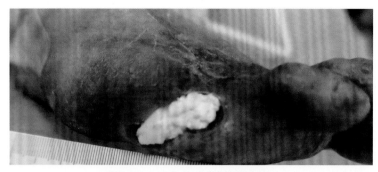

图7-13　可吸收性敷料填塞治疗

（4）2021-10-26（门诊复诊）创面情况（图7-14）：创面愈合良好，予泡沫敷料减轻压力，减少渗液，预防再次溃疡。

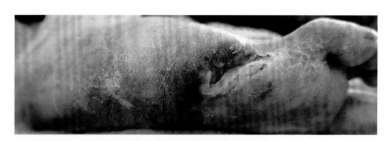

图7-14　门诊复诊伤口情况

（5）2021-11-29（门诊复诊）创面情况（图7-15）：创面基本愈合，予泡沫敷料减轻压力，减少渗液，预防再次溃疡。

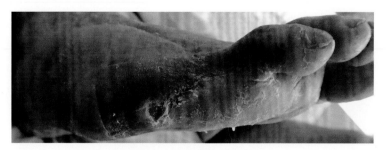

图7-15　创面基本愈合

5. 治疗体会

（1）本例患者由于长期中风、肢体活动不便引起足部受压，出现足部感染坏死，且下肢血管条件差，感染坏死处皮肤为移植皮瓣，局部微循环缺血严重，整个治疗过程中运用活血化瘀通络法进行辨证加减，并运用改善微循环的药物，提高了患者的治疗效果。

（2）本病例患者为干性坏疽，而对于干性坏疽早期处理时应注意等待其与健康组织分界清楚后再做处理，不能盲目切开而扩大坏死面积，然后在确保血液运行良好的条件下，及时切除坏死组织，再按湿性坏疽处理原则进一步处理创面。

二、糖尿病足感染性创面的处理

（一）病例1

何**，男，58岁，住院号：78**05。糖尿病病史8年，右足第4趾红肿、疼痛、破溃1月余，外院予截除右足第4趾，于2020-12-22入院。

1. 2020-12-23辅助检查结果

（1）血常规：白细胞计数（WBC）18.58×10⁹/L↑，红细胞计数（RBC）3.01×10¹²/L↓，血红蛋白浓度（HGB）84g/L↓，红细胞压积（HCT）27.4%↓，血小板（PLT）641×10⁹/L↑，中性粒细胞百分比（NEUT%）83.80%↑。

（2）生化指标：血尿素氮（BUN）8.80mmol/L↑，葡萄糖（GLU）22.38mmol/L↑，白蛋白（ALB）24.7g/L↓。

（3）凝血功能、心梗定量、二便常规未见异常。

（4）伤口分泌物细菌培养及鉴定结果：抗甲氧西林金黄色葡萄球菌，对所有β-内酰胺类抗生素（含青霉素、β-内酰胺复合药，除头孢洛林之外的其他头孢类和碳青霉烯类）临床疗效不佳。

（5）右足X线片：①右足软组织肿胀积气，结合病史符合糖尿病足感染性病变。第2及第4趾骨近节近端以远缺如，请结合临床病史；②右足多发血管钙化。

（6）彩超：右下肢血管股动脉以远内中膜弥漫小斑块形成，大腿段动脉管腔无狭窄，小腿段动脉管腔狭窄＜50%，股、腘、胫前、胫后、大隐静脉血流通畅。

右足：右足皮下软组织肿胀并回声不均，内侧伴钙化，结合临床考虑为炎症表现，未见明显脓肿积液。

2. 入院诊断

中医诊断：消渴病（脱疽）。中医证型：阴虚毒盛证。

西医诊断：①2型糖尿病足（Wagner 3级）；②2型糖尿病性周围血管病变；③2型糖尿病性周围神经病；④2型糖尿病；⑤高血压病1级（中危）；⑥低蛋白血症。

3. 治疗过程

（1）2020-12-22入院时伤口情况（图7-16至图7-19）。

图7-16至图7-19：2020-12-22右足第2、第4趾缺如，足底可见一15cm×11cm创面，向四周潜行6cm，骨质、肌腱外露，基底黄色100%，脓性渗液，量漏出，恶臭，周围皮肤红肿、破损。

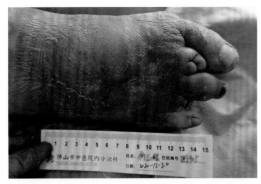
图7-16　右足背正面观

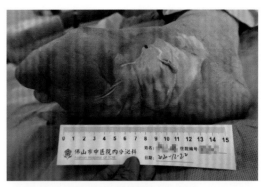
图7-17　右足底广泛脓肿

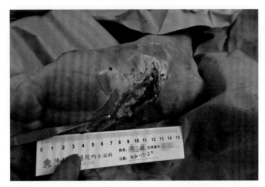
图7-18　右足底大面积溃烂

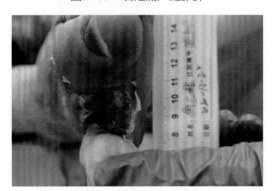
图7-19　右足第4趾缺如处创面

治疗对策：留取创面分泌物及创面肉芽组织分别予一般细菌培养及鉴定检查，采用保守锐器清创及自溶性清创，予安尔碘清洗创面，剪刀清除黄色腐烂组织及坏死组织，外敷玉红纱以祛腐排脓，外敷安尔典纱块及伤科黄水纱以消肿抗炎止痛，外层外敷无菌纱块控制渗液。内科治疗：患者2020-12-22入院时有发热，体温最高38.2℃，白细胞计数（WBC）18.58×10⁹/L，中性粒细胞百分比（NEUT%）83.80%，右足底溃疡严重，恶臭，故选用头孢噻肟钠舒巴坦钠1.5g/12h+甲硝唑注射液0.5g/8h静脉滴注；患者入院时白蛋白24.7g/L，双足浮肿明显，予静脉补充人血白蛋白，后予呋塞米静脉推注，利尿消肿。

（2）2020-12-24治疗后伤口情况（图7-20、图7-21）。

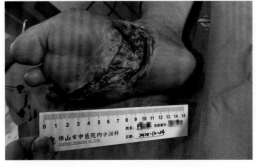
图7-20　右足底溃烂创面

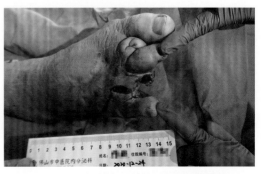
图7-21　右足第4趾缺如处至足背溃烂

图7-20、图7-21：2020-12-24右足第2、第4趾缺如，第4趾缺如处至足背、足底可见18cm×11cm×3cm溃疡，骨质、肌腱外露，基底75%黄色，25%红色，脓性渗液渗出，量浸透，恶臭，周围皮肤红肿、破损。

治疗对策：继续采用保守锐器清创及自溶性清创，予安尔碘清洗创面，剪刀清除黄色腐烂组织及坏死组织，外敷玉红纱以祛腐拔脓，外敷安尔碘纱块及伤科黄水纱以消肿抗炎止痛，外层外敷无菌纱块控制渗液。内科治疗：2020-12-22至2020-12-24均有发热，2020-12-25伤口分泌物及组织细菌培养结果为抗甲氧西林金黄色葡萄球菌，停用头孢噻肟钠舒巴坦钠，改用左氧氟沙星0.5g 1次/日静脉滴注，甲硝唑继续使用。

（3）2020-12-30、2021-01-05、2021-01-15分别行创面负压辅助促愈合治疗（图7-22至图7-24）。

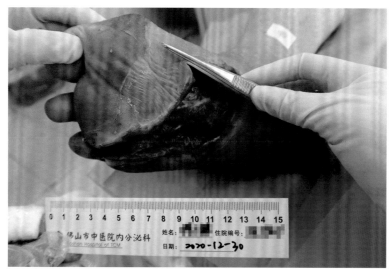

图7-22　右足底创面探及窦道

2020-12-30右足第2、第4趾缺如，第4趾缺如处至足背、足底可见19cm×7cm×0.5cm溃疡，骨质、肌腱外露，基底75%红色，25%黄色，黄色渗液渗出，量浸透，周围皮肤色素沉着，增厚，角质形成。右足创面大，目前清创可，基底较干净，予行负压辅助促愈合治疗。

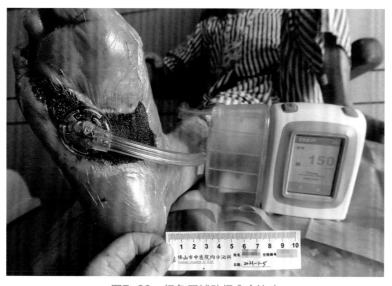

图7-23　行负压辅助促愈合治疗

负压辅助促愈合治疗，维持持续负压压力150mmHg。

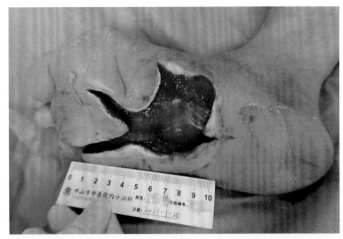

图7-24　右足底清创后伤口情况

2021-01-20右足第2、第4趾缺如，右足第4趾缺如处至足背、足底可见15cm×7cm×1.0cm溃疡，骨质、肌腱外露，基底75%红色，25%黄色，黄色渗液渗出，量浸透，周围皮肤干燥脱屑。

治疗对策：拆除负压引流装置后，予0.9%氯化钠注射液清洗创面，外敷亲水性纤维敷料（爱康肤）促进创面肉芽生长，外层覆盖无菌纱块以吸附渗液、保护伤口。2021-01-04、2021-01-12、2021-01-15（组织）、2021-01-20（组织）、2021-01-26伤口分泌物细菌培养及鉴定结果：未检出一般致病细菌。

（4）2021-01-27行可吸收性敷料（皮耐克）填塞创面及创面负压辅助促愈合治疗（图7-25至图7-34）。

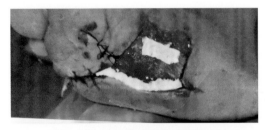

图7-25　可吸收性敷料填塞创面

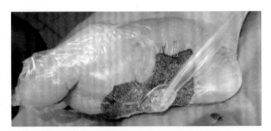

图7-26　再行负压辅助促愈合治疗

图7-25、图7-26：予可吸收性敷料（皮耐克）填塞部分创面，予清创缝合后，再予创面负压辅助促愈合治疗。

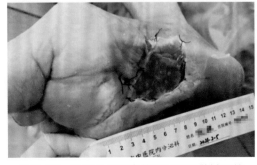

图7-27　拆除负压引流装置后仍见敷料覆盖

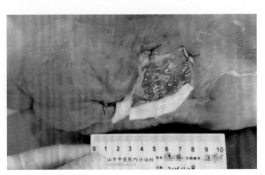

图7-28　可吸收敷料填塞并予清创缝合

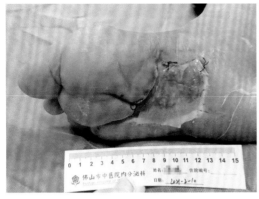

图7-29　拆除负压封闭引流装置后伤口情况

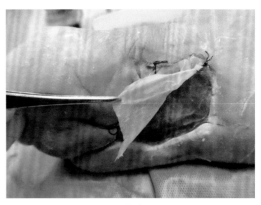

图7-30　掀开人工真皮表面硅胶膜后伤口情况

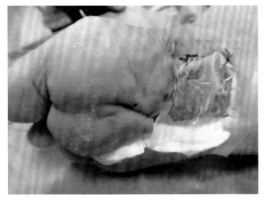

图7-31　伤口肉芽生长良好，部分仍见人工真皮硅胶膜覆盖

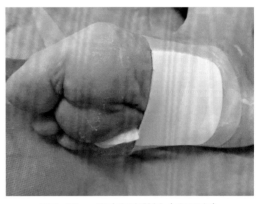

图7-32　外贴泡沫敷料（右足底）

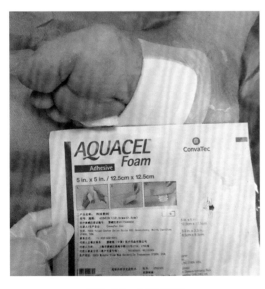

图7-33　泡沫敷料

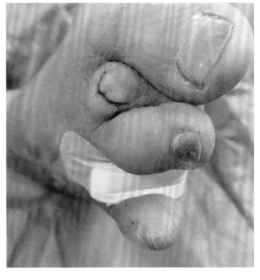

图7-34　外贴泡沫敷料（右足第4趾缺如处）

图7-27至图7-34：2021-02-05予拆除负压引流装置，右足第2、第4趾缺如，第4趾缺如处至足底可见15cm×6cm溃疡，基底100%红色，黄色渗液渗出，量浸透，周围皮肤浸渍发白。予可吸收性敷料（皮耐克）填塞伤口缝隙处，再予泡沫敷料外贴以吸收渗液及稍加压力以促进创面愈合。

（5）出院后创面情况追踪（图7-35至图7-38）。

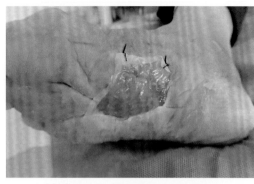 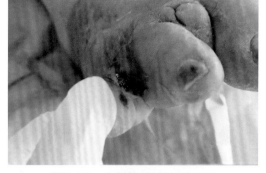

图7-35　硅胶膜覆盖右足底创面　　　　　图7-36　右足第4趾缺如处伤口

图7-35、图7-36：2021-02-15右足第2、第4趾缺如，第4趾缺如处见一2.5cm×1cm创面，基底呈100%红色，清澈渗液渗出，量潮湿；足底可见6.5cm×2.5cm溃疡，基底100%红色，黄色渗液渗出，量潮湿，周围皮肤浸渍发白。

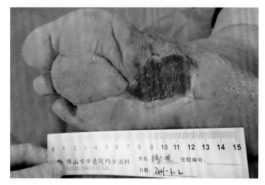 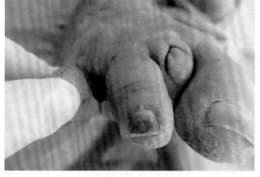

图7-37　右足底创面较前缩小　　　　　　图7-38　右足第4趾缺如处创面基本愈合

图7-37、图7-38：2021-03-10（出院后第2次复诊）右足第2、第4趾缺如，第4趾缺如处见一2cm×1cm创面，基底呈100%红色，清澈渗液渗出，量潮湿；足底可见6cm×2.5cm溃疡，基底100%红色，黄色渗液渗出，量潮湿，周围皮肤浸渍发白、瘢痕。

4. 治疗体会

（1）患者入院时足部感染严重，全身炎症反应明显，入院前3日均有发热，需使用广谱抗生素抗感染，足部尽快清创，去除坏死及腐烂组织；清创期间需注意患者营养状态，如血红蛋白、白蛋白，该患者住院期间一直予静脉补充人血白蛋白。

（2）如创面感染严重，应多次留取创面分泌物及创面肉芽组织行一般细菌培养及鉴定检查，必要时可留取创面肉芽组织行病理活检。如该患者创面分泌物及创面肉芽组织的一般细菌培养及鉴定检查提示抗甲氧西林金黄色葡萄球菌，对所有β-内酰胺类抗生素临床疗效不佳，为多重耐药菌，根据院感多重耐药菌管理要求，需予特殊疾病护理，建立隔离标志，做好床边隔离，严格遵守无菌操作技术规程，避免污染，减少感染的因素。根据药敏结果合理应用抗生素。

（3）参照DFU创面评价对该类伤口进行评估，实施抗感染、清创换药治疗，后期以负压辅助促愈合治疗、填塞可吸收性敷料（皮耐克）、富血小板血浆凝胶为主要促愈合治疗手段。

（4）注意保护伤口周围皮肤，加强皮肤清洁，注意指导患侧肢体的锻炼，对住院时间长的患者做好心理疏导，增强患者治疗的信心和依从性。

（二）病例2

邓**，男性，60岁，病案号：76**67。糖尿病3年余，因"右足破溃流脓10余日，发热1周"于2020-06-13入院。

入院症见：神清，精神疲倦，乏力，口干多饮多尿，右足破溃流脓、恶臭，右足麻木疼痛，发热，偶有咳嗽咳痰，无气促，无视物模糊，无头晕头痛，无胸闷心悸，胃纳好，睡眠佳，大便正常。查体：体温39.3℃↑，脉搏90次/min，呼吸20次/min，血压148/67mmHg，体重62.8kg，身高162cm，BMI为23.93kg/m^2。心肺未见明显异常。

1. 辅助检查结果

（1）血常规：白细胞计数（WBC）16.96×10^9/L↑，红细胞计数（RBC）3.56×10^{12}/L↓，血红蛋白浓度（HGB）104g/L↓，血小板（PLT）332×10^9/L↑，中性粒细胞百分比（NEUT%）89.30%↑，淋巴细胞百分比（LYMH%）5.50%↓，中性粒细胞绝对值（NEUT#）15.15×10^9/L↑，淋巴细胞绝对值（LYMH#）0.93×10^9/L↓。

（2）感染二项：超敏C反应蛋白测定（hsCRP）>200.0 mg/L↑，淀粉样蛋白（SAA）>240.00mg/L↑。

（3）生化指标：钠（Na+）132.2mmol/L↓，氯（Cl-）92.1mmol/L↓，肌酐（Cr）52.2μmol/L↓，尿酸（UA）131.4μmol/L↓，钙（Ca）2.00mmol/L↓，磷（P）0.60mmol/L↓，葡萄糖（GLU）12.67mmol/L↑，总蛋白（TP）58.6g/L↓，白蛋白（ALB）32.2g/L↓，直接胆红素（DBIL）7.20μmol/L↑，碱性磷酸酶（ALP）139.0U/L↑。

（4）凝血六项：纤维蛋白原（Fbg C.）5.00g/L↑，凝血酶原时间（PT）14.4s，凝血酶原活动度（PT%）66%，国际标准化比值（PT INR）1.23s，活化部分凝血活酶时间（APTT）32.4s，抗凝血酶Ⅲ（AT-Ⅲ）66.5%，凝血酶时间（TT）17.3s。

（5）糖化血红蛋白测定（HbA1C）10.8%↑。糖尿病二项：胰岛素（IRI）6.64mIU/L，C肽（CpS）0.52ng/mL↓。

（6）尿液三项：尿肌酐（UCR）8.92mmol/L，尿微量白蛋白与肌酐比值（ACR）12.2mg/mmol，尿微量白蛋白（UMALB）108.5mg/L；24h尿蛋白定量（各种化学法）（PRO-N）0.745g/24h↑。

（7）伤口分泌物细菌培养及鉴定：粪肠球菌——高水平庆大霉素协同"耐药"。表示敏感抗生素青霉素、氨苄西林或万古霉素与一种氨基糖苷类药物联用，二者没有协同作用。

（8）右足X片：①右足第2～3趾中节近端以远缺如；②右足第5跖趾关节骨质破坏，软组织肿胀、积气，为糖尿病足改变（图7-39）。

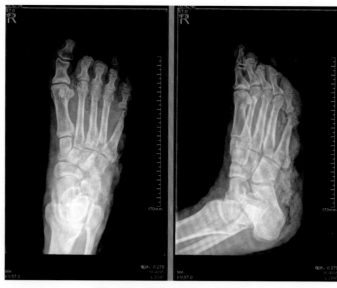

图7-39　右足X线正、斜位片

（9）右下肢血管彩超：下肢动脉内中膜稍增厚。股、腘、胫前、胫后、大隐静脉血流通畅。

（10）胸片：可疑双肺炎症，建议复查或进一步检查；主动脉硬化。

2．入院诊断

中医诊断：消渴病（脱疽）。中医证型：阴虚毒盛证。

西医诊断：①2型糖尿病足（Wagner3级）；②2型糖尿病；③肺炎。

3．治疗过程

（1）2020-06-13入院时伤口情况（图7-40、图7-41）。

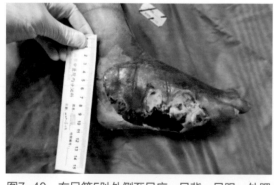

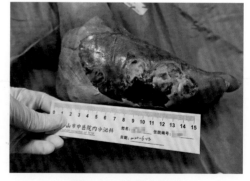

图7-40　右足第5趾外侧至足底、足背、足跟、外踝　　　　　图7-41　右足大创面

　　图7-40、图7-41：右足第5趾下方外侧至足背、足底、足跟见一约15cm×11cm×1cm创面，向3点方向形成深5cm窦道，骨质、肌腱外露，基底呈50%黄色，50%黑色，脓性渗液渗出，恶臭，周围组织红肿；右足底前端处见一约3cm×3cm创面，向9点方向形成深5cm窦道，向四周潜行约1cm，肌腱外露，基底呈100%黄色，脓性渗液渗出，恶臭，周围组织红肿。

　　治疗对策：根据经验用药予左氧氟沙星抗感染、补液、降糖、补充白蛋白、清创及对症治疗，完善伤口分泌物细菌培养，根据药敏结果更改抗生素，根据血糖控制情况调整降糖方案及胰岛素用量，密切监测患者生命体征。右足红肿热痛，有波动感，宜尽快清创排脓，避免用力挤压创面排脓，防治感染扩散。结合我科三期辨证外治法，清创换药分消肿祛腐期、祛腐生肌期、皮肤生长期进行辨证治疗。清创后根据专科糖尿病足分期法，属于消肿祛腐期，选用伤科黄水纱外敷以消肿消炎，黄油纱保湿促进肉芽生长，痔纱与大纱渗液管理，每日换药，清洗创面时注意创面周围窦道形成。

（2）2020-06-17治疗后伤口情况（图7-42、图7-43）。

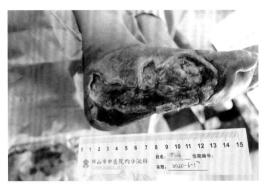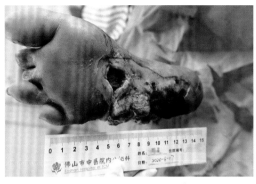

图7-42　右足第5趾外侧大创面　　　　　　图7-43　右足底创面①

图7-42、图7-43：右足第5趾下方外侧至足背、足底、足跟见一约15cm×14cm×3cm创面，向12点方向形成深4cm窦道，骨质、肌腱外露，基底呈50%红色、25%黄色、25%黑色，脓性渗液渗出，恶臭，周围组织红肿减轻。

治疗对策：根据细菌培养及药敏结果，选用敏感抗生素青霉素静滴抗感染治疗。余治疗继续予补液、降糖、补充白蛋白、清创及对症治疗，继续动态复查伤口分泌物细菌培养，根据药敏结果更改抗生素，根据血糖控制情况调整降糖方案及胰岛素用量，密切监测患者生命体征。右足创面清创换药，清创后根据专科糖尿病足分期法，属于消肿祛腐期，选用伤科黄水纱外敷以消肿消炎，黄油纱保湿促进肉芽生长，痔纱与大纱渗液管理，每日换药，清洗创面时注意创面周围窦道形成。

（3）2020-06-30治疗后伤口情况（图7-44、图7-45）。

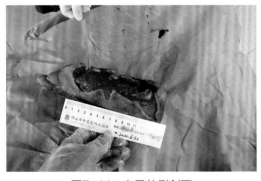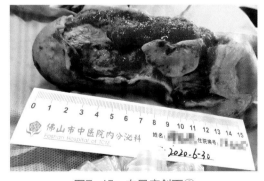

图7-44　右足外侧创面　　　　　　图7-45　右足底创面②

图7-44、图7-45：（治疗第17日）右足第5趾下方外侧至足背、足底、足跟见一约15cm×14cm×3cm创面，向12点方向形成深4cm窦道，骨质、肌腱外露，基底呈50%红色、25%黄色、25%黑色，脓性渗液渗出，恶臭，周围组织红肿减轻。

治疗对策：伤口分泌物细菌培养结果培养2日无细菌生长，根据细菌培养及药敏结果，选用万古霉素静滴抗感染治疗。予补液、降糖、补充白蛋白、清创及对症治疗，根据血糖控制情况调整降糖方案及胰岛素用量。右足部多处软组织剪开，伤口面积大，且仍有腐烂组织，考虑坏死性筋膜炎，2020-06-30在换药室局麻下行右足扩创术，清创后根据专科糖尿病足分期法，属于消肿祛腐期，选用伤科黄水纱外敷以消肿消炎，黄油纱保湿促进肉芽生长，痔纱与大纱渗液管理，每日换药，清洗创面时注意创面周围窦道形成。

（4）2020-07-03治疗后伤口情况（图7-46、图7-47）。

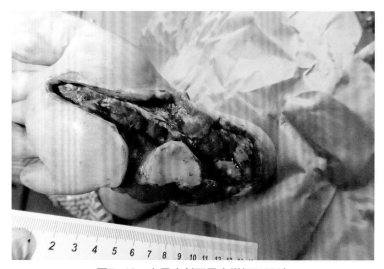

图7-46　右足底创面见腐烂坏死肌腱

右足第5趾下方外侧至足背、足底、足跟见一约18cm×14cm×4cm创面，骨质、肌腱外露，基底呈75%红色、25%黄色，脓性渗液渗出，恶臭，周围组织红肿减轻。

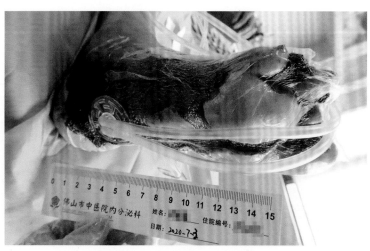

图7-47　负压辅助促愈合治疗①

负压封闭引流装置，维持持续负压压力125mmHg。

治疗对策：目前予万古霉素联合头孢哌酮钠舒巴坦钠抗感染治疗，予降糖、改善循环、抗感染、补充白蛋白、清创换药及对症处理。患者现右足创面腐烂组织较前减少，继续予创面清创换药，清创后根据专科糖尿病足分期法，属于消肿祛腐期，选用伤科黄水纱外敷以消肿消炎，黄油纱保湿促进肉芽生长，痔纱与大纱渗液管理，每日换药，清洗创面时注意创面周围窦道形成。考虑坏死性筋膜炎，足部肿胀渗液多，于2020-07-03行患足负压治疗。

（5）2020-07-14治疗后伤口情况（图7-48至图7-50）。

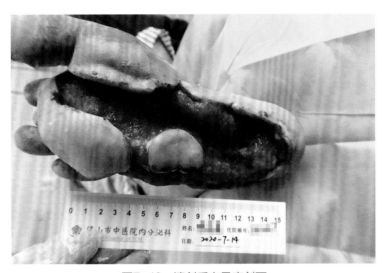

图7-48　清创后右足底创面

（治疗第31日）右足第5趾下方外侧至足背、足底、足跟见一约18cm×14cm×4cm创面，骨质、肌腱外露，基底呈75%红色、25%黄色，黄色渗液渗出。

治疗对策：予降糖、改善循环、补充白蛋白、清创换药及对症处理。创面以消肿消炎，黄油纱保湿促进肉芽生长，痔纱与大纱渗液管理，每日换药，清洗创面时注意创面周围窦道形成。创面较大，2021-07-14、2021-07-21行负压治疗。

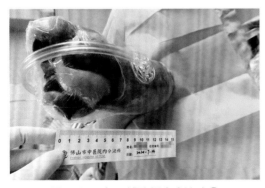

图7-49　负压辅助促愈合治疗②

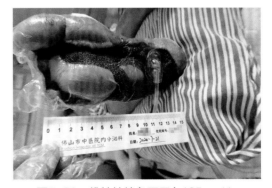

图7-50　维持持续负压压力125mmHg

（6）2020-07-25治疗后伤口情况（图7-51至图7-54）。

创面肉芽组织爬满，给予黄油纱覆盖表面，再外敷安尔碘纱块，每日换药。

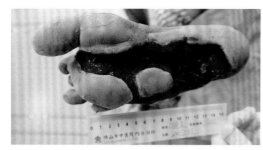

图7-51　右足底创面中央见窦道

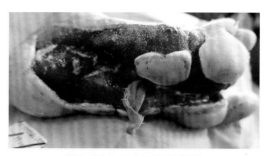

图7-52　安尔碘纱块引流

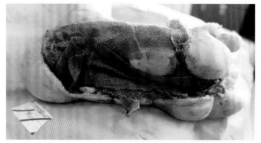

图7-53　黄油纱覆盖创面

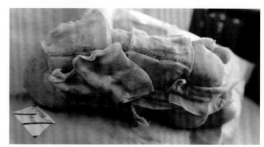

图7-54　外敷安尔碘纱块

（7）2020-07-28治疗后伤口情况（图7-55）。

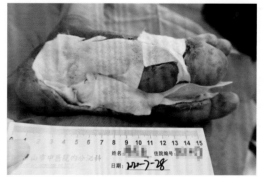

图7-55　外敷亲水性纤维敷料

（治疗第45日）创面渗液多，可在创面内层放亲水性敷料，外层以干纱外敷。

（8）2020-08-11之后的伤口情况（图7-56至图7-58）。

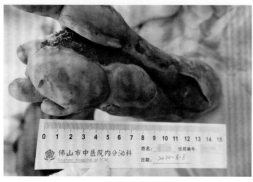

图7-56　治疗第59日伤口情况

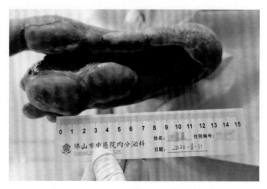

图7-57　治疗第62日伤口情况

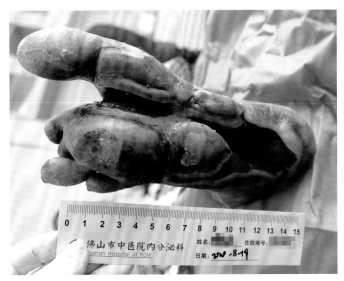

图7-58　治疗第67日伤口情况

图7-56至图7-58：伤口肉芽生长好，已经有较多的表皮生长，换药，创面内层放亲水性敷料，外层以干纱外敷。

4. 治疗体会

（1）患者入院时足部感染严重，全身炎症反应明显，入院后有反复发热，起初应使用广谱抗生素抗感染，同时加强患足清创，多次留取创面分泌物及创面肉芽组织行一般细菌培养及鉴定检查，根据分泌物药敏结果选择抗感染方案。足部存在坏死性筋膜炎，血管条件良好，需尽早请骨科会诊行患足扩创术，尽早予足部彻底清创，去除坏死及腐烂组织。

（2）患者全身炎症反应明显，清创期间需注意患者营养状态：如血红蛋白、白蛋白，该患者住院期间初期一直予静脉补充人血白蛋白。

（3）参照DFU创面评价对该类伤口进行评估，实施抗感染、清创换药治疗，后期以负压引流术为主要促愈合治疗手段。

（4）注意保持伤口周围皮肤湿润，加强皮肤清洁，注意指导患侧肢体的锻炼，患者住院时间长，需要做好心理疏导，增强患者治疗的信心和依从性。

（三）病例3

患者丘**，男，47岁，病案号：80**94。糖尿病病史8年余，左足破溃2月余，于2021-07-13入院。

1. 2021-07-13辅助检查

（1）血常规：白细胞计数（WBC）19.99×10^9/L↑，红细胞计数（RBC）5.07×10^{12}/L，血红蛋白浓度（HGB）105g/L↓，中性粒细胞百分比（NEUT%）84.40%↑，中性粒细胞绝对值（NEUT#）16.87×10^9/L↑。

（2）尿常规：葡萄糖（GLU）4+↑，蛋白（PRO）1+↑，酮体（KET）阴性。

（3）生化指标：葡萄糖（GLU）30.65mmol/L↑，肌酐（Cr）261.1μmol/L↑，血尿素氮（BUN）18.37mmol/L↑，尿酸（UA）801.3μmol/L↑，白蛋白（ALB）29.1g/L↓。

（4）炎症指标：降钙素原（PCT）31.65ng/mL↑，超敏C反应蛋白（hsCRP）164.76mg/L↑，淀粉样蛋白＞240mg/L↑。

（5）伤口分泌物细菌培养及鉴定：停乳链球菌停乳亚种。

（6）左足X线片：骨质疏松，左足周围软组织积气肿胀。

（7）左足骨肌彩超：左小腿远端及左足皮下软组织广泛水肿。

（8）下肢血管彩超：未见异常。

2. 入院诊断

中医诊断：消渴病（脱疽）。中医证型：阴虚毒盛证。

西医诊断：①2型糖尿病足；②脓毒血症；③2型糖尿病；④高血压病。

3. 治疗过程

（1）2021-07-13（入院时）创面情况（图7-59至图7-61）。

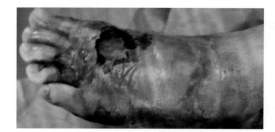 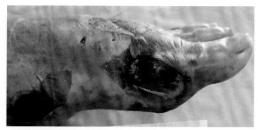

图7-59　左足背　　　　　　　　图7-60　左足拇趾内侧

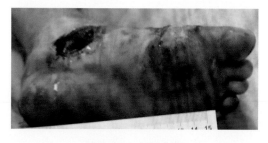

图7-61　左足内踝

左足背至两侧见15cm×20cm湿性伤口；肌腱外露；基底50%黄色腐烂组织，50%黑色坏死；脓性渗液，量漏出；恶臭；周围皮肤红肿。左足内踝8cm×8cm湿性伤口，基底呈100%黑色坏死；黄色或褐色渗液渗出；量潮湿；恶臭；周围皮肤浸渍发白。左足底见1cm×1cm×0.5cm混合性伤口，基底呈100%黄色腐烂组织；脓性渗液，量漏出，恶臭，周围皮肤红肿；疼痛评分（VAS）为1。

治疗对策：留取伤口分泌物予一般细菌培养及鉴定。左足高度肿胀，在伤口波动感最明显处剪开减压，清除足背及内踝部分腐烂发黑组织，并剪开部分窦道，清创后使用安尔碘纱块引流窦道，安尔碘纱块外敷伤口，外层使用伤科黄水纱外敷消肿（图7-62、图7-63）。

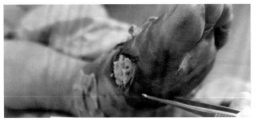

图7-62　安尔碘纱块引流窦道

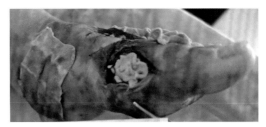

图7-63　伤科黄水纱外敷

（2）2021-07-14（图7-64、图7-65）。

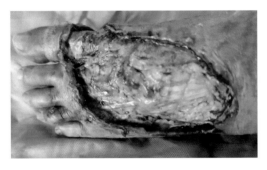

图7-64　清创治疗后左足背伤口情况

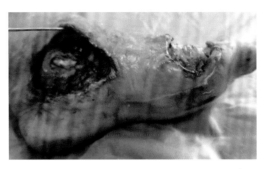

图7-65　清创治疗后左足内侧及内踝伤口情况

左足背至两侧见15cm×20cm湿性伤口；肌腱外露；基底呈75%黄色腐烂组织，25%黑色坏死；脓性渗液渗出，恶臭；周围皮肤红肿。左内踝见8cm×8cm湿性伤口；肌腱外露；基底呈75%黄色腐烂组织，25%黑色坏死；脓性渗液渗出，恶臭；周围皮肤红肿。左足底前端见1cm×1cm×0.5cm湿性伤口；基底呈100%黄色腐烂组织；黄色渗液渗出，量浸透，恶臭；周围皮肤浸渍发白、增厚，角质形成。

治疗对策：此时继续使用安尔碘纱块外敷伤口，清除局部坏死组织和充分引流。再外敷伤科黄水纱、安尔碘纱块以消肿消炎，渗液较多，每日换药2次。

（3）2021-07-21（图7-66、图7-67）。

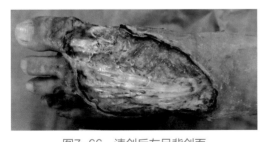

图7-66　清创后左足背创面

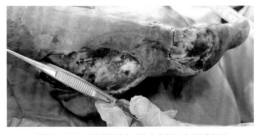

图7-67　清创后左足内侧及内踝创面

左足背至内踝见20cm×20cm×1cm湿性伤口；向四周潜行，深度为6cm；肌腱外露、骨质外露；基底呈25%红色，50%黄色腐烂组织，25%黑色坏死；脓性渗液渗出，腥臭；周围皮肤红肿、浸渍发白。

治疗对策：继续在充分抗感染、补充白蛋白的基础上，运用保守锐器清创法、自溶性清创，清除局部坏死组织和充分引流。继续选用痔纱、黄油纱填塞以祛腐生肌，再外敷伤科黄水纱、安尔碘纱块以消肿消炎，每日换药。

（4）2021-07-27（图7-68、图7-69）。

糖尿病足临床研究图解（第二版）

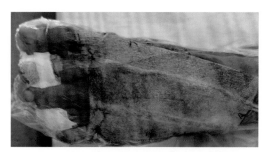

图7-68 左足创面负压封闭引流治疗

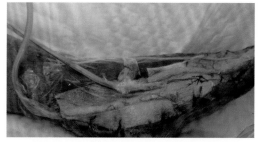

图7-69 左足内侧创面负压封闭引流治疗

（治疗第14日）左足背至内踝见20cm×20cm×1cm湿性伤口；黄色或褐色渗液，量潮湿，无气味。

治疗对策：患者伤口大，专科换药清创未能到达伤口深部，予手术室行左足扩创术+负压引流术"，治疗上继续以抗感染、补液、降糖等治疗为主。

（5）2021-08-02拆开负压后（图7-70、图7-71）。

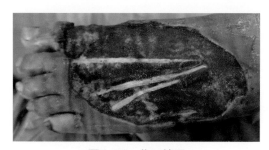

图7-70 伤口情况

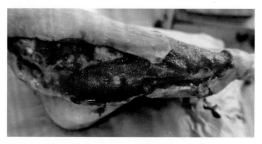

图7-71 治疗第20日伤口情况

（治疗第20日）左足背至内踝见20cm×20cm×1cm湿性伤口；肌腱外露、骨质外露；基底呈75%红色，25%黄色腐烂组织；黄色或褐色渗液渗出；周围皮肤浸渍发白。

治疗对策：清创+负压引流术后创面已无大量的坏死组织，新鲜肉芽组织生长良好。继续清除局部坏死组织和充分引流。选用痔纱、黄油纱填塞以祛腐生肌，再外敷伤科黄水纱、安尔碘纱块以消肿消炎，每日换药。

（6）2021-08-09（图7-72、图7-73）。

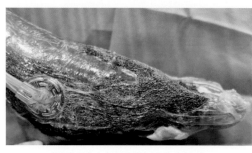

图7-72 负压辅助促愈合治疗

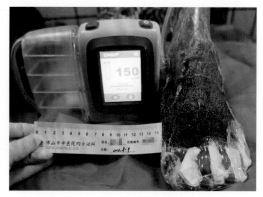

图7-73 维持150mmHg负压压力

左足背至内踝见20cm×20cm×1cm湿性伤口；向四周潜行，潜行深度2~4cm；肌腱外露、骨质外露；基底呈75%红色，25%黄色腐烂组织；粉红或红色渗液渗出，量潮湿；周围皮肤干燥脱屑。

治疗对策：患者伤口肉芽组织生长好，但创面大，予床边行负压辅助促愈合治疗，压力150mmHg。

（7）2021-08-14拆开负压后（图7-74、图7-75）。

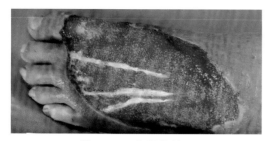 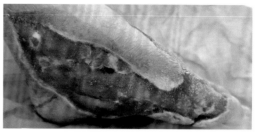

图7-74　左足背创面　　　　　　　　　图7-75　左足内侧至内踝创面

图7-74、图7-75：左足背至内踝见20cm×20cm×1cm湿性伤口；足内侧向四周潜行，潜行深度2～4cm；肌腱外露；基底呈75%红色，25%黄色腐烂组织；粉红或红色渗液渗出，量潮湿；周围皮肤整齐。

治疗对策：伤口已有较多的新鲜肉芽组织覆盖，肌腱外露较前减轻。继续清除局部坏死组织和充分引流。选用黄油纱外敷伤口，再外敷伤科黄水纱、安尔碘纱块以消肿消炎，每日换药。

（8）2021-09-09（图7-76、图7-77）。

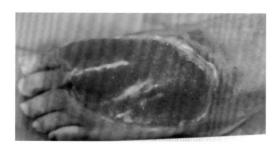 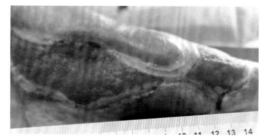

图7-76　左足背创面肉芽进一步生长　　　图7-77　左足内侧至内踝创面部分愈合

左足背至左足内侧、内踝见20cm×18cm×0.5cm湿性伤口；足背向第2、第3趾趾缝形成窦道，深1.5cm；肌腱外露；基底呈75%红色，25%黄色腐烂组织；黄色或褐色渗液渗出，量潮湿；周围皮肤整齐。创面肉芽组织生长好，但创面仍较大，再次行床边负压辅助促愈合治疗。

（9）2021-09-15拆除负压后（图7-78、图7-79）。

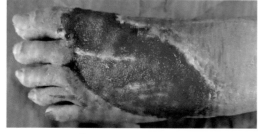 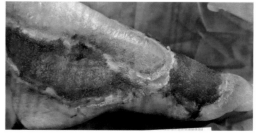

图7-78　左足背创面外露肌腱被肉芽覆盖　　　图7-79　左足内侧至内踝创面缩小

左足背至左足内侧、内踝见20cm×18cm×0.3cm湿性伤口；足背向第2、第3趾趾缝形成窦道，深1.0cm；肌腱外露；基底呈75%红色，25%黄色腐烂组织；黄色或褐色渗液渗出，浸透；周围皮肤整齐。

治疗对策：内踝部肉芽组织基本长满，表皮开始生长，足背肌腱外露面积进一步减少。继续用黄油纱外敷创面。

（10）2021-09-27（图7-80、图7-81）。

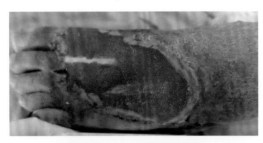

图7-80　左足背创面情况

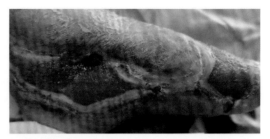

图7-81　左足内侧至内踝创面情况

左足背至左足内侧、内踝见20cm×14cm×0.2cm湿性创面；足背向第2、第3趾趾缝形成窦道，深0.2cm；肌腱外露；基底呈75%红色，25%黄色腐烂组织；黄色或褐色渗液渗出，量潮湿；周围皮肤整齐。伤口愈合良好，患者出院后自行换药，定期门诊复诊（图7-82至图7-85）。

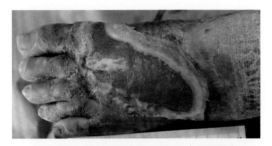

图7-82　第1次复诊伤口情况（左足背）

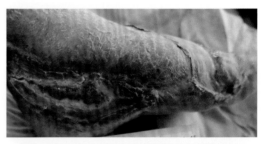

图7-83　第1次复诊伤口情况（左足内侧）

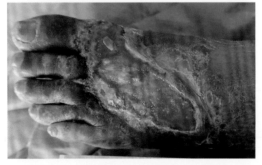

图7-84　第2次复诊伤口情况（左足背）

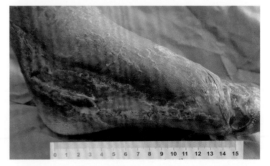

图7-85　第2次复诊伤口情况（左足内侧）

4. 治疗体会

（1）本病例为严重感染性糖尿病足创面，且患者处于严重营养不良状态（严重低蛋白血症及中度贫血）。该病发展快，早期患者不易发现，发病初期，远端足部保护性痛觉缺失，耽误就诊时间，未能得到及时有效的诊治，创面溃烂深入，进一步沿足背、足内侧及内踝蔓延，并且容易并发脓毒血症、脓毒性休克等危急重症。因此，需要及早识别、及早处理，阻止溃疡伤口面积扩大，否则病情进展，甚则危及生命。由于患者年轻，下肢血管彩超提示血管未见明显异常，在充分清创、抗感染治疗下，纠正低蛋白血症及贫血后患者伤口愈合良好。

（2）接诊患者后尽量在未使用抗生素前或停药窗口期尽早采集伤口组织或分泌物进行病原微生物学检查。并开展全面的创面评估，包括周围血管（彩超）、周围神经（神经电生理）、骨质受累（X线、CT、MRI等）情况。

（3）创面处理要点：在初步评估创面血供（伤口外观、皮温、外周动脉触诊等）尚可情况下，即可采取保守锐器清创（剪刀等）或外科手术清创治疗，清除腐烂坏死组织、肌腱及足趾，适当切开引流减压，阻止感染性渗液及脓液沿足背及足内侧蔓延至内踝，甚至小腿；此阶段外敷玉红纱以祛腐生肌，外敷伤科黄水纱敛疮收湿、消肿止痛，效果甚佳。

（四）病例4

关**，男，69岁，病案号：82**53。因"口干多饮多尿15年，伴右下肢水肿、溃疡3月余"，于2021-11-12 13:05收入本区。

1. 辅助检查结果

（1）血常规：白细胞计数（WBC）26.38×10^9/L↑，中性粒细胞百分比（NEUT%）90.94%↑，血红蛋白（HGB）106g/L↓。

（2）感染二项：超敏C反应蛋白294.1mg/L↑，淀粉样蛋白＞320mg/L↑。

（3）生化指标：血清白蛋白25.2g/L↓，B型钠尿肽前体5 564.0pg/mL↑，血尿素氮12.63mmol/L↑，葡萄糖24.27mmol/L↑，β-羟基丁酸0.2mmol/L。

（4）一般细菌培养及鉴定：铜绿假单胞菌感染（CRPAE），嗜麦芽窄食单胞菌。

（5）X线片（右足、踝关节、双肺）：①右踝关节及跟骨退变；②右足第1趾骨远节改变，考虑陈旧骨折或感染后修复改变。考虑双下肺炎症合并双侧少量胸腔积液，主动脉硬化。

（6）骨肌彩超（右足）：右足皮下软组织肿胀并外踝局部积液，结合临床符合糖尿病足改变。

（7）核磁共振MRI（右下肢）：①腹主动脉及双侧下肢动脉粥样硬化；②腹主动脉远端及双侧髂总动脉管腔多发轻度狭窄，左侧股动脉管腔多发中重度狭窄，左小腿腓动脉及胫后动脉多发狭窄，右小腿腓动脉管腔多发中度狭窄；③右侧小腿深、浅静脉早显，请结合临床；④右股骨远段至右足周围软组织溃破，符合糖尿病继发改变，未除外合并感染，建议进一步检查。

2. 入院诊断

中医诊断：消渴病（脱疽）。中医证型：阴虚毒盛证。

西医诊断：①2型糖尿病足（wagner 3级）；②脓毒血症；③2型糖尿病；④高血压病；⑤双下肺炎症。

3. 治疗过程

（1）2021-11-12（图7-86、图7-87）。

外脚踝可见一2cm×3cm的创面，基底呈25%黄色腐烂组织及75%黑色坏死，有些许脓性渗液，气味恶臭，周围皮肤呈红肿，浸渍发白；右小腿下段外侧有一1.5cm×2cm的创面，基底呈75%红色及25%黄色腐烂组织，有些许黄褐色渗出液，无气味，周围皮肤红肿；右膝外侧有一2cm×2cm的创面，基底呈100%黄色腐烂组织，有些许混浊渗出液，气味恶臭，周围皮肤红肿；双下肢疼痛麻木，有色素沉着，右下肢肤温升高，左下肢肤温正常，右下肢中度浮肿。

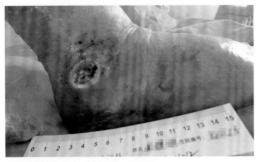 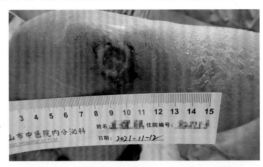

图7-86 入院时伤口情况（右足外踝）　　图7-87 入院时伤口情况（右膝下胫前）

治疗对策：外敷伤科黄水纱，以抗炎消肿止痛；在使用抗生素前留取合适的标本组织送微生物学检查；限制患肢活动，禁止下床负重行走。

（2）2021-11-17（图7-88至图7-89）。

膝以下至足部35cm×12cm创面，基底25%红色，50%黄色腐烂组织，25%黑色坏死，伴黄褐色渗液。

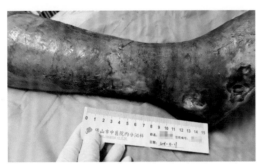 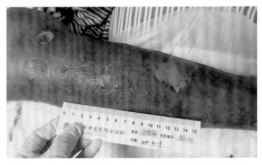

图7-88 治疗第5日伤口情况　　　　　图7-89 治疗第5日伤口情况（右膝下胫前）
（右小腿下段至右足外踝、右足外侧）

（3）2021-11-22（图7-90、图7-91）。

右外脚踝至足背8cm×20cm×1.2cm创面，75%红色及25%黄色腐烂组织，骨质肌腱外露。右小腿胫前至外侧25cm×12cm×0.3cm创面，基底50%红色及50%黄色腐烂组织。

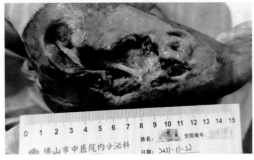 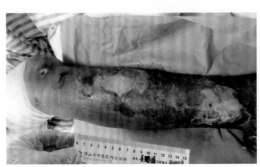

图7-90 治疗第10日伤口情况（右足外侧至外踝）　　图7-91 治疗第10日伤口情况（右小腿全段）

治疗策略：外科手术清创、保守锐器（剪刀）清创。剪除腐烂、坏死的游离组织、肌腱等；在使用抗生素前留取合适的标本组织送微生物学检查；予玉红纱外敷保护外露肌腱；限制患肢活动，禁止下床负重行走。

（4）2021-12-05、2021-12-06（图7-92至图7-95）。

右外脚踝至足背7cm×21cm创面，基底75%红色及25%黄色腐烂组织，骨质肌腱外露。右小腿胫前至外侧31cm×10cm×1cm创面，基底50%红色及50%黄色腐烂组织。

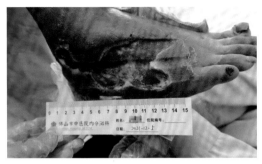 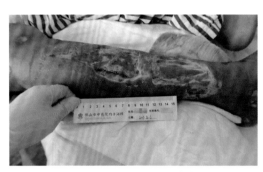

图7-92　治疗第23日伤口情况（右足外侧至外踝）　图7-93　治疗第23日伤口情况（右小腿全段）

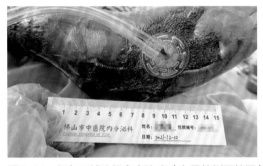 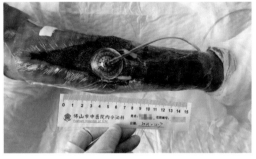

图7-94　行负压辅助促愈合治疗（右足外侧至外踝）　图7-95　行负压辅助促愈合治疗（右小腿）

治疗策略：多次行负压辅助促愈合治疗。

（5）2021-12-15、2021-12-27（图7-96、图7-97）。

右脚外踝至足跟8cm×6.5cm×4cm创面，基底75%红色及25%黄色腐烂组织，有些许脓性渗液。右小腿至足背52cm×12cm×2cm创面，基底75%红色，25%黄色腐烂组织，骨质、肌腱外露。

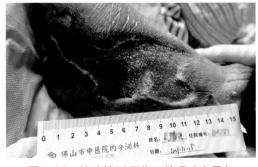 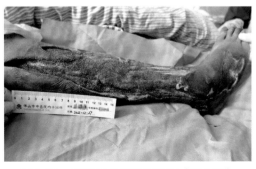

图7-96　治疗第33日伤口情况（右足）　图7-97　治疗第45日伤口情况（右小腿）

治疗策略：中医三期辨证外治法（第二期：祛腐生肌期）扩创引流，予安尔碘纱块引流及伤科黄水纱抗炎消肿，2次/日，有效管理渗液。

（6）2022-01-10。

右小腿至足背52cm×11cm×1.2cm创面，基底75%红色，25%黄色腐烂组织，骨质、肌腱外露（图7-98）。

2022-01-17右小腿至足背52cm×11cm×0.5cm创面，基底75%红色，25%黄色腐烂组织，肌腱外露（图7-99）。

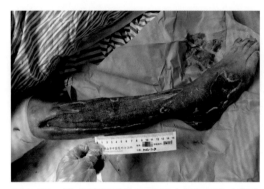
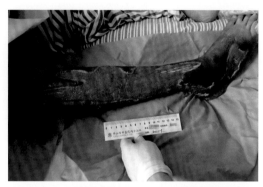

图7-98　治疗第59日伤口情况（右足至右小腿）　　图7-99　治疗第66日伤口情况（右足至右小腿）

治疗策略：中医三期辨证外治法（第三期：皮肤生长期）外敷黄油纱或亲水性纤维敷料（爱康肤）。

4. 治疗体会

（1）本病例为严重感染性糖尿病足创面，且患者处于严重炎症感染、脓毒血症、心力衰竭、营养不良（严重低蛋白血症及中度贫血）状态。发病初期，患者未予重视，反复在小诊所及外院就诊，予伤口表面换药，伤口深层创面未得到有效处理，耽误就诊时间，创面溃烂深入，进一步沿足底、足背及小腿胫前、大腿外侧蔓延，终发展为坏死性筋膜炎，致使足底、足背、胫前皮肤大面积溃烂坏死，大腿外侧蜂窝织炎，并有向左下肢蔓延之趋势，同时并发脓毒血症、心力衰竭等危急重症。因此，本病需要及早识别、及早处理、彻底清创，阻止溃疡伤口面积扩大，感染进一步蔓延，甚则危及生命。

（2）接诊患者后尽量在未使用抗生素前或停药窗口期尽早采集伤口组织或分泌物进行病原微生物学检查。并开展全面的创面评估，包括周围血管（彩超、CTA、MRA）、周围神经（神经电生理）、骨质受累（X线、CT、MRI等）情况。

（3）创面处理要点：在初步评估创面血供（伤口外观、皮温、外周动脉触诊等）尚可情况下，即可采取保守锐器清创（剪刀等）或外科手术清创治疗，清除腐烂坏死组织及肌腱，切开引流减压，阻止感染性渗液及脓液沿足底、足背、胫前、大腿蔓延，甚至牵连腹腔脏器及对侧肢体；此阶段外敷玉红纱以祛腐生肌，外敷伤科黄水纱敛疮收湿、消肿止痛，效果甚佳。该患者考虑坏死性筋膜炎，经骨科、外科、皮肤科、临床药学室多学科会诊后，综合考虑患者病情及生命安全，建议截肢治疗，患者及家属拒绝，坚持要求保守清创，由于感染伤口面积巨大、组织坏死严重，需外科手术室协助彻底清创，清创后予负压引流以促进深层次组织间分泌物的排出及肉芽组织的新生，效果明显，疗效确切。

（4）中医治疗按语：患者老年男性，素体脏腑气津不足，阴阳气机失衡，加之脾气暴躁，嗜食肥甘厚腻，肝胆脾胃机能失衡，升降腐熟失司，病久则精津耗损益甚，筋脉失养，郁热内生，炼液成痰，痰热焦灼，化腐成脓，足趾溃烂恶臭。正如《素问·生气通天论》云："膏粱之变，足生大疔。"患病初期，辨证分析，患者当属"阴虚毒盛证"，以清热解毒、消肿止痛为法，辨证内服中药汤剂，选方四妙勇安汤合五味消毒饮加减。中期因大量使用抗生素致患者脾胃之气进一步受损，无力托毒外出，致使病情迁延，反复发热，辨证论治当益气健脾、托毒外出，予托里消毒散加减。后期患者邪毒已清，当益气健脾生肌，予八珍汤加减。配合中医三期辨证外治法，根据创面不同的中医分期，选择不同中药外用敷料进行创面处理。另外，根据患者素体脏弱津虚，以脾胃升降运化虚弱为甚，采用中医特色疗法，给予陈渭良伤科油中药涂搽，针对足太阴脾经、足阳明胃经涂搽双下肢经络循行部位，改善双下肢微循环；予耳穴压豆3日1次，选穴为肝、脾、胃、肾、心、内分泌；中药热罨封包治疗脾俞、胃俞、肾俞等穴位。祛邪扶正，相得益彰，促使患者病情尽早康复。

（五）病例5

劳**，男，42岁，病案号：79**54。糖尿病病史13年，左足溃疡1月，于2021-02-01日收入院。入院症见神清，精神疲倦，乏力，畏寒发热，汗出，左足部红肿疼痛，四肢麻木，呈套袜感，无视物模糊，无咳嗽咳痰，有胸闷心慌，无胸痛，偶有头晕，无头痛，无恶心呕吐，无腹痛腹泻，尿频，无尿痛，纳眠差，大便干结难解。足部查体：左足底周围皮肤增厚，角质形成，红肿，大小约15cm×15cm，为100%黄色腐烂组织，局部肿胀压痛，可见窦道形成，伴恶臭脓性渗液渗出。创面情况为Wagner3级（图7-100、图7-101）。

1. 辅助检查结果

（1）入院时血糖：28.6mmol/L↑；血酮6.9mmol/L↑。

（2）血常规：白细胞计数（WBC）28.17×10⁹/L↑；血小板（PLT）395×10⁹/L↑；中性粒细胞百分比（NEUT%）89.70%↑；中性粒细胞绝对值（NEUT#）25.27×10⁹/L↑；单核细胞绝对值（MONO#）2.11×10⁹/L↑。

（3）感染二项：超敏C反应蛋白测定（hsCRP）>200.0mg/L↑；淀粉样蛋白（SAA）>200.00mg/L↑；降钙素原检测（PCT）9.19ng/mL↑。

（4）血气检查：酸碱度（pH）7.343↓；二氧化碳分压（PCO₂）21.2mmHg↓；实际碳酸氢根（HCO₃-act）11.3mmol/L↓；标准碳酸氢根（HCO₃-std）14.3mmol/L↓；碱剩余（全血）BE（B）-12.8mmol/L↓；碱剩余（外周液）BE （ecf）–14.5mmol/L↓；乳酸（Lac）1.62mmol/L↑。

（5）急诊离子+生化：钠（Na+）131.6mmol/L↓；氯（Cl–）88.3mmol/L↓；二氧化碳结合力（CO$_2$CP）14.6mmol/L↓；葡萄糖（GLU）29.85mmol/L↑。

（6）凝血八项：纤维蛋白原（Fbg C.）8.46g/L↑；凝血酶原时间（PT）13.5s↑；D–二聚体（D–Dimer）0.87μg/mL↑。

（7）血培养及一般细菌培养及鉴定：抗甲氧西林金黄色葡萄球菌感染。

（8）左足部彩超：左足背部及内侧皮下组织肿胀并血供增多，结合临床考虑炎性改变。

（9）左下肢彩超：股、腘、胫前、胫后、腓、足背动脉未见异常；股、腘、胫前、胫后、腓静脉及大隐静脉血流通畅。

（10）左足X线片：左足局部软组织肿胀。

2. 入院诊断

中医诊断：消渴病（脱疽）。中医证型：阴虚毒盛证。

西医诊断：①2型糖尿病足（Wagner3级）；②2型糖尿病性酮症酸中毒；③2型糖尿病；④脓毒血症；⑤2型糖尿病性周围神经病。

3. 治疗过程

（1）2021-02-01（入院时）创面情况（图7-100、图7-101）。

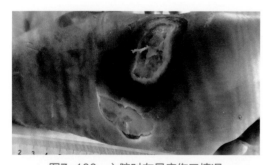
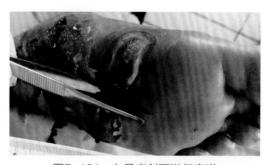

图7-100　入院时左足底伤口情况　　　　图7-101　左足底创面潜行窦道

图7-100、图7-101：Wagner3级。左足底周围皮肤增厚，角质形成，红肿，大小约15cm×15cm，为100%黄色腐烂组织，局部肿胀压痛，可见窦道形成，伴恶臭脓性渗液渗出。

治疗对策：予胰岛素泵调节血糖，头孢哌酮钠舒巴坦钠注射液、甲硝唑注射液抗感染，补液消酮、护胃、调节胃肠菌群，静滴血必净化瘀解毒减轻炎症反应，静滴白蛋白及加强营养支持及全身对症治疗。结合我科三期辨证外治法，清创换药分消肿祛腐期、祛腐生肌期、皮肤生长期进行辨证治疗；中医以清热解毒、活血止痛为法，方用四妙勇安汤加减。患者全身炎症反应重，左足局部高度红肿热痛，有波动感，宜尽快扩创减压，故在波动感明显处行切开排脓，减轻局部压力，避免用力挤压创面排脓，以防感染扩散。清创后根据专科糖尿病足分期原则，属于消肿祛腐期，使用伤科黄水纱外敷以消肿消炎，每日换药。2021-02-08日患者红肿热痛症状减轻，逐步给予扩大清创范围，充分引流，内侧敷料选用玉红纱填塞以祛腐生肌，再外敷伤科黄水纱以消炎消肿，每日换药，清洗创面时注意创面周围是否有潜行窦道形成。

（2）2021-02-08创面情况（图7-102、图7-103）。

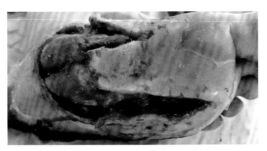
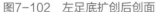
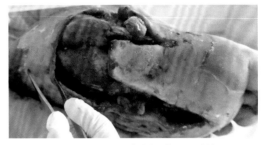

图7-102 左足底扩创后创面　　　　图7-103 左足底创面向足跟潜行

图7-102、图7-103：治疗第8日。左足底至足跟可见大小约20cm×10cm×1.5cm湿性创面，有肌腱外露，基底75%为红色，25%为黄色腐烂组织，多个窦道形成，渗出大量黄褐色渗液，无恶臭气味，周围皮肤浸渍发白、色素沉着、增厚、角质形成、干燥脱屑。

治疗策略：复查血常规+感染二项。超敏C反应蛋白测定（hsCRP）145.54mg/L↑；淀粉样蛋白（SAA）>240.00mg/L↑；白细胞计数（WBC）29.14×10⁹/L↑；红细胞计数（RBC）2.80×10¹²/L↓；血红蛋白浓度（HGB）85g/L↓；白蛋白（ALB）23.6g/L↓；降钙素原检测（PCT）0.44ng/mL。生化离子：葡萄糖（GLU）6.01mmol/L。复查血培养及一般细菌培养及鉴定：抗甲氧西林金黄色葡萄球菌感染；患者感染重，反复发热，根据药敏结果予更改为万古霉素+亚胺培南西斯他定钠抗感染治疗；继续静滴白蛋白治疗。剪开足部多处组织，伤口面积大，且仍有腐烂组织，考虑坏死性筋膜炎，予安尔碘+生理盐水外洗创面，继续清创换药，剪去坏死肌腱肌肉组织。

治疗策略：考虑足部肿胀渗液多，分别于2021-02-09、2021-02-22、2021-03-04、2021-03-10行患足负压辅助促愈合治疗（图7-104、图7-105）。2021-03-09复查血常规：超敏C反应蛋白测定（hsCRP）14.46mg/L↑；白细胞计数（WBC）7.24×10⁹/L；血红蛋白浓度（HGB）89g/L↓。患者感染改善，根据药敏结果予更改为左氧氟沙星抗感染治疗。

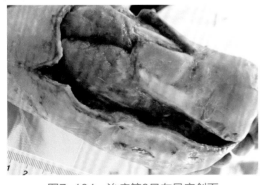
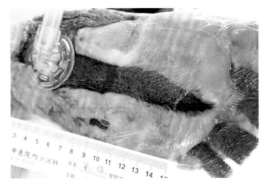

图7-104 治疗第8日左足底创面　　　　图7-105 行负压辅助促愈合治疗

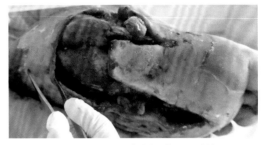

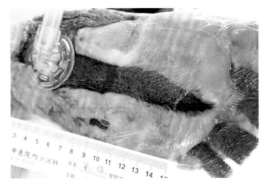第七章 糖尿病足的创面处理

（3）2021-03-15创面情况（图7-106）。

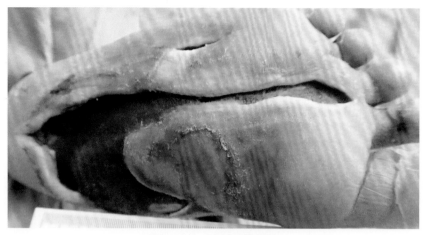

图7-106　足底创面情况

治疗第43日：拆除负压引流装置。左足红肿，足前掌至足跟、内脚背可见一长17cm×9cm×1.5cm的湿性伤口，伴肌腱外露，基底颜色为75%红色，25%黄色腐烂组织，伴黄色或褐色渗液，周围皮肤浸渍发白，干燥脱屑，局部压痛。继续使用安尔碘+生理盐水清洗创面，爱康肤外敷，每日换药1次。

（4）2021-03-17及2021-03-30分别再次行负压辅助促愈合治疗，2021-04-04拆除负压引流装置后创面情况（图7-107）。

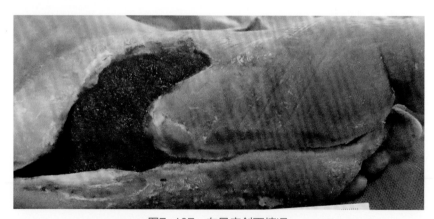

图7-107　左足底创面情况

治疗第62日：左足红肿，足前掌至足跟、内脚背可见一长17cm×9cm×1cm的湿性伤口，基底颜色为100%红色，伴黄色或褐色渗液。

治疗策略：继续使用安尔碘+生理盐水清洗创面，爱康肤外敷，每日换药1次，由于足部多处组织被剪开，创面较大，如果让其自然愈合，有可能导致足部变形，影响以后穿鞋及行走，故在包扎时给予绷带适度加压包扎，促进创面及足部塑形。

2021-03-23左足MRI平扫：左跟骨及部分跖骨头多发骨髓水肿，左足软组织信号异常，符合糖尿病足，请结合临床。

2021-05-10创面情况（图7-108）。

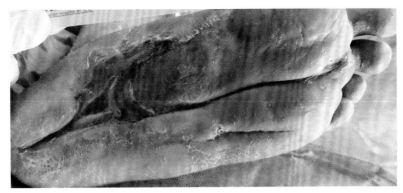

图7-108　左足底创面情况

　　治疗第98日：左足跟见6cm×4cm×1cm创面；足趾下方见0.5cm×0.5cm创面，足跟6点钟方向见0.5cm潜行窦道，基底颜色为100%红色，渗液潮湿清澈，无异味。

　　2021-05-14创面情况（图7-109）。

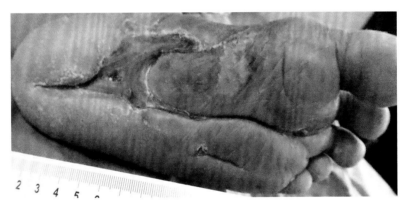

图7-109　左足底创面情况

　　第102日：足底近足跟处见3cm×1.5cm创面，基底100%红色。

　　2021-05-21创面情况（图7-110）。

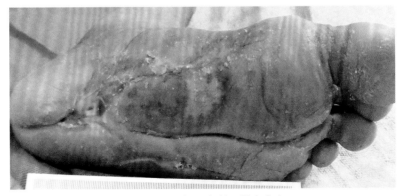

图7-110　左足底创面基本愈合

　　治疗策略：基本愈合创面使用泡沫敷料外敷减轻足部压力，水胶体敷料改善局部瘢痕组织增生。

4. 治疗体会

（1）本病例为糖尿病坏死性筋膜炎的患者，由于患者在初诊时未在糖尿病专科就诊，仅进行普通换药，未诊断为糖尿病足，未能准确判断病情，耽误了诊治时间，创面感染发展迅速，出现脓毒血症，因此需加强非专科医生对糖尿病足的诊治意识。

（2）患者入院时感染指标高，高热，足背红肿热痛明显，血管条件良好，宜尽快清创减压，清除感染的坏死组织，加强抗感染治疗；中医药方面根据我科的临床路径进行辨证施治，灵活运用中医三期辨证外治法进行足部清创换药处理，配合中药涂搽、针灸等治疗。

三、糖尿病足混合性创面的处理

（一）病例1

梁**，女，31岁，病案号：79**40。糖尿病病史2年，右足红肿、溃烂1个月，于2021-03-01入院。

1. 2021-03-01辅助检查结果

（1）血常规：白细胞总数（WBC）18.22×10⁹/L↑，中性粒细胞百分比（NEUT%）89.3%↑，血红蛋白（HGB）64g/L↓。

（2）尿常规：尿蛋白2+，24h尿蛋白定量3.954g/24h↑。

（3）感染指标：超敏C反应蛋白（hsCRP）116.00mg/L↑，淀粉样蛋白（SAA）＞240mg/L↑。

（4）生化指标：血清白蛋白18.1g/L↓，B型钠尿肽前体4 201.0pg/mL↑，血尿素氮1.52mmol/L↓，葡萄糖7.57mmol/L↑，β-羟基丁酸0.2mmol/L。

（5）一般细菌培养及鉴定：鲍曼不动杆菌感染（MRSA）对万古霉素敏感。

（6）右足X线片：右足第1跖趾骨及第2趾示多发程度不等不规则骨质破坏缺损，周围软组织肿胀、积气；余诸骨及关节未见明显异常。

（7）右足核磁共振MRI：考虑右足糖尿病足，部分软组织缺如，右足第1跖趾骨及第2跖骨合并骨髓炎可能性大，右跟骨骨髓水肿可能性大，右踝关节囊大量积液。

（8）双下肢神经电生理肌电图：双下肢远端段周围神经轻度至部分损害，末梢感觉损害为甚。

（9）双下肢血管彩超：双下肢各级动、静脉未见明显异常。

2. 入院诊断

中医诊断：消渴病（脱疽）。中医证型：阴虚毒盛证。

西医诊断：①2型糖尿病；②2型糖尿病足（Wagner4级，严重感染）；③2型糖尿病性肾病Ⅲ期；④2型糖尿病性视网膜病变；⑤2型糖尿病性周围神经病变；⑥高血压病2级（极高危组）；⑦美国纽约心脏病学会心功能分级Ⅲ级；⑧重度低蛋白血症；⑨中度贫血。

3. 治疗过程

（1）2021-03-01入院时伤口情况（图7-111、图7-112）。

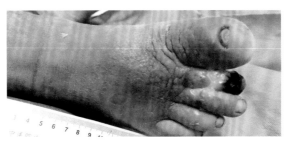

图7-111　右足第2趾溃烂发黑

右足第2趾见大小约3cm×2cm伤口，基底50%黄色，50%黑色，骨质外露；右足前2/3足红肿，表皮剥落。

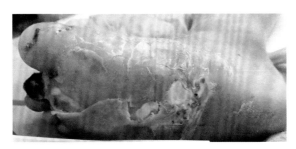

图7-112　右足底溃烂创面

右足第1趾外侧见大小约1cm×1cm伤口，基底100%黄色；右足底见3cm×1.5cm、2.5cm×1.5cm、2cm×2cm创面均相通，均见黄色脓性分泌物漏出，创缘周围皮肤浸渍发白，右足前2/3足红肿，表皮剥落。

治疗对策：中医三期辨证外治法（第一期：消肿祛腐期），外敷伤科黄水纱，以抗炎消肿止痛；剪除腐烂、坏死的游离组织和肌腱等；在使用抗生素前留取合适的标本组织送微生物学检查；予玉红纱外敷，保护外露肌腱；限制患肢活动，禁止下床负重行走。

（2）2021-03-02（入院第2日）：右足第2趾截趾术，足底脓肿切开引流术（图7-113）。

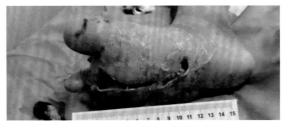

图7-113　右足第2趾截趾术后

右足第2趾缺如，全足红肿较前稍减退，清创后足底创面大小约16.5cm×5.8cm×1.7cm，100%黄色，黄色脓性分泌物漏出，骨质、肌腱外露，创缘周围皮肤浸渍发白，右足前2/3足红肿。

治疗对策：经第1日治疗后创面红肿稍消退，入院第2日即予外科手术清创、保守锐器（剪刀）清创，行右足第2趾截趾术，足底脓肿切开引流术。

（3）2021-03-09（入院第9日）：行第1次负压辅助促愈合治疗（图7-114）。

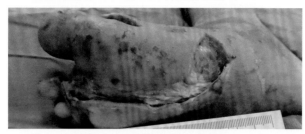

图7-114　右足底扩创术后

扩创后右足底创面大小约16.5cm×5.8cm×1.7cm，75%黄色，25%粉红色，黄色分泌物渗出，骨质、肌腱外露，全足肿胀减轻。

治疗对策：行第1次负压辅助促愈合治疗，持续负压压力200mmHg。

（4）2021-03-14（入院第14日）：拆除负压引流装置后创面情况（图7-115）。

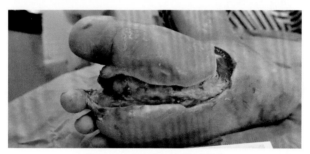

图7-115　右足底创面情况

右足底创面大小约16cm×5.5cm×1.5cm，75%黄色，25%鲜红色，黄色分泌物，肌腱、骨质外露，全足肿胀明显减轻。

治疗对策：中医三期辨证外治法（创面处于第二期——祛腐生肌期），扩创引流，予安尔碘纱块引流及伤科黄水纱抗炎消肿，2次/日，有效管理渗液。

（5）2021-03-23（入院第23日）：行第2次负压辅助促愈合治疗（图7-116）。

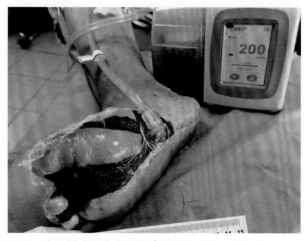

图7-116　负压辅助促愈合治疗（维持持续负压压力200mmHg）

（6）2021-03-26（第26日，出院）：拆除第2次负压引流装置后创面情况（图7-117）。

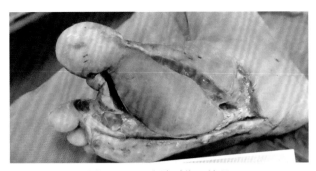

图7-117 出院时伤口情况

足底创面大小约为15cm×5cm×1.5cm，基底50%黄色，50%红色，骨质、肌腱外露，全足红肿消退，黄色分泌物，量浸透，伤口皮肤边缘完整。

治疗对策：中医三期辨证外治法（创面处于第三期——皮肤生长期），外敷黄油纱或亲水性纤维敷料（爱康肤），促进肉芽组织生长。

（7）2021-03-30出院后第1次门诊随访（图7-118）。

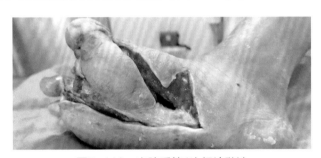

图7-118 出院后第1次门诊随访

足底创面大小14cm×4cm×1cm，基底75%红色，25%黄色，肌腱外露，淡黄色渗液，量潮湿，创缘皮肤增厚。

治疗对策：拆除负压引流装置后创面肉芽组织呈鲜红颗粒状，外露骨质已被覆盖，仍见肌腱外露，继续行负压辅助促愈合治疗，为居家便携式负压封闭引流装置，持续负压压力120mmHg。

（8）2021-05-13出院后第2次门诊随访（图7-119）。

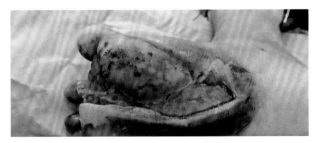

图7-119 出院后第2次门诊随访

足底创面大小约12cm×3.5cm×0.3cm，基底100%红色，淡黄色渗液，量潮湿，创缘皮肤增厚，全足无红肿。

治疗对策：保守清创及促愈合治疗，去除创缘周围增厚卷边角化皮质，外敷黄油纱（本院制剂）及亲水性纤维敷料（爱康肤）。

（9）2021-08-15出院后第3次门诊随访（图7-120）。

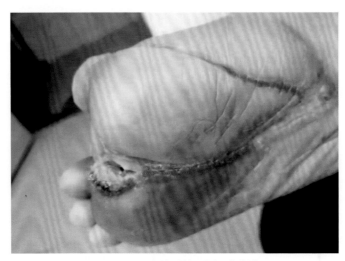

图7-120　出院后第3次门诊随访

足底近第2趾缺如处见创面，大小约2cm×1cm，渗液少，周边皮肤增厚，角质形成。

治疗对策：继续门诊换药治疗，尽快闭合创面，定期复诊，足部康复功能训练，修剪创面周围角质化皮肤，定制糖尿病足减压鞋。

4. 治疗体会

（1）本病例为严重感染性糖尿病足创面，且患者处于严重营养不良状态（严重低蛋白血症及中度贫血）。发病初期，患者视物模糊，远端足部保护性痛觉缺失，耽误就诊时间，且第1次就诊未能得到及时有效的诊治，创面溃烂深入，进一步沿足底、足内侧及内踝蔓延，伤筋损骨，致使右足第2趾黑腐坏死，不可挽回，并且容易并发脓毒血症、脓毒性休克等危急重症。因此，需要及早识别、及早处理，阻止溃疡伤口面积扩大，病情进展，甚则影响生命。

（2）接诊患者后，尽量在使用抗生素前或停药窗口期尽早采集伤口组织或分泌物进行病原微生物学检查，并开展全面的创面评估，包括周围血管（彩超）、周围神经（神经电生理）、骨质受累（X线、CT、MRI等）情况。

（3）创面处理要点：在初步评估创面血供（伤口外观、皮温、外周动脉触诊等）尚可情况下，即可采取保守锐器清创（剪刀等）或外科手术清创治疗，清除腐烂坏死组织、肌腱及足趾，适当切开引流减压，阻止感染性渗液及脓液沿足底及足内侧蔓延至内踝，甚至小腿；此阶段外敷玉红纱以祛腐生肌，外敷伤科黄水纱敛疮收湿、消肿止痛，效果甚佳。

（4）中医治疗按语：患者为年轻女性，素体脏腑气津不足，阴阳气机失衡，加之嗜食肥甘厚腻，脾胃升降腐熟失司，纳呆便秘，水液代谢紊乱，清津不升，脑络孔窍失养，故见视物模糊、口干多饮；浊液不降，废水停滞，形体肥胖，精微下泄，故见尿多尿浊；病久则精津耗损益甚，筋脉失养，郁热内生，炼液成痰，痰热焦灼，化腐成脓，足趾溃烂恶臭。正如《素问·生气通天论》云："膏粱之变，足生大疔。"患病初期，辨证分析，患者当属"阴虚毒盛证"，以清热解毒、消肿止痛为法，辨证内服中药汤剂，选方四妙勇安汤合五味消毒饮加减，方药：当归20g，玄参15g，丹参15g，金银花15g，甘草10g，蒲公英30g，紫花地丁10g，青天葵10g（后下），5剂，水煎服，500mL煮取100mL，每日2次。配合中医三期辨证外治法，根据创面不同的中医分期，选择不同中药外用敷料进行创面处理。另外，根据患者素体脏弱津虚，以脾胃升降运化虚弱为甚，采用中医特色疗法，给予陈渭良伤科油中药涂搽，针对足太阴脾经、足阳明胃经涂搽双下肢经络循行部位，改善双下肢微循环；予耳穴压豆3日1次，选穴包括肝、脾、胃、肾、心、内分泌；中药热罨封包治疗双天枢、中脘、水道等穴位。祛邪扶正，相得益彰，促使患者病情尽早康复。

（二）病例2

梁**，男性，61岁，病案号：74**12。糖尿病病史10余年，2个月前左足大趾出现水疱，自行挑破后引发足趾溃烂，继而其余各趾溃烂，当地医院行小截肢术，术后左足第1～5趾缺如，创面久不愈合，于2019-11-01入院。

1. 2019-11-01辅助检查结果

（1）血常规：白细胞计数（WBC）19.66×10^9/L↑，中性粒细胞百分比（NEUT%）91.5%↑，血红蛋白（HGB）81g/L↓。

（2）尿常规：尿蛋白2+，24h尿蛋白定量1.043g/24h↑。

（3）感染指标：超敏C反应蛋白（hsCRP）156.00mg/L↑，淀粉样蛋白（SAA）＞240mg/L↑。

（4）生化指标：血清白蛋白27.3g/L↓。

（5）一般细菌培养及鉴定：大肠埃希菌，对头孢吡肟、阿米卡星、头孢替坦、厄他培南、美罗培南、亚胺培南、呋喃妥因、头孢他啶、哌拉西林/他唑巴坦敏感。

（6）左足X线片：左足第1～5趾骨远端以远缺损，残端欠规整，密度减低，周围软组织肿胀，提示骨质疏松。

（7）左下肢血管彩超：左股浅动脉近中段血栓形成，部分阻塞。小腿段动脉弥漫钙化并狭窄。符合糖尿病性血管晚期改变。

（8）双下肢神经电生理肌电图：上、下肢远段周围神经重度损害，运动、感觉均受累。

2. 入院诊断

中医诊断：①消渴病（脱疽）。中医证型：瘀血阻络证。

西医诊断：①2型糖尿病；②2型糖尿病性足病（wagner4级、严重感染）；③2型糖尿病性周围血管病变；④2型糖尿病性周围神经病变；⑤低蛋白血症；⑥中度贫血。

3. 治疗过程

（1）2019-11-02：入院时创面图片（图7-121至图7-123）。

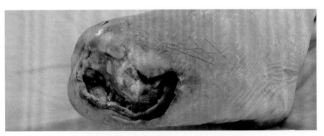

图7-121　左足前足小截肢术后

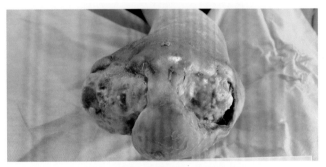

图7-122　左足第1～5趾缺如

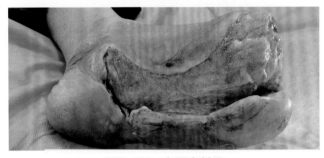

图7-123　左足底创面

图7-121至图7-123：wagner4级，左足第1～5趾缺如，残端及足背、足跟可见一大小不规则创面，面积约为14cm×7cm×2cm，黄色混浊黏稠状分泌物漏出，气味酸臭，周围皮肤红肿，左足外侧创缘发黑坏死，向12点方向潜行3cm，足底创面向足跟潜行2.5cm，左足足背动脉搏动未触及，右足足背动脉搏动减弱，双足胫后动脉搏动未触及。

治疗对策：给予内科基础治疗，抗感染、降糖、改善循环等对症支持治疗，首诊时在细菌培养药敏结果未回复前经验性选用哌拉西林舒巴坦钠注射液，后根据药敏结果，结合创面情况，继续维持原抗生素治疗。下肢动脉触诊，结合下肢血管彩超结果，临床判断下肢血供差，考虑下肢动脉硬化闭塞症，此阶段不宜大范围清创处理，以免加重缺血，导致坏死面积进一步扩大，故予避开缺血坏死、分界不清区域，清除局部已游离的腐烂肉芽组织、肌腱及已分界清晰的坏死皮瓣。清创后根据专科中医三期辨证外治法，属于消肿祛腐期，选用伤科黄水纱+安尔碘纱块外敷以消肿消炎，予窦道引流，每日换药。

（2）2019-11-11：介入手术前创面（图7-124、图7-125）。

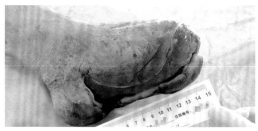

图7-124　清创后、介入术前左足底创面　　　　图7-125　介入手术前左足残端伤口情况

图7-124、图7-125：经过1周保守清创换药治疗后，左足残端至足底创面较前好转，见鲜红颗粒状新鲜肉芽生长，左足外侧创缘发黑坏死面积较前增大，第1、第2、第5跖骨头外露，创面肉芽组织水肿明显。

治疗对策：尽早行下肢血管重建介入术，恢复创面血供。于2021-11-11行左下肢动脉造影术+球囊扩张成形术+支架植入术，于左股浅动脉植入3枚支架。术后左下肢血供得以恢复，为左足溃烂创面生长提供了必不可少的有利条件。原本发黑溃烂外露的第5跖骨，还有肉芽难以生长的足跟部位的创面都长出了鲜红的肉芽组织。

（3）2019-11-13：下肢血管介入术后创面（图7-126、图7-127）。

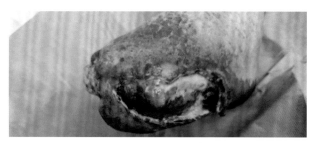

图7-126　介入术后伤口情况（左足背残端）

wagner 4级，左足外侧创面大小约7cm×5cm×2cm，基底50%黄色，50%红色，肌腱外露，黄色黏稠分泌物渗出，量潮湿，无臭味，创缘色鲜红，未见发黑坏死，左第5跖骨头已被肉芽覆盖，第5跖骨外侧骨质外露。

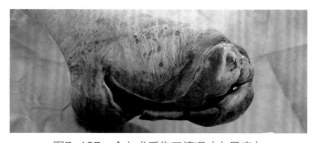

图7-127　介入术后伤口情况（左足底）

wagner 4级，左足第1跖骨头外露，骨质发黑坏死，周围肉芽水肿；第2跖骨亦见骨质外露，部分鲜红肉芽覆盖；左前足残端至足底创面大小约16cm×5.5cm×3cm，基底75%红色，25%黄色，肌腱外露，黄色黏稠分泌物渗出，量潮湿，无臭味；足内侧创缘见粉红色表皮爬行，后足底创面向足跟潜行2cm。

治疗对策：在下肢血管介入术后，利用术后创面血供改善的窗口期（半年内），予积极清创处理。

（4）2019-11-27至2019-12-26：分别行负压辅助促愈合治疗（图7-128至图7-133）。

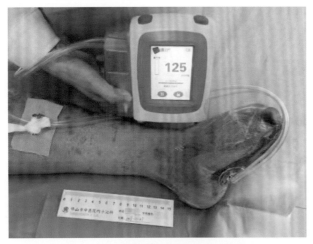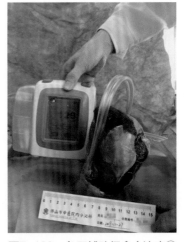

图7-128 维持负压压力125mmHg　　　　图7-129 负压辅助促愈合治疗①

图7-128、图7-129：负压引流装置，维持持续负压压力125mmHg。

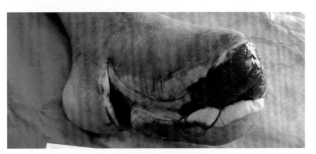

图7-130 拆除负压装置后（左足底）

　　左足创面行第1次负压引流术后，左足底中部创面完全愈合，表皮增厚，角质形成，前足底创面大小约6cm×4cm×0.2cm，后足底至足跟创面大小约4cm×2cm×1cm，基底100%红色，拆除负压引流装置后见创缘周围皮肤浸渍发白。

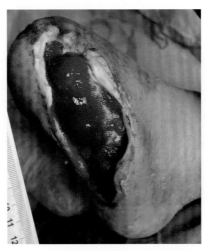

图7-131 拆除负压装置后（左足残端）

　　左足创面行第1次负压引流术后，左足外侧创面大小约10cm×4cm×1cm，基底100%红色，肌腱外露，第5跖骨已被鲜红肉芽组织覆盖，创缘见粉红色表皮爬行。

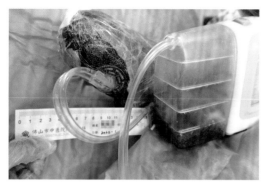
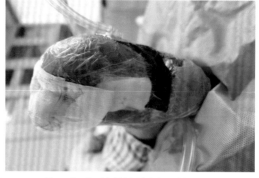

图7-132 负压辅助促愈合治疗② 　　图7-133 选用多种活性敷料联合负压辅助促愈合治疗

　　治疗对策：经过多次负压辅助促愈合治疗后，不规则的创面同时存在多个不同生长阶段的创面，我们采取不同清创手法及选用不同敷料。对于完全愈合、肉芽填满的创面而言，选用外敷无菌纱块及亲水性纤维敷料（爱康肤）；对于肉芽仍未长满的创面继续予负压封闭促愈合治疗。此时予全足覆盖透明保护膜，以保证整个创面具有较好密封性，不容易出现漏气现象，创面可予外敷优拓敷料再行覆盖负压海绵，减少拆除负压时对已生长肉芽造成二次损伤。

　　（5）2020-01-03：人工真皮填充术治疗（图7-134至7-137）。

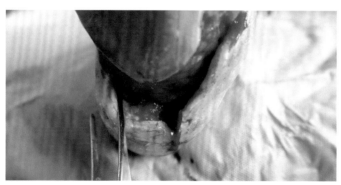

图7-134 左足跟潜行创面

左足后足底至足跟创面生长缓慢，肉芽组织水肿，沿足跟可探及2.5cm窦道。

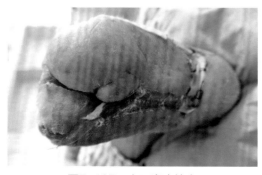

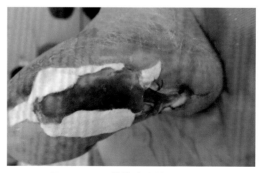

图7-135 人工真皮填充 　　　　 图7-136 外敷亲水性纤维敷料

图7-135、图7-136：人工真皮填充及外敷亲水性纤维敷料。

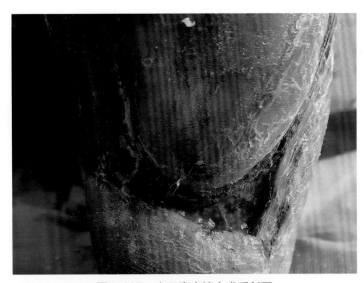

图7-137　人工真皮填充术后创面

人工真皮填充术治疗后创面面积缩小到4cm×2cm×0.2cm，局部见人工真皮溶解后冻胶样物质。

治疗对策：采用多次负压辅助促愈合治疗，促使大部分创面肉芽生长填满，权衡各种促愈合治疗手段费用等问题，左足后足底至足跟创面仍生长缓慢，遂于2020-01-03填充双层大型人工真皮，行缝合术处理，其余表浅创面继续外敷亲水性纤维敷料，7日后拆除创面缝线，2020-01-15创面见人工真皮溶解后冻胶样物质，千万勿清除之，继续外敷无菌纱块即可。此为人工真皮溶解后为肉芽组织生长搭建的小梁支架。

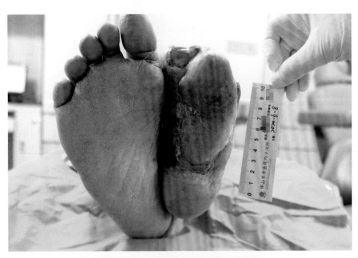

图7-138　出院后复诊伤口情况

2020-06-08左足底至足跟创面已愈合，皮肤增厚，角质形成，足底皮瓣生长不平整，左足第1跖骨残端创面仍未愈合，左足外侧大片增厚痂皮覆盖。

4. 治疗体会及思考

（1）在整个治疗过程中，起到关键决定作用的是成功的下肢血管介入手术，实现血管重建，恢复创面血供至关重要。

（2）对于大范围不规则创面处理，我们需要充分评估创面情况，根据不同创面生长阶段，比较各种治疗手段性价比，结合患者家庭经济情况，制订合适的创面修复治疗方案。

（3）经过接近2个月的住院治疗后，左足创面已大部分愈合。患者出院后自行在家换药处理，门诊回访时看到患者足部伤口痂皮增厚，角质化严重，表面凹凸不平；另外，由于左足前足缺如，行走时缺乏相应的承载力量，为日后再溃疡留下了隐患，需要定期予修剪胼胝、去角质等糖尿病足护理措施以缓解足底压力，预防溃疡再发。创面愈合后，康复功能锻炼尤为重要。定制糖尿病足鞋及鞋垫，鼓励行走、适当运动，对患者周围血管、周围神经病变的康复大有益处，可实现真正意义上的可持续的生活质量提升。此外，我们需要特别关注治疗过程中患者及其家人的心理变化。患者乃至他的整个家庭，在患病及诊治过程中承受着巨大的经济和心理压力。首先，是巨额的医疗费用，不单是血管介入手术费用不少（少则两三万元，多则十几万元）；其次，许多病患还会经历多次大大小小的扩创手术；再者，人血白蛋白（每瓶价格400～500元）等营养支持药品需要全自费，加上疾病后期的足部矫形、康复锻炼等，糖尿病足花费的医疗费用不亚于肝癌、肺癌等肿瘤性疾病。因此，及时发现、及时给予患者心理疏导，想方设法促进创面尽早愈合，避免截趾、截肢，缩短住院天数，减少住院费用，提高患者生存质量，是广大糖尿病足患者最实在的福音。

四、下肢静脉溃疡创面处理

（一）病例1

谢**，男，66岁，病案号：83**84。糖尿病病史2年，半年前因左足静脉曲张于外院行局部注射治疗（具体不详），术后左胫前皮肤反复溃烂6个月，加重伴疼痛5日，予2022-02-19入院。

1. 2022-2-20辅助检查结果

（1）血常规：白细胞计数（WBC）10.01×10^9/L↑，红细胞计数（RBC）3.46×10^{12}/L↓，血红蛋白浓度（HGB）112g/L↓，血小板（PLT）378×10^9/L↑，中性粒细胞百分比（NEUT%）79.60%↑，淋巴细胞百分比（LYMH%）13.90%↓，中性粒细胞绝对值（NEUT#）7.97×10^9/L↑。

（2）生化指标：天冬氨酸氨基转移酶（AST）9.8U/L↓，肌酐（Cr）54.6μmol/L↓，尿酸（UA）167.3μmol/L↓。

（3）凝血六项：纤维蛋白原（Fbg C.）5.30g/L↑，活化部分凝血活酶时间（APTT）39.1s↑。

（4）尿常规：葡萄糖（GLU）4+，比重（SG）1.040。

（5）甲功三项、传染病八项、TNI+pro-BNP、糖化血红蛋白测定、血尿素氮测定未见异常。

（6）伤口分泌物细菌培养：未检出一般致病菌。

（7）彩超：左足多发皮下软组织炎性灶，结合病史，考虑静脉曲张所致；左股动脉以远内中膜增厚并多发斑块。左股、腘、胫前、胫后、腓静脉、大隐静脉血流通畅。

2. 入院诊断

中医诊断：①消渴病；②疮疡类病。中医证型：瘀血阻络证。

西医诊断：①2型糖尿病足（Wagner2级）；②2型糖尿病；③2型糖尿病性周围神经病；④左膝关节退行性病变。

3. 治疗过程

（1）2022-02-19入院时伤口情况（图7-139）。

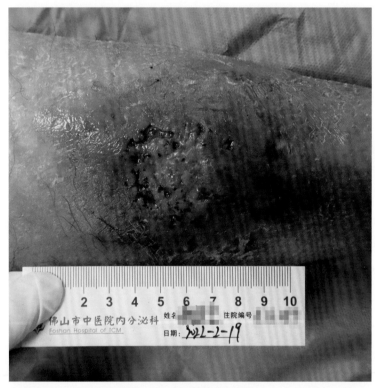

图7-139 左胫前溃烂创面

左胫前中下段见一4cm×4cm溃疡面，基底呈100%红色，黄色渗液渗出，量潮湿，周围皮肤色素沉着，干燥脱屑，破损，失去表层。

治疗对策：留取创面分泌物及创面肉芽组织分别予一般细菌培养及鉴定检查，予0.9%氯化钠注射液清洗创面，红色鲜红肉芽处外敷黄油纱以保湿促进肉芽生长，外层外敷伤科黄水纱以消肿抗炎止痛。入院后予左氧氟沙星氯化钠注射液0.5g静滴抗感染。

（2）2022-02-26治疗后伤口情况（图7-140）。

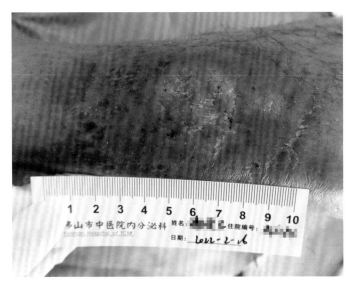

图7-140　左胫前创面基本愈合

左胫前中下部见一4cm×4cm溃疡面，已基本愈合，无渗液，周围皮肤色素沉着，干燥脱屑。

治疗对策：患者创面基本愈合，无渗液，予0.9%氯化钠注射液清洗创面，陈渭良伤科油纱外敷保护创面。2022-02-26伤口分泌物细菌培养：未检出一般致病菌。

（3）2022-03-24再次入院伤口情况（图7-141）。

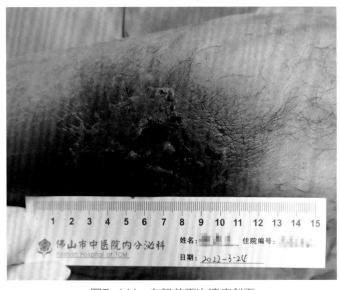

图7-141　左胫前再次溃疡创面

左胫前中下部见一4cm×4.5cm溃疡面，基底呈100%红色，黄色渗液渗出，量湿润，周围皮肤色素沉着，干燥脱屑。

治疗对策：患者因左胫前皮肤再次溃疡入院，留取创面分泌物予一般细菌培养及鉴定检查，予0.9%氯化钠注射液清洗创面，红色鲜红肉芽处外敷黄油纱以保湿促进肉芽生长，外层外敷伤科黄水纱以消肿抗炎止痛。入院后予左氧氟沙星氯化钠注射液0.5g静滴抗感染。2022-03-24伤口分泌物细菌培养：未检出一般致病菌。

（4）2022-03-31治疗后伤口情况（图7-142）。

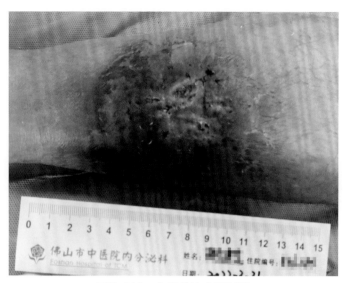

图7-142　左胫前治疗后创面

治疗第12天：左胫前中下部见一4cm×3.5cm溃疡面，基底呈100%红色，清澈渗液渗出，量湿润，周围皮肤色素沉着，干燥脱屑。

治疗对策：继续予0.9%氯化钠注射液清洗创面，红色鲜红肉芽处外敷黄油纱以保湿促进肉芽生长，外层外敷伤科黄水纱以消肿抗炎止痛。2022-03-30伤口分泌物细菌培养：未检出一般致病菌。

（5）2022-04-08出院时伤口情况（图7-143）。

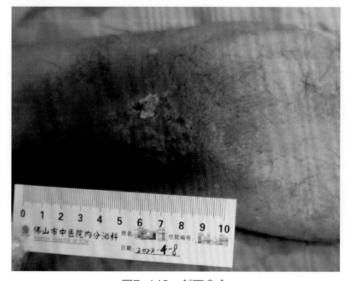

图7-143　创面愈合

左胫前中下部见一1.5cm×1.5cm溃疡面，无渗液渗出，周围皮肤色素沉着，干燥脱屑。

治疗对策：患者创面基本愈合，无渗液，予0.9%氯化钠注射液清洗创面，陈渭良伤科油纱外敷保护创面。出院继续予陈渭良伤科油纱外敷创面保护，定期门诊复诊，随诊。

4. 治疗体会

下肢静脉曲张引起的溃疡创面，容易反复发作，属于外周血管病变，平时需保持清淡饮食，调控好血糖，注意小腿及足部皮肤护理。平素可穿戴医用弹力袜，改善下肢静脉瓣膜功能，促进下肢静脉血液回流，减少静脉瘀积。

（二）病例2

黄**，男，50岁，病案号：67**93。糖尿病病史9年，左小腿皮肤溃破20日，肿痛5日，于2019-03-30入院。

1. 2019-04-01辅助检查结果

（1）血常规：白细胞计数（WBC）11.59×10^9/L↑，红细胞计数（RBC）5.96×10^{12}/L↑，血红蛋白浓度（HGB）177g/L↑，中性粒细胞绝对值（NEUT#）6.77×10^9/L↑，淋巴细胞绝对值（LYMH#）3.28×10^9/L↓。

（2）生化指标：甘油三酯（TG）1.81mmol/L↑，同型半胱氨酸（HCY）19.7μmol/L↑，肌酐（Cr）113.1μmol/L↑，尿酸（UA）492.1μmol/L↑，C反应蛋白（CRP）11.83mg/L↑。

（3）凝血六项：纤维蛋白原（Fbg C.）5.00g/L↑。

（4）伤口分泌物细菌培养及鉴定结果：抗甲氧西林金黄色葡萄球菌（青霉素、红霉素、四环素耐药，左旋氧氟沙星敏感）。

（5）彩超：左股动脉以远内中膜弥漫性增厚。股、腘动脉多发斑块，管腔狭窄＜50%。小腿段动脉弥漫小斑块，管腔狭窄70%～99%。股、腘、胫前、胫后、大隐静脉血流通畅。

2. 入院诊断

中医诊断：①消渴病；②疮疡类病。中医证型：阳寒血瘀证。

西医诊断：①2型糖尿病足（Wagner 2级）；②2型糖尿病；③2型糖尿病性周围神经病；④2型糖尿病肾病；⑤高血压病；⑥下肢动脉硬化闭塞症；⑦甲状腺结节（左侧4a级）；⑧左肾结石。

3. 治疗过程

（1）2019-03-30入院时伤口情况（图7-144）。

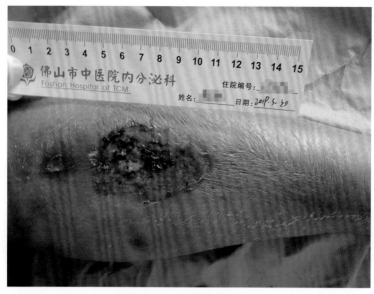

图7-144　左胫前溃烂创面

　　入院时：左小腿胫前见一6cm×5cm创面，基底呈50%红色、50%黑色，灰色渗液渗出，量湿润，周围皮肤红肿。

　　治疗对策：留取创面分泌物予一般细菌培养及鉴定检查，采用保守锐器清创及自溶性清创，予安尔碘清洗创面，黄色腐烂组织处外敷玉红纱以祛腐拔脓，红色鲜红肉芽处外敷黄油纱以保湿促进肉芽生长，外层外敷伤科黄水纱以消肿抗炎止痛。入院予左氧氟沙星氯化钠注射液0.5g静滴抗感染。

　　（2）2019-04-04治疗后伤口情况（图7-145至图7-147）。

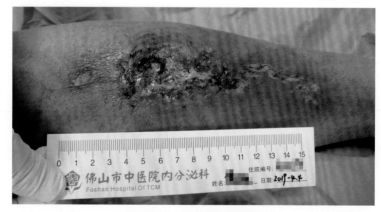

图7-145　左胫前溃烂创面

　　治疗第5日：左小腿胫前见一8cm×5cm创面，基底呈50%黄色、25%红色、25%黑色，灰色渗液渗出，量湿润，周围皮肤红肿。

　　治疗对策：继续采用自溶性清创，予安尔碘清洗创面，予清创胶外涂黑色基底以清除腐烂组织（图7-146），黄色腐烂组织处外敷玉红纱以祛腐拔脓（图7-147），外层外敷伤科黄水纱以消肿抗炎止痛。

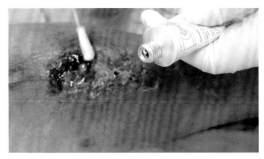

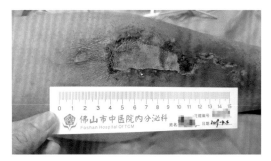

图7-146 清创胶外涂黑色基底处 　　　　　图7-147 玉红纱外敷黄色腐烂组织处

（3）2019-04-19、2019-04-28、2019-05-05、2019-05-13、2019-06-03分别行创面负压辅助促愈合治疗（图7-148至图7-151）。

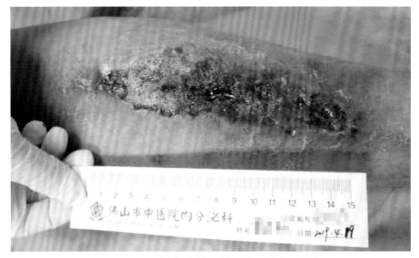

图7-148 保守清创后创面情况（左胫前）

治疗第20日：左小腿胫前见一15cm×4cm×0.3cm创面，基底呈75%红色、25%黄色，灰色渗液渗出，量湿润，周围皮肤红肿。

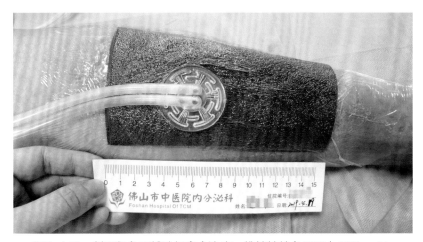

图7-149 创面行负压辅助促愈合治疗，维持持续负压压力125mmHg

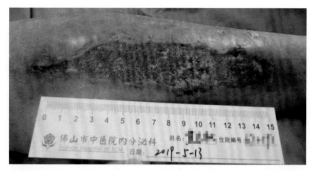

图7-150　第3次负压辅助促愈合治疗后创面（左胫前）

治疗第44日：左小腿胫前见一15cm×3cm×0.2cm创面，基底呈75%红色、25%黄色、黄色渗液渗出，量湿润。

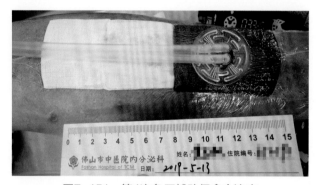

图7-151　第4次负压辅助促愈合治疗

治疗第44日：左胫前创面下段皮肤边界稍黑，行局部负压引流治疗。

治疗对策：患者创口较大，多次予行负压引流治疗。患者2019-04-23下肢动脉MRA，结合生化，考虑为糖尿病足：双胫前动脉硬化、狭窄。双胫前动脉主干见管壁不光滑，管腔不同程度狭窄，呈"串珠"状。患者左小腿胫前皮肤溃疡、疼痛，经治疗后症状仍无明显改善，建议患者行下肢血管造影及介入术治疗，详细向患者及其家属说明病情和治疗的必要性，患者及家属表示知情理解，并签署同意书。2019-05-09 14:30送介入室行左下肢动脉造影术+球囊扩张术，术程顺利，球囊扩张后再次造影示胫前动脉通畅。术后予抗凝、调脂治疗。

（4）2019-06-10治疗后伤口情况（图7-152）。

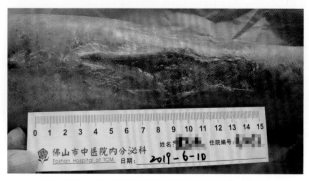

图7-152　左胫前创面见鲜红肉芽及表皮爬行

治疗第72日：左小腿胫前见一12cm×3.5cm创面，基底呈100%红色，黄色清透渗液渗出，量潮湿。

治疗对策：拆除负压引流装置后，予0.9%氯化钠注射液清洗创面，创面予脂质水胶敷料（优拓）外敷（图7-153），后予亲水性纤维敷料（爱康肤）吸收渗液，促进创面肉芽生长（图7-154）。外层覆盖无菌纱块以吸附渗液、保护伤口。

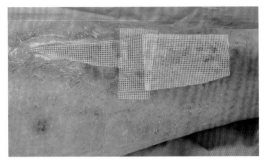 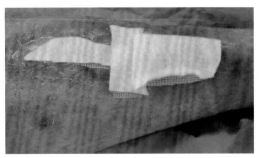

图7-153　脂质水胶敷料（优拓）外敷　　图7-154　亲水性纤维敷料（爱康肤）外敷

（5）2019-07-10出院时伤口情况（图7-155）。

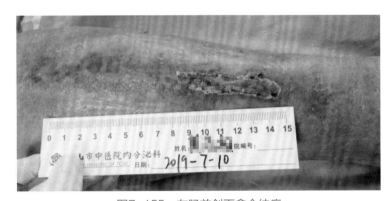

图7-155　左胫前创面愈合结痂

治疗第102日：左小腿胫前见一5.5cm×1cm创面，基底呈100%红色，黄色清透渗液渗出，量潮湿。

治疗对策：予0.9%氯化钠注射液清洗创面，外敷亲水性纤维敷料（爱康肤）促进创面肉芽生长，外层覆盖无菌纱块以吸附渗液、保护伤口，出院维持门诊换药治疗，随诊。

（6）出院后随访伤口情况（图7-156、图7-157）。

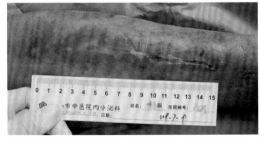 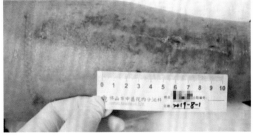

图7-156　出院后第1次随访伤口情况　　图7-157　出院后第2次随访伤口情况

图7-156为2019-07-19创面（出院后）；图7-157为2019-08-01创面（出院后）。

（三）病例3

古**，男性，71岁，病案号：53**84。糖尿病10余年，左下肢皮肤溃疡1月余，于2021-08-31入院。

1. 辅助检查结果

（1）血常规、粪便分析未见明显异常。

（2）尿液检查：葡萄糖（GLU）4+↑；比重（SG）1.033；白细胞脂酶（LEU）2+↑；白细胞（沉渣）（WBC）190.2/μL↑；结晶（沉渣）（XTAL）104.6个/μL↑；小圆上皮细胞（SRC）4.70/μL↑。

（3）尿液三项：尿β2微球蛋白（β2-MG）2.23mg/L；尿微量白蛋白（UMALB）17.2mg/L↑。

（4）肝功二项、离子生化、血清白蛋白、糖尿病二项等均未见明显异常。

（5）颅脑CT示：①两侧基底节区及左侧丘脑多发性腔隙性脑梗死；②脑萎缩。

（6）左下肢血管彩超：股动脉以远内中膜弥漫性增厚。股、腘动脉多发斑块，管腔狭窄＜50%。小腿段动脉弥漫小斑块，管腔狭窄50%～69%，其中胫前动脉及足背动脉管腔狭窄70%～99%。股-隐静脉瓣功能不全，返流程度：中度。深静脉瓣功能不全，返流程度：轻度。浅静脉曲张。右下肢血管彩超：股动脉以远内中膜弥漫性增厚。股、腘动脉多发斑块，管腔狭窄＜50%。小腿段动脉弥漫小斑块，管腔狭窄50%～69%，其中胫前动脉局部闭塞，侧支供血、足背动脉流速尚可。股、腘、胫前、胫后、腓静脉及大隐静脉血流通畅。

2. 入院诊断

中医诊断：①消渴病；②疮疡类病。中医证型：瘀血阻络证。

西医诊断：①2型糖尿病；②左下肢皮肤溃疡；③2型糖尿病性周围神经病变；④高血压性心脏病；⑤高血压3级；⑥颈动脉斑块；⑦肺大疱；⑧前列腺增生。

3. 治疗过程

（1）2021-08-31入院时伤口情况（图7-158）。

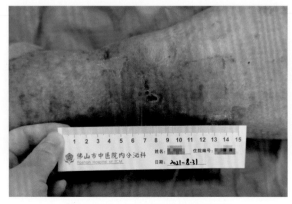

图7-158　左小腿下段胫前创面

入院时：左小腿胫前见一2.5cm×4cm创面，基底呈75%红色、25%黑色，黄褐色渗液渗出，周围组织红肿。

治疗对策：留取创面分泌物及创面肉芽组织分别予一般细菌培养及鉴定检查，予左氧氟沙星静滴抗感染，予降糖、降压、硫辛酸静滴抗氧化及对症支持治疗。左下肢创面清创换药，清创换药分消肿祛腐期、祛腐生肌期、皮肤生长期进行辨证治疗。清创后根据专科糖尿病足分期法，属于消肿祛腐期，予安尔碘清洗创面，黄色腐烂组织处外敷玉红纱以祛腐拔脓，红色鲜红肉芽处外敷黄油纱以保湿促进肉芽生长，外层外敷伤科黄水纱以消肿消炎，每日换药。

（2）2021-09-15治疗后伤口情况（图7-159至图7-164）。

图7-159至图7-164治疗第15日：左小腿胫前见一2.5cm×4cm创面，基底呈50%红色，50%黄色腐烂组织，黄褐色渗液渗出，量潮湿，周围组织整齐，色素沉着。

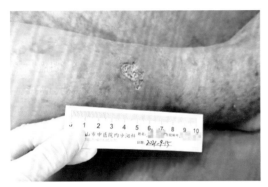

图7-159　左小腿下段胫前创面

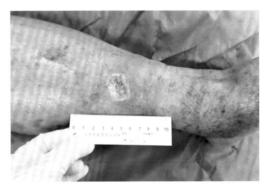

图7-160　左小腿下段胫前创面清创后

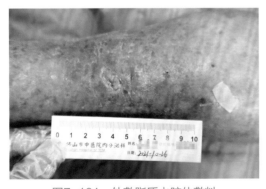

图7-161　外敷脂质水胶体敷料

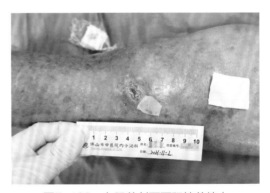

图7-162　左胫前创面面积较前缩小

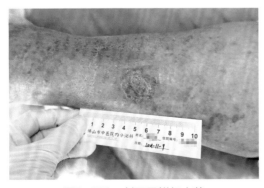

图7-163　创面见鲜红肉芽

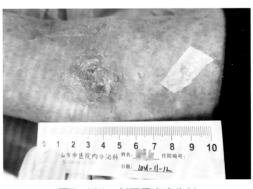

图7-164　创面见表皮生长

治疗对策：左下肢分泌物一般细菌培养+鉴定：未检出一般致病细菌。予左氧氟沙星静滴抗感染，予降糖、降压、硫辛酸静滴抗氧化及对症支持治疗。左下肢创面继续清创换药，清创后根据专科糖尿病足分期法，属于祛腐生肌期，选用清创胶祛腐，亲水性纤维敷料（爱康肤）吸收渗液，促进肉芽生长，痔纱渗液管理，每日换药。

（3）2021-11-26治疗后伤口情况（图7-165）。

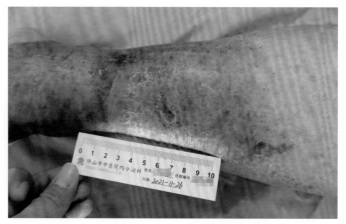

图7-165　左下肢皮肤溃疡基本愈合，可外涂陈渭良伤科油保护至伤口痂皮脱落

4. 治疗体会

下肢静脉曲张引起的溃疡创面，皮肤情况差，伤口皮肤肉芽组织生长缓慢，注意小腿皮肤护理，要减少伤口周围皮肤的损伤。下肢静脉曲张性溃疡容易反复发作，有必要的患者需行手术治疗下肢静脉曲张，改善下肢静脉回流，控制溃疡创面情况。平时保持清淡饮食，戒烟，调控好血糖，注意下肢锻炼，避免长期站或坐，应常让脚做抬高、放下运动。平素可穿戴医用弹力袜。

五、糖尿病足伴合并症的处理

（一）病例1

冯**，男，53岁，住院号：79**43。糖尿病病史8年，血液透析治疗1年。双足趾发黑，溃烂4个月，于2021-02-19入院。2021-01-28在南海区黄岐医院腰麻下行双足部清创，右足第1趾、左足第5趾截趾术。

1. 2021-02-20辅助检查结果

（1）血常规：白细胞计数（WBC）14.26×10⁹/L↑，红细胞计数（RBC）2.63×10¹²/L↓，血红蛋白浓度（HGB）67g/L↓，中性粒细胞百分比（NEUT%）85.90%↑。

（2）尿常规：葡萄糖（GLU）1+，潜血（BLO）1+，蛋白（PRO）3+，白细胞脂酶（LEU）2+，白细胞（沉渣）（WBC）107.7/μL↑。

（3）生化指标：血尿素氮（BUN）38.00mmol/L↑，肌酐（Cr）1060.6μmol/L↑，

尿酸（UA）536.9μmol/L↑，二氧化碳结合力（CO₂CP）17.5mmol/L↓，磷（P）2.24mmol/L↑，葡萄糖（GLU）14.41mmol/L↑，丙氨酸氨基转移酶（ALT）8.1U/L↓，天门冬氨酸氨基转移酶（AST）13.1U/L↓。

（4）心梗定量四项：肌红蛋白（MYO）106μg/L↑，B型钠尿肽前体测定（NT-proBNP）＞25 000pg/mL↑。

（5）凝血功能：纤维蛋白原（Fbg C.）8.09g/L↑，凝血酶原时间（PT）13.9s↑，凝血酶原活动度（PT%）68%↓。

（6）伤口分泌物细菌培养及鉴定结果：嗜麦芽窄食单胞菌（左旋氧氟沙星耐药）。

（7）双足X线片：①双足多发跖骨、趾骨改变，伴周围软组织肿胀、积气，结合病史，考虑为糖尿病足改变；②双足多发血管壁钙化，请结合临床。

（8）彩超：右足第1、第5趾皮下局灶性异常，内未见液区。第5跖趾关节少量积液、滑膜稍增厚并骨侵蚀。以上考虑炎性。左足外侧皮下局灶性异常，考虑炎性，内未见液区。左下肢血管左下肢动脉硬化性变并硬斑。左下肢深静脉主干血流通畅，未见血栓形成。左大隐静脉通畅，根部未见扩张。

2．入院诊断

中医诊断：①消渴病（脱疽）。中医证型：阴阳两虚证。

西医诊断：①2型糖尿病足（Wagner 3级）；②2型糖尿病；③糖尿病肾病Ⅴ期（尿毒症维持血液透析）；④肾性贫血，中–重度贫血；⑤高血压病3级（极高危）；⑥心功能Ⅱ级；⑦Ⅱ度房室传导阻滞。

3．治疗过程

（1）2021-02-19入院时伤口情况（图7-166至图7-168）。

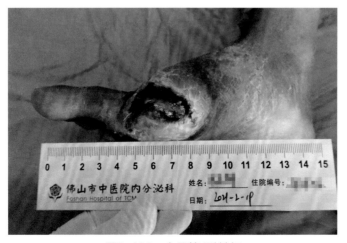

图7-166　右足第1趾缺如

入院时：右足第1趾缺如处见一3.5cm×3cm×1cm创面，骨质、肌腱外露，基底呈25%黄色、75%黑色，黄色渗液渗出，量潮湿；创面周围皮肤均有增厚，角质形成，干燥脱屑，色素沉着。

糖尿病足临床研究图解（第二版）

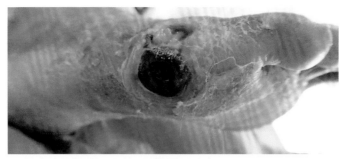

图7-167　右足第5跖趾关节处创面①

右足第5跖趾关节外侧见一2cm×3.5cm×0.5cm创面，肌腱外露，基底呈25%黄色、75%黑色，黄色渗液渗出，量潮湿；创面周围皮肤均有增厚，角质形成，干燥脱屑，色素沉着。

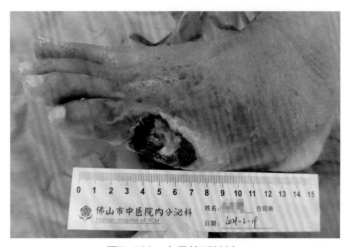

图7-168　左足第5趾缺如

左足第5趾缺如处见一4.2cm×3cm×1cm创面，骨质、肌腱外露，基底呈25%红色、25%黄色、50%黑色，黄色渗液渗出，量潮湿；创面周围皮肤均有增厚，角质形成，干燥脱屑，色素沉着。

治疗对策：内科治疗，患者肾功能不全，尿毒症期，定期行血液透析治疗，因患者足部感染，需使用足量抗生素，与肾病科沟通后，拟定1周3次透析方案。患者中-重度贫血，2021-02-25、2021-02-26、2021-02-27予交叉配输"AB型Rh阳性"去白细胞悬浮红细胞。抗感染治疗：2021-02-19至2021-02-25头孢噻肟钠舒巴坦钠1.5g静脉滴注每12h1次；因白细胞呈进行性升高，2021-02-25改为注射用头孢他啶联合甲硝唑氯化钠注射液加强抗感染。2021-03-02伤口细菌分泌物培养：溶血葡萄球菌——因本菌为MRSCON，故所有β-内酰胺类抗生素（含青霉素类、β-内酰胺复合药、除头孢洛林之外的其他头孢类和碳青霉烯类）临床疗效差，根据药敏结果，改为注射用盐酸万古霉素静滴。创面处理：留取创面分泌物及创面肉芽组织分别予一般细菌培养及鉴定检查，采用保守锐器清创及自溶性清创，予安尔碘及0.9%氯化钠注射液清洗创面，予逐渐清除黑色坏死组织，玉红纱外敷黄色及黑色基底创面以去除腐烂组织，红色鲜红肉芽处外敷黄油纱以保湿促进肉芽生长，外层外敷伤科黄水纱以消肿抗炎止痛。

（2）2021-03-02治疗后伤口情况（图7-169至图7-174）。

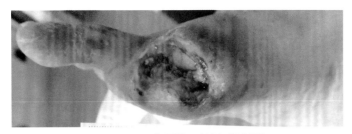

图7-169 右足第1趾缺如处创面

治疗第11日：右足第1趾缺如处见一3.5cm×1.5cm×1cm创面，骨质、肌腱外露，基底呈25%红色、75%黄色，黄色渗液渗出，量潮湿；创面周围皮肤增厚，角质形成，干燥脱屑，色素沉着。

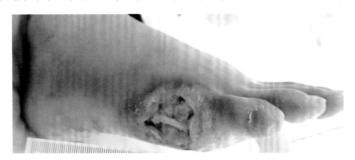

图7-170 右足第5跖趾关节处创面②

治疗第11日：右足第5跖趾关节外侧见一2.5cm×4cm×0.8cm创面，肌腱外露，基底呈25%红色、75%黄色，黄色渗液渗出，量潮湿；创面周围皮肤增厚，角质形成，干燥脱屑，色素沉着。

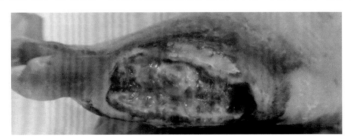

图7-171 左足第5趾缺如处创面

左足第5趾缺如处见一10cm×4cm×1cm创面，骨质、肌腱外露，基底呈25%红色、75%黄色，脓性渗液渗出，量潮湿，腥臭；创面周围皮肤均有增厚，角质形成，干燥脱屑，色素沉着。

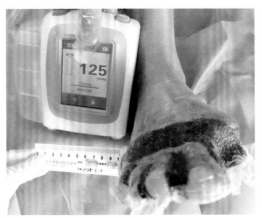

图7-172 负压辅助促愈合治疗，维持负压125mmHg

右足创面负压辅助促愈合治疗：负压封闭引流装置，维持持续负压125mmHg。

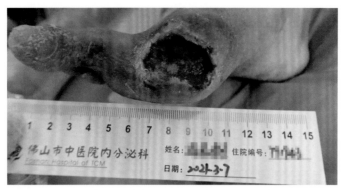

图7-173　拆除负压引流装置后伤口情况（右足第1趾缺如处）

　　2021-03-07予拆除右足负压引流装置，右足第1趾缺如处见一3.5cm×3cm×1cm创面，骨质、肌腱外露，基底呈50%黄色、50%红色，黄色渗液渗出，量潮湿。

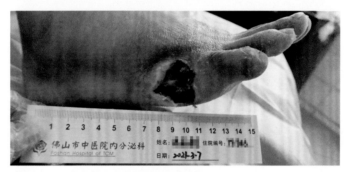

图7-174　拆除负压引流装置后伤口情况（右足第5跖趾关节处）

　　2021-03-07予拆除右足负压引流装置，右足第5跖趾关节外侧见一2.5cm×4cm×0.8cm创面，骨质、肌腱外露，基底呈25%黄色、75%红色，黄色渗液渗出，量潮湿。

　　治疗对策：2021-03-02右足创面予行负压辅助促愈合治疗。左足继续采用保守锐器清创及自溶性清创，予安尔碘清洗创面，黄色腐烂组织处及骨质外露处外敷玉红纱以祛腐拔脓，外敷安尔碘纱块及伤科黄水纱以消肿抗炎止痛，外层外敷无菌纱块控制渗液。2021-03-07拆除右足负压引流装置后，予0.9%氯化钠注射液清洗创面，右足第1趾缺如处外敷亲水性纤维敷料（爱康肤）促进创面肉芽生长，右足第5趾黄色腐烂组织处及骨质外露处外敷玉红纱以祛腐拔脓，外敷安尔碘纱块及伤科黄水纱以消肿抗炎止痛，外层覆盖无菌纱块以吸附渗液、保护伤口。

　　（3）2021-04-12治疗后伤口情况（图7-175至图7-178）。

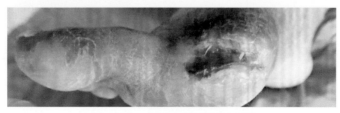

图7-175　右足第1趾缺如处创面

　　治疗第52日：右足第1趾缺如处见一1cm×3cm×cm创面，基底呈75%粉红色，25%黄色腐烂组织，渗出液清澈，量湿润；创面周围皮肤增厚，角质形成，干燥脱屑，色素沉着。

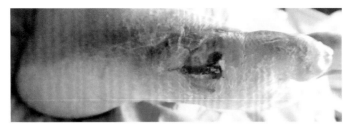

图7-176　右足第5跖趾关节处创面

　　治疗第52日：右足第5跖趾关节见一3cm×2.3cm创面，基底呈25%粉红色，75%黑色坏死，黄色渗液渗出，量湿润，恶臭；创面周围皮肤增厚，角质形成，干燥脱屑，色素沉着。

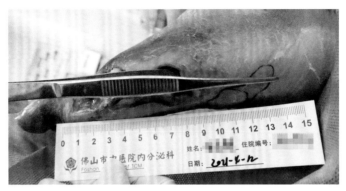

图7-177　左足第5趾缺如处创面的潜行窦道

　　治疗第52日：左足第5趾缺如处见一4cm×9cm×1.5cm创面，向足底5～7点方向潜行2cm，骨质、肌腱外露，基底呈25%红色、50%黄色、25%黑色，渗出液混浊、黏稠，量湿润，酸臭；创面周围皮肤增厚，角质形成，干燥脱屑，色素沉着。

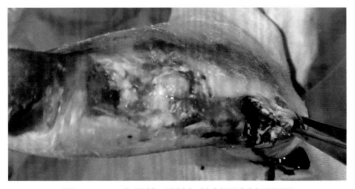

图7-178　左足第5趾缺如处创面清创后所见

　　治疗对策：2021-04-10伤口细菌分泌物培养结果为铜绿假单胞菌，该菌为耐碳青霉烯铜绿假单胞菌（CRPAE）（美罗培南、亚胺培南耐药）+普通变形杆菌（头孢呋辛、头孢曲松、替加环素耐药），继续予万古霉素抗感染。2021-04-12行左足彩超：左足外侧及第4、第5跖间肌肉内局灶性异常，考虑炎症并部分液化。继续采用保守锐器清创及自溶性清创，予安尔碘清洗创面，左足创面向足跟方向剪开潜行，清除里面的坏死组织，黄色腐烂组织处及骨质外露处外敷玉红纱以祛腐拔脓，外敷安尔碘纱块及伤科黄水纱以消肿抗炎止痛，外层外敷无菌纱块控制渗液。

（4）2021-04-21治疗后伤口情况（图7-179至图7-182）。

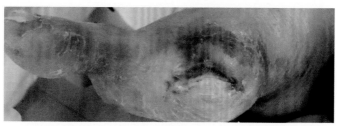

图7-179　右足第1趾缺如处创面基本愈合

治疗第61日：右足第1趾缺如处见一1cm×3cm创面，基底呈100%红色，清澈渗液渗出，量湿润。

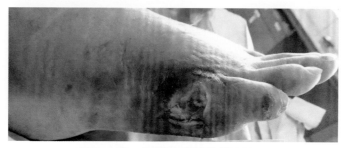

图7-180　右足第5跖趾关节处创面

治疗第61日：右足第5跖趾关节见一3cm×4cm创面，肌腱外露，基底呈25%红色、75%黄色，黄色渗液渗出，量潮湿。

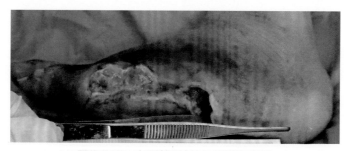

图7-181　左足第5趾缺如处潜行窦道

治疗第61日：左足第5趾缺如处见一4cm×11cm×1.5cm创面，向足底外侧至足跟方向形成窦道，深5cm，骨质、肌腱外露，基底呈25%红色、75%黄色，黄色渗液渗出，量浸透；创面周围皮肤增厚，角质形成，干燥脱屑，色素沉着。

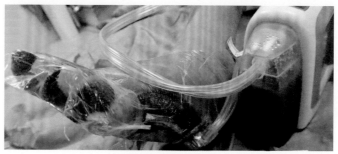

图7-182　左足创面负压辅助促愈合治疗

左足创面负压引流术后：负压封闭引流装置，维持持续负压压力125mmHg。

治疗对策：右足第5跖趾关节创面继续采用保守锐器清创及自溶性清创，予安尔碘清洗创面，黄色腐烂组织处及骨质外露处外敷玉红纱以祛腐拔脓，外敷安尔碘纱块及伤科黄水纱以消肿抗炎止痛，外层外敷无菌纱块控制渗液。左足创面大，并形成5cm深窦道，清创后2021-04-21、2021-04-28予辅助促愈合治疗，避免渗液继续往足跟方向沉积并促进肉芽组织生长。

（5）2021-05-10出院时伤口情况（图7-183至图7-185）。

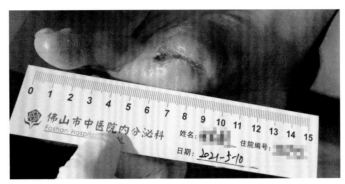

图7-183　出院时伤口情况（右足第1趾缺如处）

右足第1趾缺如处见一0.5cm×2cm创面，干洁无渗液。

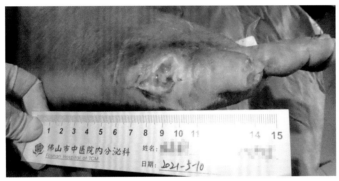

图7-184　出院时伤口情况（右足第5跖趾关节处）

右足第5跖趾关节见一3cm×4cm创面，基底呈25%粉红色、75%黄色，黄色渗液渗出，量潮湿。

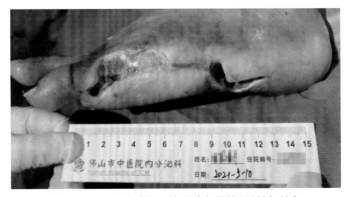

图7-185　出院时伤口情况（左足第5趾缺如处）

左足第5趾缺如处见一15cm×4cm×3cm创面，向6点方向形成窦道，深4cm，基底呈50%红色、50%黄色，黄色渗液渗出，量潮湿。

治疗对策：右足第1趾缺如处已完全愈合；右足第5跖趾关节及左足第5趾缺如处创面继续予安尔碘清洗创面，黄色腐烂组织处及骨质外露处外敷玉红纱以祛腐拔脓，外敷安尔碘纱块抗炎，外层外敷无菌纱块控制渗液。出院维持门诊换药治疗，随诊。

（6）出院后创面情况追踪。

①2021-06-16（图7-186至图7-188）。

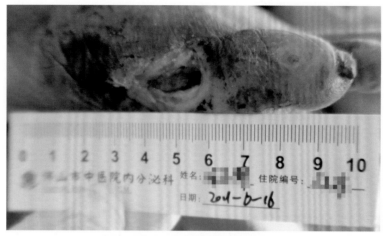

图7-186　右足第5跖趾关节处创面

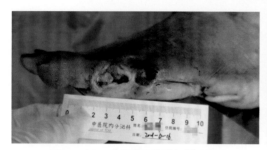

图7-187　左足第5趾缺如处创面

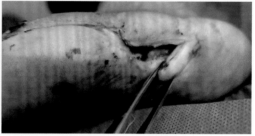

图7-188　左足底外侧缘创面

②2021-06-30（图7-189至图7-191）。

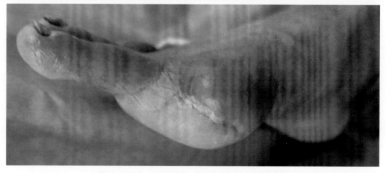

图7-189　右足第1趾缺如处愈合创面

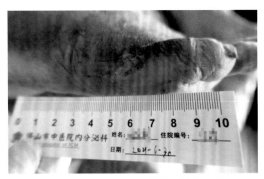

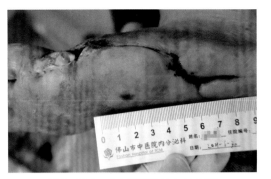

图7-190　右足第5跖趾关节处愈合创面　　　　　　图7-191　左足第5趾缺如处创面

4. 治疗体会

（1）血液透析患者多存在肾性贫血、心衰情况，治疗期间应注意血红蛋白、白蛋白、心功能、电解质等指标，必要时予输血、补充人血白蛋白等营养支持处理；因患者糖尿病足感染，需使用抗生素治疗，应与透析中心充分沟通，拟定透析方案。

（2）参照DFU创面评价方法对该类伤口进行评估，实施抗感染、清创换药治疗，以负压引流术为主要促愈合治疗手段，争取尽早实现创面闭合，减少复发及二次感染机会。

（二）病例2

梁**，女，63岁，病案号：42**71。糖尿病10年余，右足外侧远端肿痛5日，于2022-02-11入院。

1. 2022-02-12辅助检查结果

（1）血常规：白细胞计数（WBC）14.71×10^9/L↑，中性粒细胞百分比（NEUT%）80.61%↑，中性粒细胞绝对值（NEUT#）11.86×10^9/L↑，单核细胞绝对值（MONO#）1.19×10^9/L。

（2）生化指标：天冬氨酸氨基转移酶（AST）12.6U/L↓，葡萄糖（GLU）13.93mmol/L↑，钠（Na+）135.1mmol/L↑，尿酸（UA）374.9μmol/L↑。

（3）凝血六项：纤维蛋白原（Fbg C.）8.09g/L↑。

（4）传染病八项、肌钙蛋白I（TNI）、B型钠尿肽前体测定（NT-proBNP）、粪便常规、尿常规未见异常。

（5）伤口分泌物细菌培养及鉴定结果：未检出一般致病细菌。

（6）双足X线片：双足部分骨质及软组织溃烂、肿胀、缺如，考虑为糖尿病足改变，请结合临床病史。

（7）彩超：左股动脉以远内中膜弥漫性增厚。胫前、胫后、足背动脉弥漫小斑块，管腔狭窄70%～99%。胫后动脉内踝段由腓动脉分支供血。股、腘、胫前、胫后、腓静脉及大、小隐静脉血流通畅。右下肢血管：股动脉以远内中膜弥漫性增厚。胫前、胫后、足背动脉弥漫小斑块，管腔狭窄70%～99%。股、腘、胫前、胫后、腓静脉及大、小隐静脉血流通畅。右足骨肌彩超：右足背外侧皮下灶性异常，考虑脓肿（定位见体表标记）。右足背外侧皮下团状强回声（性质待定），痛风石待排。

2. 入院诊断

中医诊断：消渴病（脱疽）。中医证型：阴虚毒盛证。

西医诊断：①2型糖尿病足（Wagner3级）；②2型糖尿病；③2型糖尿病性周围神经病；④2型糖尿病性视网膜病变；⑤高血压病1级（极高危）；⑥冠状动脉粥样硬化性心脏病；⑦下肢动脉硬化闭塞症；⑧白内障；⑨脂肪肝。

3. 治疗过程

（1）2022-02-11入院时伤口情况（图7-192至图7-195）。

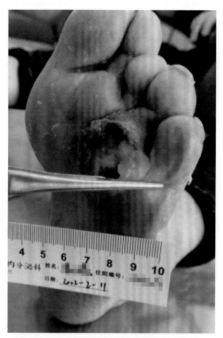

图7-192　左足底第4、第5跖骨处创面有潜行

左足底可见一大小约3.5cm×3cm×2cm创面，基底呈100%淡黄色，黄色渗液渗出，量潮湿，周围皮肤增厚，角质形成，浸渍发白，干燥脱屑。

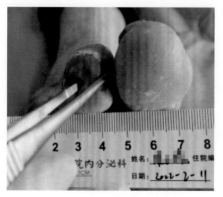

图7-193　右足第2趾趾腹溃疡

右足第2趾趾腹见一0.5cm×0.5cm×0.5cm创面，骨质、肌腱外露，基底呈100%黄色，脓性渗液渗出，量潮湿，周围皮肤色素沉着，干燥脱屑，增厚，角质形成。

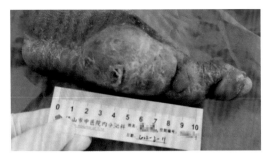

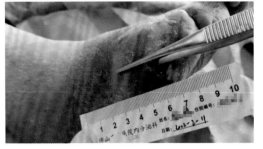

图7-194　右足第3～5趾缺如处创面　　　　　　　图7-195　创面潜行窦道

右足第3～5趾缺如，第5趾缺如处可见一大小约2cm×2cm×4cm脓肿，恶臭，色红，肤温升高，压痛，波动感明显，周围皮肤增厚，角质形成，干燥脱屑。

治疗对策：留取创面分泌物及创面肉芽组织分别予一般细菌培养及鉴定检查，采用保守锐器清创及自溶性清创，予安尔碘及0.9%氯化钠注射液清洗创面，图7-192、图7-194创面周围增厚的皮肤予刀片清除，黄色腐烂组织处外敷玉红纱以祛腐拔脓；图7-193创面予安尔碘纱块填塞引流渗液；图7-195创面有脓肿，波动感明显，予切开排脓，清除坏死组织，后敷安尔碘纱块消毒杀菌，外层外敷伤科黄水纱以消肿抗炎止痛。2022-02-11至2022-02-15左氧氟沙星氯化钠注射液0.5g 1次/日静滴+甲硝唑氯化钠注射液0.5g 8h1次静滴抗感染。

（2）2022-02-18治疗后伤口情况（图7-196至图7-199）。

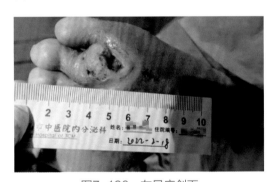

图7-196　左足底创面

治疗第7日：左足底可见一大小约1.5cm×1.5cm×0.5cm创面，基底呈100%红色，黄色渗液渗出，量潮湿，周围皮肤增厚，角质形成，浸渍发白，干燥脱屑。

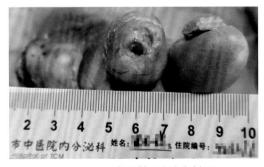

图7-197　右足第2趾趾腹创面

治疗第7日：右足第2趾趾腹见一0.5cm×0.5cm×0.5cm创面，基底呈100%红色，黄色渗液渗出，量湿润，周围皮肤干燥脱屑，色素沉着，增厚，角质形成。

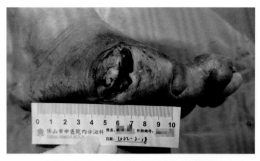 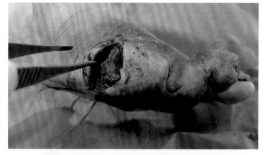

图7-198　右足第5趾缺如处创面　　　　　　　图7-199　创面清创后潜行部分

治疗第7日：右足第3～5趾缺如，第5趾缺如处可见一大小约4cm×2cm×2cm创面，肌腱外露，基底呈75%红色、25%黄色，黄色渗液渗出，量浸透，周围皮肤增厚，角质形成，干燥脱屑。

治疗对策：继续采用保守锐器清创及自溶性清创，予安尔碘及0.9%氯化钠注射液清洗创面，外敷玉红纱以祛腐拔脓，外敷安尔碘纱块及伤科黄水纱以消肿抗炎止痛，外层外敷无菌纱块控制渗液。2022-02-14伤口分泌物细菌培养及鉴定结果：未检出一般致病细菌。因患者腹泻，考虑为静滴左氧氟沙星所致，2022-02-15开始改头孢哌酮钠舒巴坦钠1.5g 12h1次静滴抗感染。

（3）2022-03-04治疗伤口情况（图7-200至图7-202）。

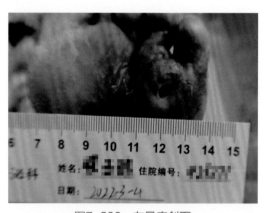

图7-200　左足底创面

治疗第21日：左足底见一1cm×1cm×0.5cm创面，基底呈75%红色、25%黄色，黄色渗液渗出，量湿润，周围皮肤增厚，角质形成。

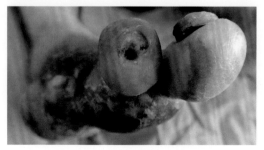

图7-201　右足第2趾趾腹创面

治疗第21日：右足第2趾趾腹见一0.5cm×0.5cm×0.5cm创面，基底呈100%红色，黄色渗液渗出，量潮湿，周围皮肤增厚，角质形成。

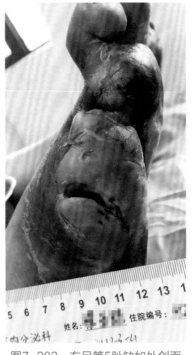

图7-202　右足第5趾缺如处创面

治疗第21日：右足第3~5趾缺如，右足第5趾缺如处见一4cm×1.5cm×0.8cm创面，基底呈100%红色，黄色渗液渗出，量湿润。

治疗对策：予0.9%氯化钠注射液清洗创面，外敷亲水性纤维敷料（爱康肤）促进创面肉芽生长，外层覆盖无菌纱块以吸附渗液、保护伤口。2022-02-23、2022-03-02伤口分泌物细菌培养及鉴定结果：未检出一般致病细菌。

（4）2022-03-18出院伤口情况（图7-203至图7-205）。

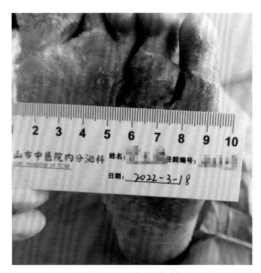

图7-203　左足底创面

治疗第35日：左足底见一0.7cm×0.5cm×0.2cm创面，基底呈100%红色，黄色渗液渗出，量湿润，周围皮肤整齐，色素沉着，增厚，角质形成，干燥脱屑。

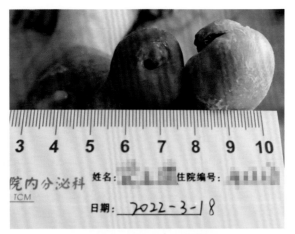

图7-204　右足第2趾趾腹创面

治疗第35日：右足第2趾趾腹见一0.3cm×0.3cm×0.2cm创面，无渗液渗出，周围皮肤整齐，色素沉着，干燥脱屑，增厚，角质形成。

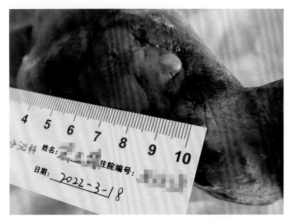

图7-205　右足第5趾缺如处创面

治疗第35日：右足第3～5趾缺如，第5趾缺如处见一约2cm×0.2cm创面，无渗液渗出，周围皮肤色素沉着，干燥脱屑，整齐，增厚，角质形成。

治疗对策：予0.9%氯化钠注射液清洗创面，外敷亲水性纤维敷料（爱康肤）促进创面肉芽生长，外层覆盖无菌纱块以吸附渗液、保护伤口。创面大部分愈合，出院维持门诊换药治疗，定期门诊清除硬茧，避免发生压力性溃疡，随诊。

4. 治疗体会

（1）患者左足底创面反复溃破，多次于我科住院治疗，为压力性溃疡，溃疡治疗期间，需清除创面周围的增厚皮肤，避免负重下地活动以增加创面压力；当溃疡愈合后，建议予足底压力减压，可订做减压鞋具，定期到专业机构修剪增厚皮肤。

（2）患者右足第5趾缺如处脓肿，疼痛明显，需尽快切开排脓，减轻创面内压力，避免脓液向足深部扩散，排脓期间需加强抗感染治疗。

（三）病例3

谭**，男性，48岁，病案号：73**60。糖尿病病史7年余，左足溃烂2个月，于

2021-06-09入院。

1. 辅助检查结果

（1）血常规：白细胞计数（WBC）10.75×10^9/L↑；红细胞计数（RBC）5.81×10^{12}/L↑；淋巴细胞百分比（LYMH%）18.02%↓；中性粒细胞绝对值（NEUT#）7.93×10^9/L↑。

（2）糖化血红蛋白测定（HbA1C）12.8%↑。

（3）生化指标：葡萄糖（GLU）7.89mmol/L↑；常规离子、肝功八项、血脂常规未见异常。

（4）尿常规：葡萄糖（GLU）3+↑；尿胆原（URO）1+↑；白细胞脂酶（LEU）2+↑；白细胞（沉渣）（WBC）95.8/μL↑。

（5）尿微量白蛋白与肌酐比值（ACR）2.8mg/mmol↑；尿微量白蛋白（UMALB）29.2mg/L；24h尿蛋白定量（各种化学法）（PRO-N）0.143g/24h↑。

（6）伤口分泌物一般细菌培养：抗甲氧西林金黄色葡萄球菌。

（7）左下肢血管彩超：股动脉以远内中膜弥漫小斑点钙化。股、腘、胫前、胫后、大隐静脉血流通畅。

2. 入院诊断

中医诊断：消渴病（脱疽）。中医证型：阴虚毒盛证。

西医诊断：①2型糖尿病；②2型糖尿病足（Wagner 3级）。

3. 诊疗过程

（1）2021-06-09入院时伤口情况（图7-206、图7-207）。

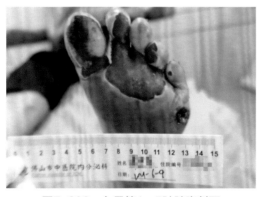 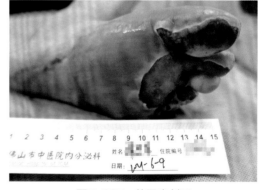

图7-206　左足第1～5趾趾腹创面　　　　　图7-207　前足底创面

图7-206、图7-207：左足第1～5足趾至足底见一范围为6cm×7cm创面，基底呈75%红色，25%黄色腐烂组织，周围组织红肿；左足第5趾外侧见一范围为2cm×2cm×0.5cm创面，向12点方向形成1cm窦道，基底呈75%红色，25%黄色腐烂组织，周围组织红肿。

治疗对策：留取创面分泌物及创面肉芽组织分别予一般细菌培养及鉴定检查，给予降糖、补液、硫辛酸抗氧化应激，选用乳酸左氧氟沙星注射液抗感染等全身对症支持治疗。清创后根据专科糖尿病足分期法，属于消肿祛腐期，予安尔碘清洗伤口，选用外敷伤科黄水纱消炎消肿、优拓保湿促进肉芽生长、大纱渗液管理，第5趾外侧创面保守锐器清创，每日换药。

（2）2021-06-17、2021-06-18治疗后伤口情况（图7-208至图7-210）。

治疗第8～9日：左足第1～5足趾至足底见一范围为6×7cm创面，基底呈75%黑色、25%红色，周围组织红肿减退；左足第5趾外侧见一范围为2×2×0.5cm创面，向12点方向形成1cm窦道，基底呈75%红色，23%黄色腐烂组织，周围组织红肿减退。

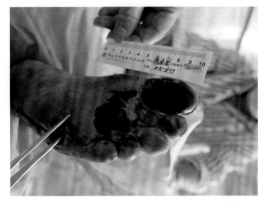

图7-208　左足第1～5趾趾腹至前足底创面

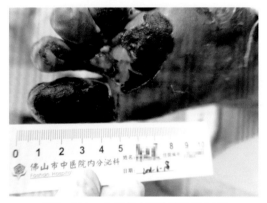

图7-209　左足第1趾趾腹发黑创面

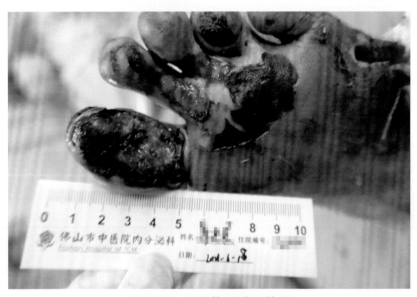

图7-210　治疗第9日伤口情况

治疗对策：予左氧氟沙星注射液抗感染、降糖、补液、硫辛酸抗氧化应激等对症支持治疗。左足第1趾至足底创面已局限，可触及波动感，予切开清创，外敷安尔碘纱块消炎，外敷伤科黄水纱消炎消肿；左足第1～5足趾至足底创面已局限、结痂，予优拓保湿促进肉芽生长，等其自然脱落。第5趾外侧创面保守锐器清创，予安尔碘纱块填塞窦道，消炎引流，外敷伤科黄水纱消炎消肿。每日换药，清创时注意创面周围是否有新窦道形成。

（3）2021-06-24治疗后伤口情况（图7-211、图7-212）。

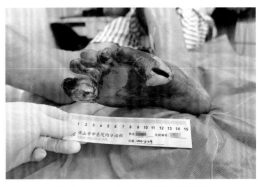
图7-211 左中足底外侧创面

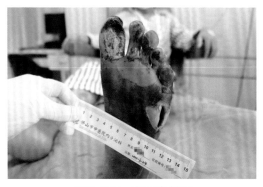
图7-212 左足底创面

治疗第15日：（图7-211、图7-212）左足第5趾外侧见一2.5cm×2cm×1.5cm创面，向5点方向形成一1cm窦道，基底呈75%红色，25%黄色腐烂组织，红色渗液渗出，量潮湿，周围皮肤增厚；左足第2、第3趾至足底见一3.6cm×3cm创面，基底呈75%红色，25%黄色腐烂组织，清澈渗液渗出；左足第1趾至足底见一3.5cm×2.5cm创面，基底呈25%红色，50%黄色，25%黑色坏死，黄色渗液渗出，恶臭，量潮湿。

治疗对策：复查左足分泌物，一般细菌培养，结果为斯氏普鲁威登斯菌、铜绿假单胞菌、类香味菌属。根据药敏结果使用左氧氟沙星片口服抗感染；足底窦道向足跟潜行，给予剪开，充分引流。运用保守锐器清创法、自溶性清创，清除局部坏死组织和充分引流。继续选用安尔碘纱块、黄油纱填塞以祛腐生肌，再外敷伤科黄水纱、安尔碘纱块以消肿消炎，每日换药。注意创面周围是否有新窦道形成。

（4）2021-07-07治疗后伤口情况（图7-213、图7-214）。

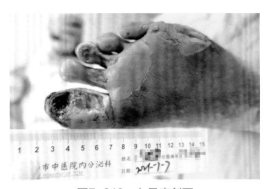
图7-213 左足底创面

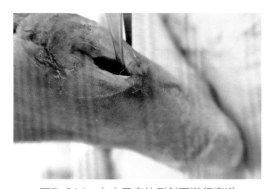
图7-214 左中足底外侧创面潜行窦道

治疗第28日：左足第5趾下方外侧见一3cm×1cm×0.5cm创面，向12点方向形成一1cm窦道，肌腱外露，基底呈75%红色，25%黄色腐烂组织，黄色渗液渗出，量潮湿，周围皮肤增厚；左足第2、第3趾各见一1cm×0.5cm、0.5cm×0.3cm创面，肌腱外露，基底呈50%红色，50%黄色腐烂组织，黄色渗液渗出；左足第1趾趾腹见一4cm×3cm×0.2cm创面，肌腱、骨质外露，基底呈25%红色，50%黄色，25%黑色坏死，黄色渗液渗出，量潮湿。

治疗对策：予左氧氟沙星片口服抗感染；运用保守锐器清创法、自溶性清创，清除局部坏死组织和充分引流。继续选用安尔碘纱块填塞以消炎祛腐，再外敷黄水纱以消肿消炎，每日换药。

（5）2021-07-22治疗后伤口情况（图7-215、图7-216）。

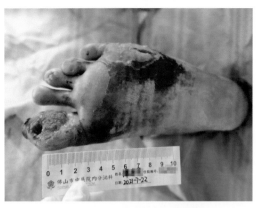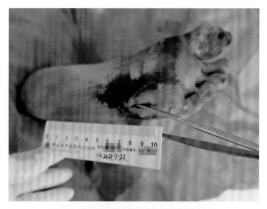

图7-215　左足各趾趾腹创面　　　　　　图7-216　左足底外侧创面窦道

治疗第43日：左足外侧见一3cm×1cm×0.5cm创面，向12点方向形成一约0.5cm窦道，基底呈100%红色，黄色渗液渗出；左足第1趾趾腹见一4cm×3cm×0.2cm创面，骨质外露，基底呈75%红色，25%黄色腐烂组织，黄色渗液渗出，周围组织红肿；左足第2趾见一1cm×0.5cm创面。

治疗对策：复查左足创面分泌物，一般细菌培养，结果为铜绿假单胞菌、斯氏普鲁威登斯菌。根据药敏结果使用左氧氟沙星片口服抗感染；运用保守锐器清创法、自溶性清创，清除局部坏死组织和充分引流。继续选用黄油纱以祛腐生肌，再外敷伤科黄水纱、安尔碘纱块以消肿消炎，每日换药。

（6）2021-07-29治疗后伤口情况（图7-217、图7-218）。

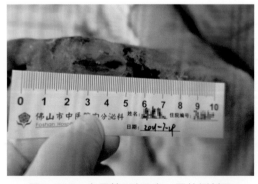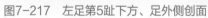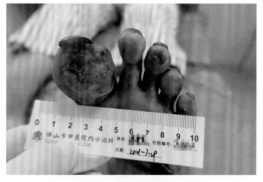

图7-217　左足第5趾下方、足外侧创面　　　图7-218　左足各趾趾腹创面

治疗第50日：左足第5足趾下方、足外侧见一3cm×1cm×1cm创面，向12点方向形成一约0.5cm窦道，基底呈100%红色，黄色渗液渗出；左足第1趾趾腹见一4cm×2.5cm创面，基底呈100%红色，黄色渗液渗出；左足第2趾趾腹见一0.5cm×0.5cm创面。

治疗对策：左氧氟沙星片口服抗感染；运用优拓促进肉芽生长，外敷安尔碘纱块消炎，清除局部坏死组织和充分引流。再外敷伤科黄水纱以消肿消炎，每日换药。

（7）2021-08-06出院后伤口情况（图7-219、图7-220）。

治疗第58日：左足第5足趾下方见一2cm愈合创面；左足第1趾趾腹见一3.5cm×2cm创面，基底呈100%红色，黄色渗液渗出。

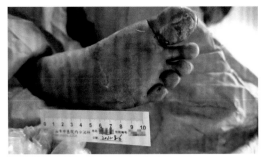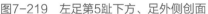
图7-219　左足第5趾下方、足外侧创面

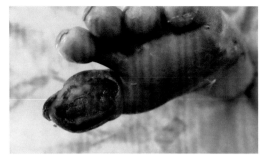
图7-220　左足第1趾趾腹创面

治疗对策：门诊换药，左足第5足趾下方创面外涂陈渭良伤科油保湿，左足第1趾趾腹创面选用亲水性纤维敷料，外层以无菌纱块外敷，定期换药。

4. 治疗体会

（1）烫伤创面起初应使用广谱抗生素抗感染，根据分泌物药敏结果选择抗感染方案。伤口以外敷消炎消肿敷料为主，不急于清创，待创面局限后再行患足清创，去除坏死腐烂组织。

（2）烫伤处有水疱，一般不要弄破，避免加重感染，较大水疱需用消毒针扎破引流。清创期间需注意患者营养状态：如血红蛋白、白蛋白。

（3）注意指导患侧肢体的锻炼，定期门诊行糖尿病足筛查。

（四）病例4

梁**，男性，68岁，病案号：79**64。痛风性关节炎病史20年，糖尿病病史10年，左足第5跖趾关节处自发溃破不愈合1个月，于2021-02-23入院。

1. 2021-02-23辅助检查结果

（1）血常规：红细胞总数（RBC）2.89×10^{12}/L↓；血红蛋白浓度（HGB）89g/L↓；红细胞压积（HCT）28.3%↓。

（2）尿常规：蛋白（PRO）1+；白细胞脂酶（LEU）1+；白细胞（沉渣）（WBC）30.6/μL↑；尿蛋白定量（各种化学法）（PRO-N）0.560g/24h↑。

（3）感染指标：红细胞沉降率（ESR）75mm/h↑；超敏C反应蛋白测定（hsCRP）33.52mg/L↑；淀粉样蛋白（SAA）138.32mg/L↑；C反应蛋白（CRP）32.33mg/L↑。

（4）生化指标：白蛋白（ALB）30.6g/L↓；葡萄糖（GLU）6.92mmol/L↑。钾（K+）2.97mmol/L↓；镁（Mg）0.66mmol/L↓；肌酐（Cr）150.7μmol/L↑；尿酸（UA）470.7μmol/L↑；胱抑素（CysC）1.55mg/L↑。

（5）伤口分泌物细菌培养及鉴定结果：热带假丝酵母，对氟胞嘧啶、氟康唑、依曲康唑、伏立康唑敏感。

（6）左足X线片：左足第1、第5跖趾关节异常改变，首先考虑为骨关节炎（痛风性？糖尿病足？待排。）并周围软组织感染，第5跖趾关节旁软组织肿块考虑为炎性肿块可能性大，请结合临床。

（7）左下肢血管彩超：股动脉以远内中膜弥漫小斑点钙化。股、腘、胫前、胫后、腓静脉及大隐静脉血流通畅。

2. 入院诊断

中医诊断：①消渴病；②溃疡。中医证型：阴虚毒盛证。

西医诊断：①2型糖尿病；②2型糖尿病性足病（wagner3级、中度感染）；③高血压病3级（极高危）；④痛风性关节炎；⑤痛风石；⑥慢性肾功能不全。

3. 治疗过程

（1）2021-02-23入院时伤口情况（图7-221）。

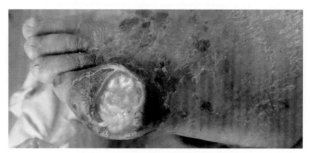

图7-221 左足第5趾至跖趾关节处创面

2021-02-23左足第5趾跖趾关节处见一3.5cm×4cm创面，基底呈25%红色，75%黄色腐烂组织，黄色分泌物渗出，见白色石灰样分泌物附着，量潮湿，周围皮肤增厚，角质形成，色素沉着，足跟皮肤皲裂。

治疗对策：留取创面分泌物及创面肉芽组织分别予一般细菌培养及鉴定检查，采用保守锐器清创及自溶性清创，予安尔碘及0.9%氯化钠注射液清洗创面，黄色腐烂组织处外敷玉红纱以祛腐拔脓，红色鲜红肉芽处外敷黄油纱以保湿促进肉芽生长，外层外敷伤科黄水纱以消肿抗炎止痛。

（2）2021-03-02治疗后伤口情况（图7-222）。

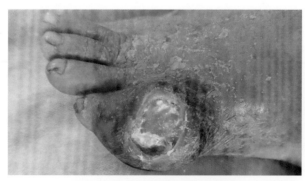

图7-222 治疗第7日伤口情况

2021-03-02左足第5趾跖趾关节处见一3.5cm×4cm×0.5cm创面，基底呈75%红色，25%黄色腐烂组织，肌腱外露，混浊/黏稠白色石灰样分泌物附着较前减少，量潮湿，周围皮肤增厚，角质形成，色素沉着，干燥脱屑。

治疗对策：继续采用保守锐器清创及自溶性清创，予安尔碘及0.9%氯化钠注射液清洗创面，外敷玉红纱以祛腐拔脓，外敷安尔碘纱块及伤科黄水纱以消肿抗炎止痛，外层外敷无菌纱块。

（3）2021-03-04、2021-03-10、2021-03-15分别行创面负压辅助促愈合治疗（图7-223至图7-225）。

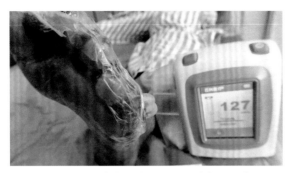

图7-223　负压辅助促愈合治疗，维持持续负压压力125mmHg

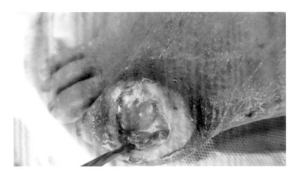

图7-224　行3次负压辅助促愈合治疗后伤口情况

2021-03-15负压治疗后：左足第5趾跖趾关节处见一2.5cm×3cm×0.5cm创面，基底呈75%红色，25%黄色腐烂组织，肌腱外露，混浊/黏稠白色石灰样分泌物明显减少，见少量黄色分泌物，量湿润，周围皮肤增厚，角质形成，色素沉着，干燥脱屑。

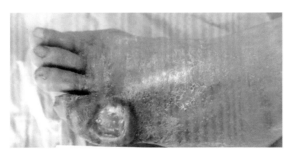

图7-225　治疗第23日伤口情况

2021-03-18左足第5趾跖趾关节处见一2.5cm×2.5cm×0.2cm创面，基底呈75%红色，25%黄色腐烂组织，肌腱外露进一步减少，少量黄色分泌物，量湿润，周围皮肤增厚，角质形成，色素沉着，干燥脱屑。

治疗对策：拆除负压引流装置后，予0.9%氯化钠注射液清洗创面，外敷亲水性纤维敷料（爱康肤）促进创面肉芽生长，外层覆盖无菌纱块以吸附渗液、保护伤口，出院维持门诊换药治疗，随诊。

4. 治疗体会

（1）痛风患者在发病慢性期可能会出现痛风结石，随着病情的发展，痛风结石逐渐增多、增大，结石处的皮肤发亮、菲薄，进而造成患者关节畸形、僵硬，甚至自行破溃，排出白色尿酸盐结晶，创面难以愈合，外科手术治疗解除关节畸形并清除痛风结石，但疗效时限短，容易反复发作，目前对于痛风结石溃疡创面评价及诊治尚没有统一标准。

（2）参照DFU创面评价对该类伤口进行评估，实施抗感染、清创换药治疗，以负压引流术、富血小板血浆治疗等为主要促愈合治疗手段，争取尽早实现创面闭合，减少复发及二次感染机会。

（3）注意保护伤口周围皮肤，加强皮肤清洁，注意患侧肢体的锻炼，护理人员要耐心地向患者解释药物可能出现的不良反应、强调无菌换药及依旧坚持降尿酸治疗的重要作用，培养患者治疗的信心和依从性。

（五）病例5

患者何**，男，62岁，病案号：68**11。糖尿病病史3年余，痛风病史10余年，左小腿溃疡1月余，于2021-08-10入院。

1. 辅助检查结果

（1）血常规：白细胞计数（WBC）11.60×10^9/L↑，红细胞计数（RBC）3.69×10^{12}/L↑，血红蛋白浓度（HGB）107g/L↓，中性粒细胞比例（NEUT%）72.04%，中性粒细胞绝对值（NEUT#）8.36×10^9/L↑。

（2）尿常规：未见异常。

（3）生化指标：肌酐（Cr）122.1μmol/L↑，尿酸（UA）635.7μmol/L↑，血尿素氮（BUN）6.19mmol/L，白蛋白（ALB）33.8g/L↑。

（4）炎症指标：C反应蛋白（CRP）17.74mg/L。

（5）伤口分泌物培养及鉴定：未检出致病菌。

2. 入院诊断

中医诊断：①消渴病；②疮疡类病。中医证型：阴虚毒盛证。

西医诊断：①2型糖尿病足；②高血压病；③痛风。

3. 治疗过程

（1）2021-08-10（入院时）创面图片（图7-226）。

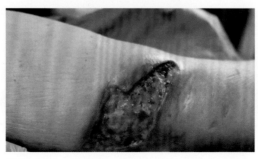

图7-226　入院时伤口情况（左小腿内、后侧）

左小腿后侧见一6cm×8cm×0.3cm湿性伤口，基底呈25%黄色、75%红色，脓性渗液渗出，量浸透，周围皮肤浸渍发白，红肿。疼痛感评分VAS：3分。

治疗对策：给予降糖、降压、止痛药物治疗，虽分泌物培养未检出致病菌，但患者伤口周围红肿明显，选用头孢曲松钠抗感染治疗。使用生理盐水冲洗，自溶性清创。清创后根据专科糖尿病足分期法，属于消肿祛腐期，选用伤科黄水纱外敷以消肿消炎，每日换药。

（2）2021-08-13（第4日）创面图片（图7-227、图7-228）。

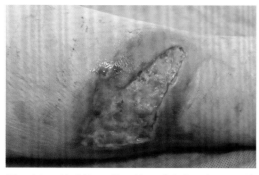

图7-227　治疗第4日伤口情况（左小腿内、后侧）

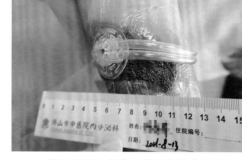

图7-228　行负压辅助促愈合治疗

左小腿后侧见一6cm×8cm×0.3cm湿性伤口，基底呈25%黄色、75%红色，黄色渗液渗出，量湿润，周围皮肤红肿。

治疗对策：行左小腿负压辅助促愈合治疗，负压压力维持125mmHg，充分引流。给予降糖、降压、止痛药物治疗，继续选用头孢曲松钠抗感染治疗。

（3）2021-08-18（第9日）创面图片（图7-229至图7-231）。

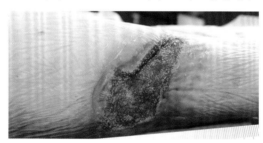

图7-229　治疗第9日伤口情况

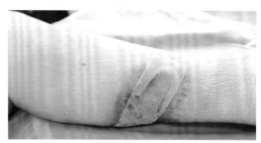

图7-230　内层覆盖优拓敷料

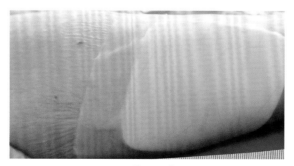

图7-231　外层覆盖泡沫敷料

拆开负压引流装置后左小腿内侧见一6cm×8cm创面，基底呈100%红色，黄色渗液渗出，量潮湿，整齐。VAS评分：2分。

治疗对策：左小腿创面分泌物一般细菌培养，结果为铜绿假单胞菌、肺炎克雷伯菌。根据药敏结果选用头孢曲松钠进行抗感染治疗。拆除负压引流装置，使用安尔碘+

生理盐水冲洗伤口，自溶性清创。清创后根据专科糖尿病足分期法，内层敷料选用优拓保湿促进肉芽生长，外层以泡沫敷料进行渗液管理，每日换药，清洗创面时注意创面周围是否有潜行窦道形成。

（4）2021-08-25（第16日）创面图片（图7-232、图7-233）。

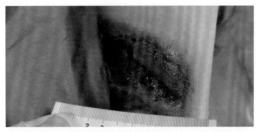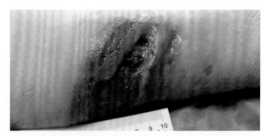

图7-232　治疗第16日伤口情况（左小腿后侧）　　图7-233　治疗第16日伤口情况（左小腿内侧）

左小腿内侧见一6cm×8cm创面，基底呈75%红色、25%黄色，黄色渗液渗出，量潮湿，周围皮肤破损，失去表层。

治疗对策：左小腿创面分泌物一般细菌培养，结果为铜绿假单胞菌、奇异变形菌。根据药敏结果选用头孢哌酮舒巴坦钠抗感染。使用安尔碘+生理盐水冲洗伤口，自溶性清创，保守锐器清创。清创后根据专科糖尿病足分期法，内层敷料选用安尔碘纱块抗感染，无菌纱块、大纱块渗液管理，每日换药，清洗创面时注意创面周围是否有潜行窦道形成。

（5）2021-09-06（第28日）创面图片（图7-234、图7-235）。

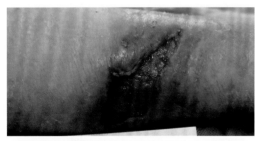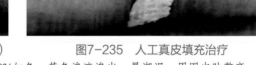

图7-234　治疗第28日伤口情况（左小腿后侧）　　　　图7-235　人工真皮填充治疗

左小腿内侧见一4cm×6cm创面，基底呈100%红色，黄色渗液渗出，量潮湿，周围皮肤整齐。

治疗对策：继续选用头孢哌酮舒巴坦钠抗感染。使用生理盐水冲洗伤口，自溶性清创。清创后根据专科糖尿病足分期法，内层敷料选用含银亲水性纤维敷料抗感染，可吸收性敷料皮耐克外敷伤口，每日换药。

2021-09-13出院后继续门诊换药（图7-236至图7-238）。

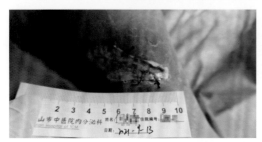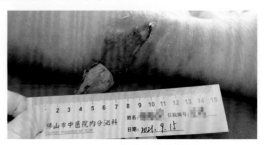

图7-236　人工真皮外层硅胶膜覆盖创面　　　　图7-237　移除硅胶膜后创面

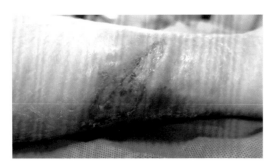

图7-238　左小腿后侧创面大部分愈合

4. 治疗体会

本病患者痛风病史长，长期不规律静脉使用激素治疗，肾上糖皮质功能被抑制，机体免疫力下降，致皮肤情况差，加上血糖控制欠佳，虽血管彩超未见明显狭窄，但肉芽组织生长慢，表皮不能生长。故在治疗中应先选用负压治疗，待肉芽组织长满创面后再使用人工真皮覆盖，减少频繁打开伤口换药对皮肤的影响。后期可配合中医中药治疗，提高疗效，减少痛风急性发作频次，逐渐停止不规律静脉使用激素，积极控制血糖，日常生活注意皮肤护理，避免再次损伤。

（六）病例6

患者石**，女，61岁，病案号：41**79。糖尿病病史11年，左足溃疡10日，于2021-06-01入院。入院症见：患者神清，精神稍疲倦，少许口干口苦，左足背桡侧溃疡，恶臭，周围皮肤红肿，无恶寒发热，间中头痛头晕，无胸闷胸痛，无腹胀腹痛，无心悸多汗，大便3日1次，小便频，泡沫尿。查体：心肺腹正常，左足外缘见2cm×3cm创面，深约1cm，100%黄色腐烂组织，见淡红色渗液渗出，周围皮肤浸渍发白，有酸臭味。左足部创面情况为Wagner4级。

1. 辅助检查

（1）血常规：白细胞计数（WBC）7.70×10⁹/L，血红蛋白浓度（HGB）110g/L↓。

（2）凝血六项：纤维蛋白原（Fbg C.）6.92g/L↑。

（3）体检八项+常规离子测定+白蛋白：葡萄糖（GLU）12.31mmol/L↑；甘油三酯（TG）2.59mmol/L↑；白蛋白（ALB）36.1g/L。

（4）糖化血红蛋白测定（HbA1C）16.5%↑。

（5）左下肢血管彩超：股动脉以远内中膜增厚并多发斑块；股、腘、胫前、胫后、大隐静脉血流通畅。

（6）左足部溃疡分泌物培养提示抗甲氧西林金黄色葡萄球菌感染。

（7）左足部X线：①左足第1跖骨及第5趾骨近节近端骨质破坏，考虑感染性病变，请结合临床；②左足第1跖骨陈旧骨折，跗跖关节融合，请结合临床病史。

左踝关节正侧位（DR）：①"左胫腓骨远端粉碎性骨折并踝关节半脱位"融合内固定术后复查，腓骨下段骨质缺如，考虑胫骨部分内固定钉松动；②附见：左足诸跗跖关节呈融合改变，请结合临床。

2. 入院诊断

中医诊断：①疮疡类病；②消渴病。中医证型：痰湿内蕴证。

西医诊断：①2型糖尿病足（Wagner4级）；②2型糖尿病；③2型糖尿病性周围神经病；④高血压病；⑤多发性子宫肌瘤；⑥精神分裂症。

3. 治疗过程

（1）2021-06-01（入院时）创面情况（图7-239）。

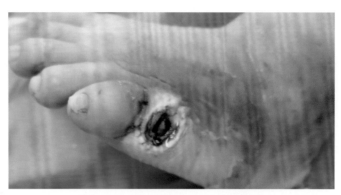

图7-239　左足第5跖趾关节处创面

Wagner4级：左足外缘见2cm×3cm创面，深约1cm，100%黄色腐烂组织，左足第5趾掌趾关节处见骨质破坏，见淡红色渗液渗出，周围皮肤浸渍发白，有酸臭味。足背动脉及胫动脉可扪及搏动，左足部肤温稍高。

治疗对策：予胰岛素泵强化治疗，降压，根据药敏结果使用头孢曲松抗感染，清创换药及对症处理；按我科中医三期辨证外治法，清创换药分消肿祛腐期、祛腐生肌期、皮肤生长期进行辨证施治，以清热利湿健脾为法。具体清创换药方案：沙尔科关节合并足部溃疡骨质破坏，予扩创清除坏死骨质，用安尔碘+生理盐水清洗伤口，清创后予伤科黄水纱外敷创面以消肿消炎，每日换药。

（2）2021-06-07创面情况（图7-240）。

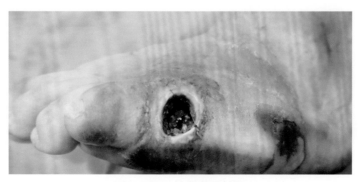

图7-240　扩创术后创面

治疗第6日：在椎管内阻滞下行左足扩创术。左足外缘见2cm×2cm×2cm创面，基底呈75%红色，25%黄色腐烂组织，见少许渗液渗出。

（3）2021-06-11创面情况（图7-241、图7-242）。

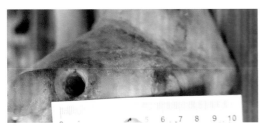

图7-241　左足第5跖趾关节处创面

治疗第10日：左足外缘见2cm×2cm创面，基底呈100%红色，见少许淡红色渗液渗出。

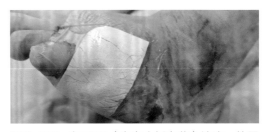

图7-242　行PRP（富血小板血浆）治疗、外层覆盖泡沫敷料

左足创面行PRP治疗，抽取患者18mL血液制作PRP约4mL，患者取端坐位，常规消毒，铺无菌孔巾，将4mL PRP及凝血酶注入创面处，予泡沫敷料包扎伤口。

（4）2021-07-01创面情况（图7-243）。

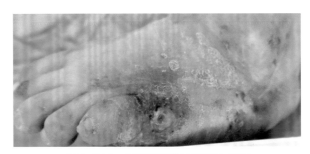

图7-243　左足第5跖趾关节处创面

治疗第31日：左足外缘见创面大小约0.8cm×0.5cm×0.3cm，基底呈100%红色肉芽组织生长，创面基本愈合。

（5）2021-07-10创面情况（图7-244）。

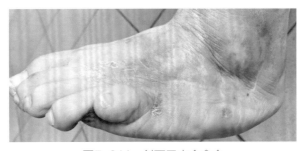

图7-244　创面已完全愈合

4. 治疗体会

本例患者虽有骨感染坏死情况，但血管条件尚可，予减少足部负重，应尽早清除感染坏死的骨质肌腱组织，并评估创面后使用PRP治疗，配合中医益气活血法辨证施治选方，能有效地缩短患者足部愈合的时间。

（吕丽雪　劳美铃　刘晓霞　何东盈　王家乐　梁佩玲　李阳）

第八章　糖尿病足愈合期的治疗

第一节　随　访

糖尿病是一种慢性进展的综合性疾病，糖尿病足已成为糖尿病的主要并发症。据估计，DFU3年内复发率高达30.6%～64.4%[1]，且随着病程延长复发率不断升高。尽管在全球范围内对DFU患者进行积极治疗，但对于愈合期患者的管理普遍重视不足。居高不下的DFU复发率及截肢率，对患者的身心健康造成了极大的影响，社会功能及经济能力也因此受到损害，严重影响患者的生活质量。糖尿病足的治疗应贯穿全程，除了患者自我管理，也离不开专业人员的随访。

密切随访非常重要。一方面，糖尿病足患者需要自我管理，而患者往往缺乏系统性教育，导致管理模式缺乏规范化。由内分泌专科带头、多学科合作、社区分级管理的糖尿病教育团队对患者进行定期随访教育，教育的目的是使患者了解糖尿病足的基本知识及高危因素，提高患者自我管理意识，坚持良好的足部自护行为，如避免足部的感染、血糖监测、定期的足部检查等，来降低患者的致残率和致死率，并缩短糖尿病足患者的住院时间，有效地节约医疗成本，提高医疗资源利用率。研究已经证实，对糖尿病足患者自护行为进行专业性干预可以改善患者足溃疡，降低截肢率，提高患者的生活质量[2]。

另一方面，动态监测有利于尽早发现病情变化，对于糖尿病足患者，指南建议每年进行评估，对于病情较重，如合并周围血管疾病、胼胝等危险因素，则频率评估会相应增加[3]（图8-1），美国糖尿病协会[4]建议，对于有溃疡史的患者，每次就诊均需检查足部。同时，糖尿病足患者还应每月2次监测空腹及餐后血糖水平，并根据糖化血红蛋白达标情况，可由每3个月1次延长至每6个月1次糖化血红蛋白检测；对于合并周围神经病变、视网膜病变患者，建议每年1次神经病变相关检查及视力、眼底检查[5]。

同时，随着大数据时代的到来，logistics回归、随机森林、神经网络等算法得到充分发展并应用于临床，学者尝试开发糖尿病足诊断及预后模型，然而，由于缺乏大规模、多中心样本量支撑，目前仍缺乏推广应用的预测模型。就目前我国糖尿病足患病率和致残率的现状，建立适合我国糖尿病足患者的数据库系统，不仅有助于更加直观地认识糖尿病足，而且在改善临床治疗、选择治疗方案、降低患者的致残率、评估患者的预后及以后的科学研究上都有着重要的意义。

综上，糖尿病足治疗是一个长期的过程，密切随访拉近了专业医务人员与患者的距离，通过信息交换，患者自我管理模式得到规范，而患者信息的获取，有利于构建患者信息数据库，通过监测、评估、预测疾病的进展，为更好地治疗提供依据。

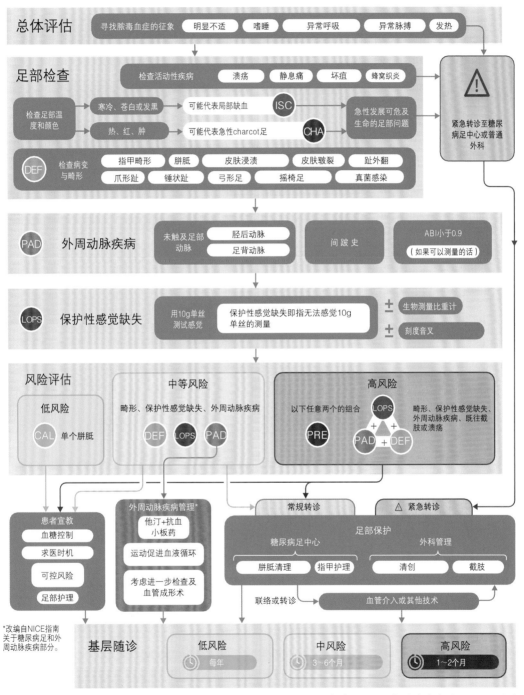

糖尿病足的风险评估。ISC-缺血；CHA-charcot足；DEF-畸形；PAD-外周动脉疾病；ABI-踝肱指数；LOPS-保护性感觉缺失；CAL-胼胝；PRE-既往截肢或溃疡病史；NICE-英国国立临床规范研究所。

图8-1 糖尿病足风险评估及随访建议

第二节　预防复发

欧洲经验证明，有效的干预措施，可以使糖尿病患者截肢率下降50%以上；通过规范化护理，可有效预防复发。预防糖尿病足复发的关键点在于：定期检查患者是否存在糖尿病足的危险因素，识别出危险因素并纠正。

一、积极控制血糖，并戒烟

足溃疡危险性变化及足溃疡的发生、发展均与血糖密切相关，严格控制血糖（大多数患者目标HbA1c<7%）可延迟糖尿病神经病变的发生或延缓疾病的进展，从而延缓DFU的进展[4]。因此，足溃疡的预防应该从监测血糖开始。根据患者的年龄、糖尿病病程、各脏器功能情况、寿命等，选择合适的治疗方案，在不出现低血糖的前提下，合理地控制血糖，减少各种并发症的产生。同时，应积极戒烟，防止因吸烟导致局部血管收缩而进一步促进足溃疡的发生。

二、形成良好的生活习惯

每日做好足卫生，每日检查足部皮肤颜色、温度改变，注意看趾甲、趾间、足底部皮肤有无胼胝、鸡眼、甲沟炎、甲癣、红肿、青紫、水疱、溃疡、坏死等，如有足部疾患应及时找有经验的糖尿病足或皮肤科医师诊治，并说明自己患有糖尿病，不要自行处理。定期洗脚，用干布擦干，尤其是擦干足趾间。

三、选择适当的鞋和袜

避免穿紧口袜、紧身袜、过膝袜、小号鞋、硬鞋等，以防影响足局部血液循环或造成足局部摩擦伤、挤压伤。穿无缝袜子，每日更换一双干净的袜子。每次穿鞋前，一定要仔细检查鞋内有无坚硬的异物、趾甲屑，鞋的里衬是否平整，以免磨损足部皮肤，导致足损伤。穿白色袜子，以便在局部有破溃时能及时发现。

鞋子要求：患者处于穿鞋站立位时，评估鞋的合适度：①鞋内长度应比足长1～2cm；②鞋内宽度应容纳足最宽处，通常为胫侧跖骨头至腓侧跖骨头之间的宽度；③鞋头高度应容纳且不摩擦所有足趾的顶部；④专科医院评估是否需要矫形装置或治疗鞋以与足部畸形相适应，对于预防足底溃疡复发尤其是跖骨头的足底表面，治疗性鞋更有优势[6]。一项研究随访1年发现，采用定制的鞋子将足部溃疡复发率从58%降至28%[7]。

四、预防外伤

不可赤足行走，不可只穿袜子行走，不可穿无保护鞋底的薄拖鞋，在室内外均应穿鞋。选择轻巧柔软、前头宽大的鞋子，袜子以弹性好、透气及散热性好的棉毛质地为佳。在寒冷季节，要做好足部保暖，防治冻伤发生，冬天使用电热毯或烤灯时谨防烫伤。若要剪趾甲，应在清洗、擦干后剪，此时趾甲较软。修剪时要平剪，不要剪得太短和太接近皮肤，也不要将趾甲的边缘修成圆形或有角度，否则容易损伤甲沟皮肤，造成感染；如果无法自行修剪（例如视力不佳、行动不便），请看护人员或专业人员帮忙。不可尝试自行切除胼胝或过度角化组织，应咨询医护人员。

五、每天用温和的皮肤清洁剂洗脚

洗脚前用手肘测水温，与婴儿洗澡时水温相近，或低于38℃，不宜用热水袋、电热器等物品直接保暖足部，严禁用脚测水温，因为糖尿病足患者的脚不一定能感觉到水是否太烫。洗后用软毛巾轻轻擦干，脚趾间也要擦干。如果脚易出汗，可以用爽身粉扑在脚上及脚趾间，多余的粉要拂掉。如果足部皮肤干燥，可用羊毛脂涂擦，但不可常用，以免皮肤过度浸软[8]。

六、做腿部运动对改善下肢血液循环有益

①提脚跟：将脚跟提起、放下，重复20次。②甩腿：一只脚踩于一块砖上，手扶椅子，前后甩动另一只脚，甩动10次后脚尖着地，踝关节顺时针、逆时针方向旋转20次，然后再换另一只脚，重复做上述动作。③坐椅运动：双臂交叉于胸前，双腿分开与肩同宽，然后做坐下、起立动作10次。

七、监测仪器使用

除了上述足部护理措施以外，还有许多新技术利用压力传感器、测温装置和遥测技术监测风险极高的患者，可能有助于早期发现和预防糖尿病足[9]。监测温度是采用装配有接触式传感器的温度计测量皮肤表面温度，每日1次或2次。如果右足和左足位点之间检测到温度差异（往往表现为升高），则患者减少活动，直至温度恢复正常。

八、自我评估

患者或看护人员每日要进行双足检查（包括足趾间隙），如果出现新伤口，或者足部皮肤色红或肤温升高，立即联系医护人员，确保医护人员能定期检查足部。皮肤损伤的早期迹象，如大量的水疱、出血、胼胝，是糖尿病足复发的有力证据，如果能被早期发现并治疗，可以预防溃疡复发[9]。

（1）用大头针钝的一端触碰足部皮肤，以皮肤凹陷为度，看是否有刺痛感，如果无刺痛感则表示痛觉减退。

（2）将棉签上的棉花拉出长丝轻轻划过足背及足底皮肤，看自己是否感觉得到，如果没有感觉则表示触觉消失或减退。

（3）用冰凉的金属体触碰足部皮肤，看是否感觉到冷凉；用37～37.5℃的温水浸泡双脚，看是否感觉到温热。如没有感觉，则表示双脚已有明显的温度感觉减退或缺失。

（4）用手指轻触足背靠近足踝处皮肤，寻找有无足背动脉及搏动的强弱，可以与正常人足背动脉搏动情况进行比较。如摸不到或脉搏很细弱，表示足背动脉供血不足，这种情况常提示在足背动脉上端有大动脉血管狭窄或梗阻。

九、危险因素排查

研究发现，年龄、骨髓炎、足部护理行为、照顾者反应、糖化血红蛋白、下肢动脉粥样硬化性病变（lower extremity atherosclerosis disease，LEAD）分期、终末期肾病等均为糖尿病足患者溃疡复发的独立危险因素，甚至部分指标为患者死亡的危险因素[10]，同时，血管疾病和神经系统疾病均能增加足部溃疡的风险。因此，糖尿病足患者需要接受专业团队全面评估及综合干预。

十、手术预防

下肢血管闭塞是造成糖尿病足复发的危险因素之一。近年来随着医疗技术的进步，血管腔内介入术等血管外科手术逐步发展，通过及时手术改善血管闭塞，缓解静息痛、皮肤青紫、下肢麻冷肿胀甚至坏疽。

十一、心理护理

糖尿病足患者由于足部溃疡给日常工作和生活带来诸多不便和不利影响，还可能面对截肢的危险，从而导致对健康和生活失去信心，情绪低落、消极、悲观，甚至有恐惧心理。心理健康是糖尿病管理中的一部分，尽早发现和缓解糖尿病患者的抑郁焦虑情绪[11]，帮助患者及早摆脱不良心理、恢复自信，不但有助于提高患者的生活质量，也有助于病情恢复。然而，仅有约1/3的糖尿病合并精神心理问题的患者得到诊断和治疗。因此，糖尿病管理团队中应有精神科医师或心理治疗师共同参与[12]。

（魏爱生　郎江明　陈苹　刘天　王甫能）

● 参考文献

［1］ 吕静，袁丽，李饶，等. 糖尿病足溃疡复发风险预测模型的构建［J］. 护理研究，2022，36（6）：993-998.

［2］ SHAHBAZIAN H, YAZDANPANAH L, LATIFI S M. Risk assessment of patients with diabetes for foot ulcers according to risk classification consensus of International Working Group on Diabetic Foot（IWGDF）［J］. Pakistan Journal of Medical Sciences，2013，29（3）：730-734.

［3］ MISHRA S C, CHHATBAR K C, KASHIKAR A, et al. Diabetic foot［J］. BMJ，2017，359：5064.

［4］ CEFALU W T，BERG E G，SARACO M，et al. Classification and Diagnosis of Diabetes：Standards of Medical Care in Diabetes–2019 ［J］. Diabetes Care，2019，42（1）：13–28.

［5］ 中华医学会糖尿病学分会，国家基层糖尿病防治管理办公室. 国家基层糖尿病防治管理指南（2018）［J］. 中华内科杂志，2018，57（12）：885–893.

［6］ ARMSTRONG D G，BOULTON A J M，BUS S A. Diabetic Foot Ulcers and Their Recurrence ［J］. The New England Journal of Medicine，2017，376（24）：2367–2375.

［7］ UCCIOLI L，FAGLIA E，MONTICONE G，et al. Manufactured shoes in the prevention of diabetic foot ulcers ［J］. Diabetes Care，1995，18（10）：1376–1378.

［8］ 路志峰. 社区糖尿病足的预防方法和自我护理指导［J］. 中国伤残医学，2013，21（7）：411–412.

［9］ ARMSTRONG D G，HOLTZ–HEIDERER K，WENDEL C，et al. Skin temperature monitoring reduces the risk for diabetic foot ulceration in high–risk patients ［J］. The American Journal of Medicine，2007，120（12）：1042–1046.

［10］王美君，许洪梅，葛甜甜，等. 糖尿病足患者溃疡愈合后5年复发和死亡的随访结果及其危险因素分析［J］. 中华糖尿病杂志，2021，13（3）：227–232.

［11］CLOUSE R E，LUSTMAN P J，FREEDLAND K E，et al. Depression and coronary heart disease in women with diabetes ［J］. Psychosomatic Medicine，2003，65（3）：376–383.

［12］中华医学会糖尿病学分会. 中国2型糖尿病防治指南（2020年版）［J］. 国际内分泌代谢杂志，2021，41（5）：482–548.